BERNHARD LUDWIG

Anleitung zur sexuellen Unzufriedenheit

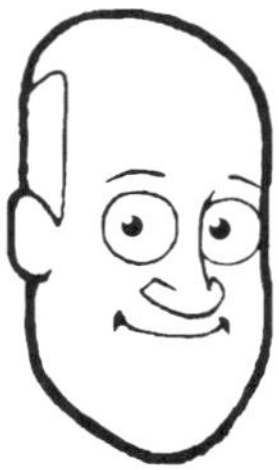

Professor Bernhard Ludwig ist Psychologe und Sexualtherapeut sowie Vater von vier Töchtern und überdies der Erfinder des Seminarkabaretts. Mehr unter: www.seminarkabarett.com

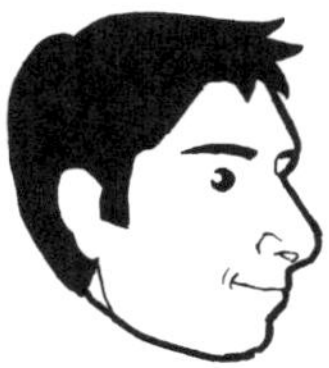

Günther Payr ist Managementtrainer und seit frühester Kindheit erklärter Comic- und Filmfan. Die Schöpfung der Cartoonfigur »Hermann Schrznitzkowitzky« und eine Ausbildung zum Drehbuchautor führten zu der vorliegenden Buchadaption. Mehr unter: www.payr.eu

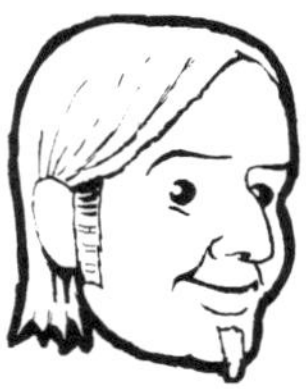

Tim Jost zeichnet Comics, seit er einen Stift halten kann. Er arbeitet als freiberuflicher Webdesigner und Illustrator in Wien. Mehr unter: www.j-design.at

Bernhard Ludwig

Anleitung zur sexuellen Unzufriedenheit

Seminarkabarett-Comic
von
Günther Payr und Tim Jost

GOLDMANN

2. Auflage
Taschenbuchausgabe Februar 2008
Wilhelm Goldmann Verlag, München,
in der Verlagsgruppe Random House GmbH

Umschlaggestaltung: Design Team München
unter Verwendung einer Zeichnung von Tim Jost
in Anlehnung an die Umschlaggestaltung
der Hardcoverausgabe (Concept 8, Christian Thomas)
KF · Herstellung: Str./Sc
Druck und Bindung: GGP Media GmbH, Pößneck
Printed in Germany
ISBN: 978-3-442-15484-5

www.goldmann-verlag.de

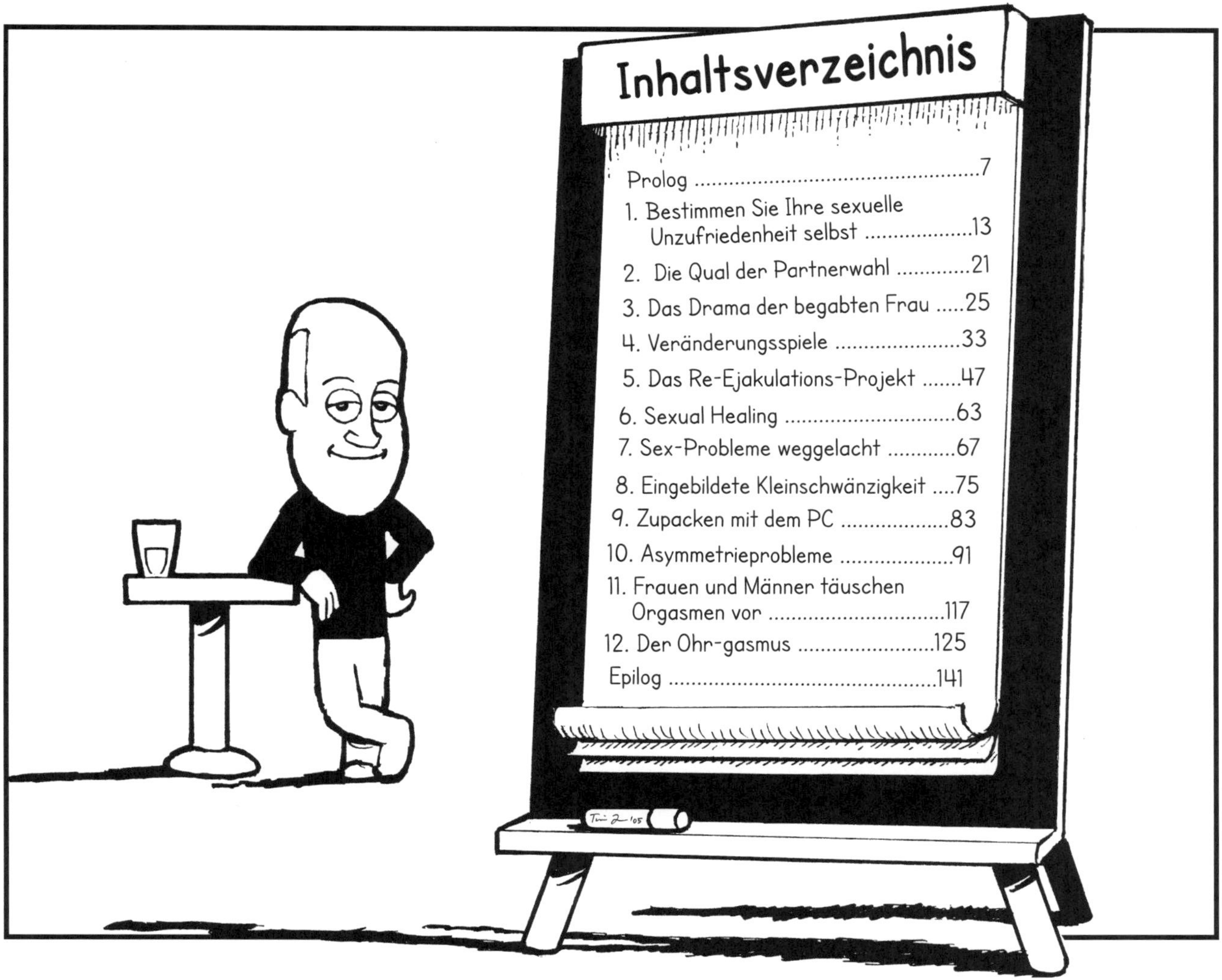
Inhaltsverzeichnis
Prolog 7
1. Bestimmen Sie Ihre sexuelle Unzufriedenheit selbst 13
2. Die Qual der Partnerwahl 21
3. Das Drama der begabten Frau 25
4. Veränderungsspiele 33
5. Das Re-Ejakulations-Projekt 47
6. Sexual Healing 63
7. Sex-Probleme weggelacht 67
8. Eingebildete Kleinschwänzigkeit 75
9. Zupacken mit dem PC 83
10. Asymmetrieprobleme 91
11. Frauen und Männer täuschen Orgasmen vor 117
12. Der Ohr-gasmus 125
Epilog 141

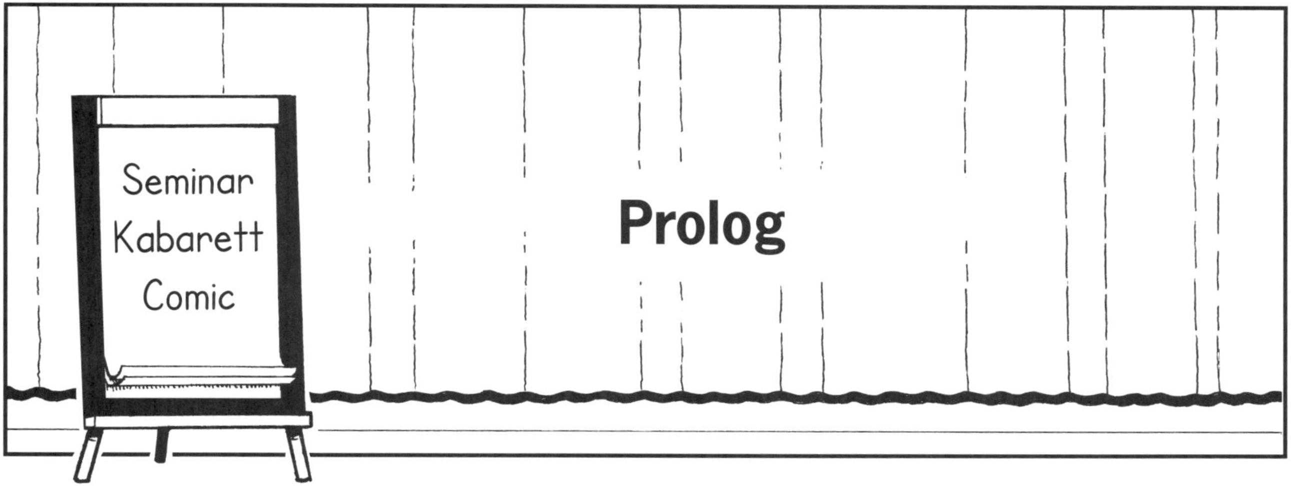
Seminar
Kabarett
Comic
Prolog

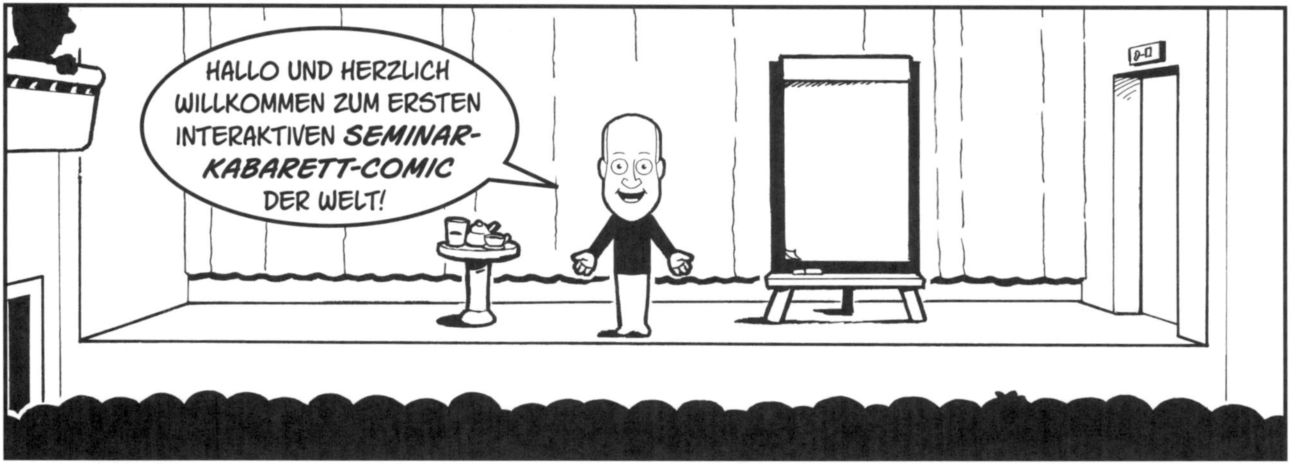
HALLO UND HERZLICH WILLKOMMEN ZUM ERSTEN INTERAKTIVEN SEMINAR-KABARETT-COMIC DER WELT!

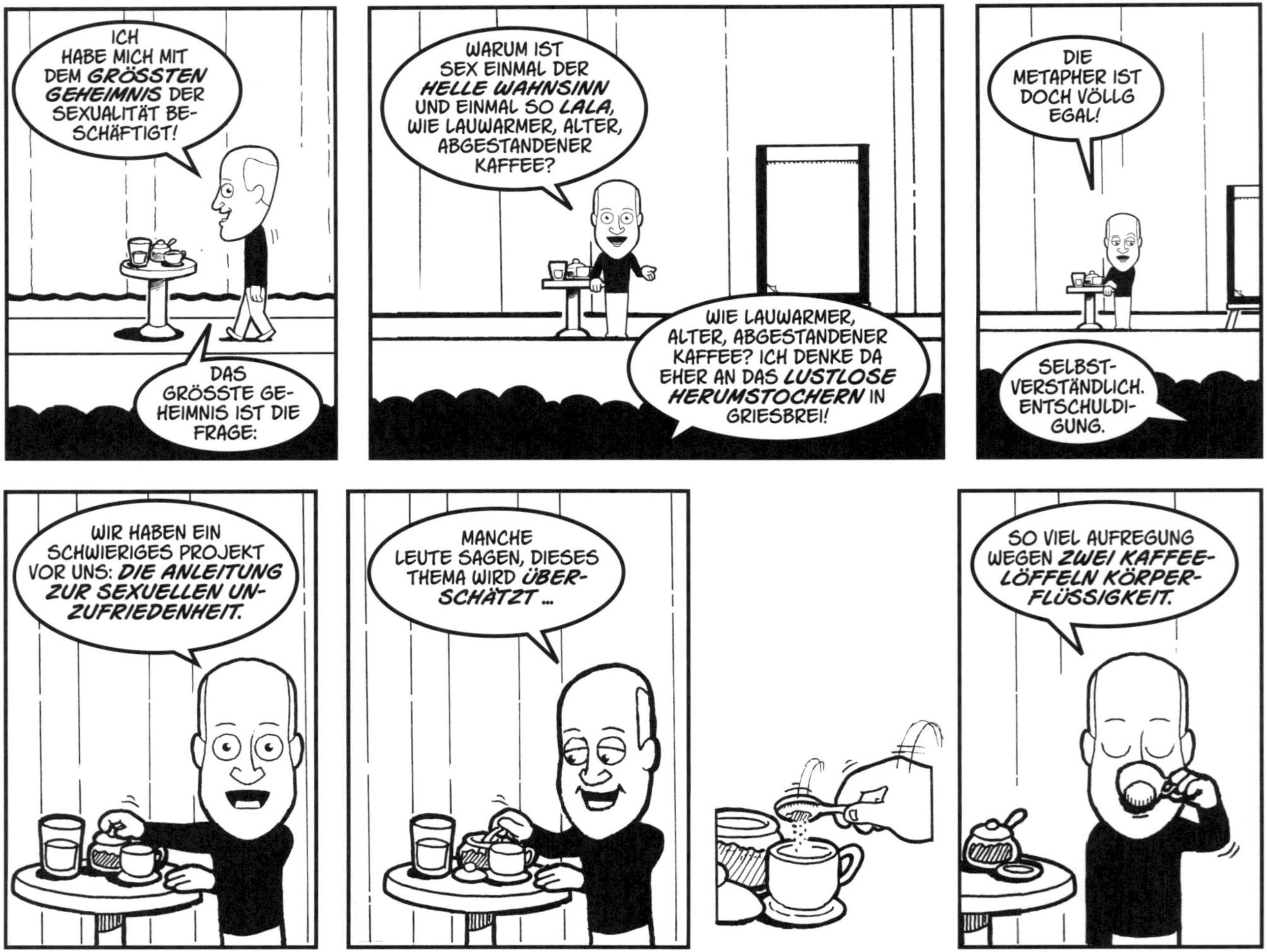
ICH HABE MICH MIT DEM **GRÖSSTEN GEHEIMNIS** DER SEXUALITÄT BESCHÄFTIGT!
DAS GRÖSSTE GEHEIMNIS IST DIE FRAGE:
WARUM IST SEX EINMAL DER **HELLE WAHNSINN** UND EINMAL SO **LALA**, WIE LAUWARMER, ALTER, ABGESTANDENER KAFFEE?
WIE LAUWARMER, ALTER, ABGESTANDENER KAFFEE? ICH DENKE DA EHER AN DAS **LUSTLOSE HERUMSTOCHERN** IN GRIESBREI!
DIE METAPHER IST DOCH VÖLLG EGAL!
SELBSTVERSTÄNDLICH. ENTSCHULDIGUNG.
WIR HABEN EIN SCHWIERIGES PROJEKT VOR UNS: **DIE ANLEITUNG ZUR SEXUELLEN UNZUFRIEDENHEIT.**
MANCHE LEUTE SAGEN, DIESES THEMA WIRD **ÜBERSCHÄTZT ...**
SO VIEL AUFREGUNG WEGEN **ZWEI KAFFEELÖFFELN KÖRPERFLÜSSIGKEIT.**

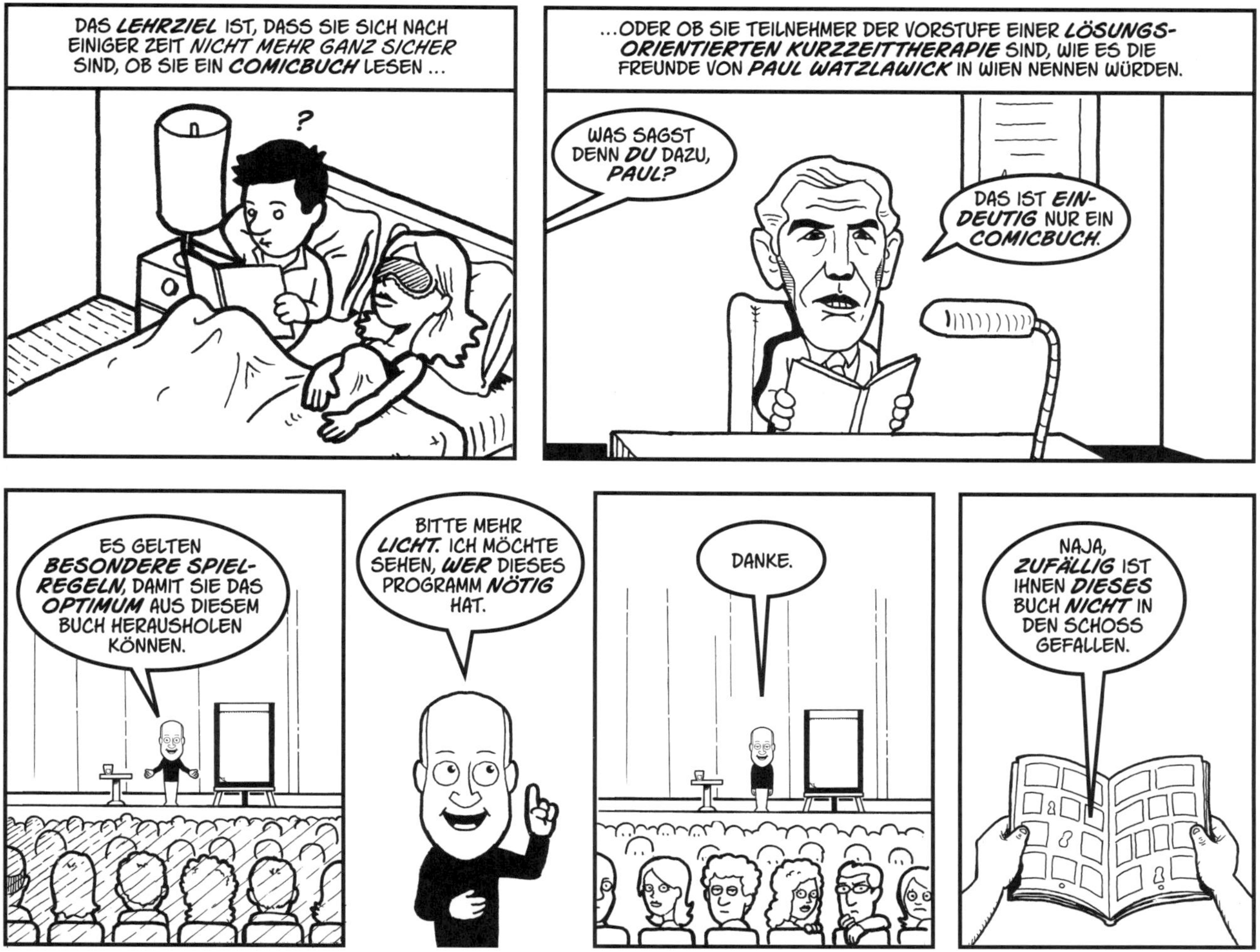
DAS LEHRZIEL IST, DASS SIE SICH NACH EINIGER ZEIT NICHT MEHR GANZ SICHER SIND, OB SIE EIN COMICBUCH LESEN ...
?
...ODER OB SIE TEILNEHMER DER VORSTUFE EINER LÖSUNGSORIENTIERTEN KURZZEITTHERAPIE SIND, WIE ES DIE FREUNDE VON PAUL WATZLAWICK IN WIEN NENNEN WÜRDEN.
WAS SAGST DENN DU DAZU, PAUL?
DAS IST EINDEUTIG NUR EIN COMICBUCH.
ES GELTEN BESONDERE SPIELREGELN, DAMIT SIE DAS OPTIMUM AUS DIESEM BUCH HERAUSHOLEN KÖNNEN.
BITTE MEHR LICHT. ICH MÖCHTE SEHEN, WER DIESES PROGRAMM NÖTIG HAT.
DANKE.
NAJA, ZUFÄLLIG IST IHNEN DIESES BUCH NICHT IN DEN SCHOSS GEFALLEN.

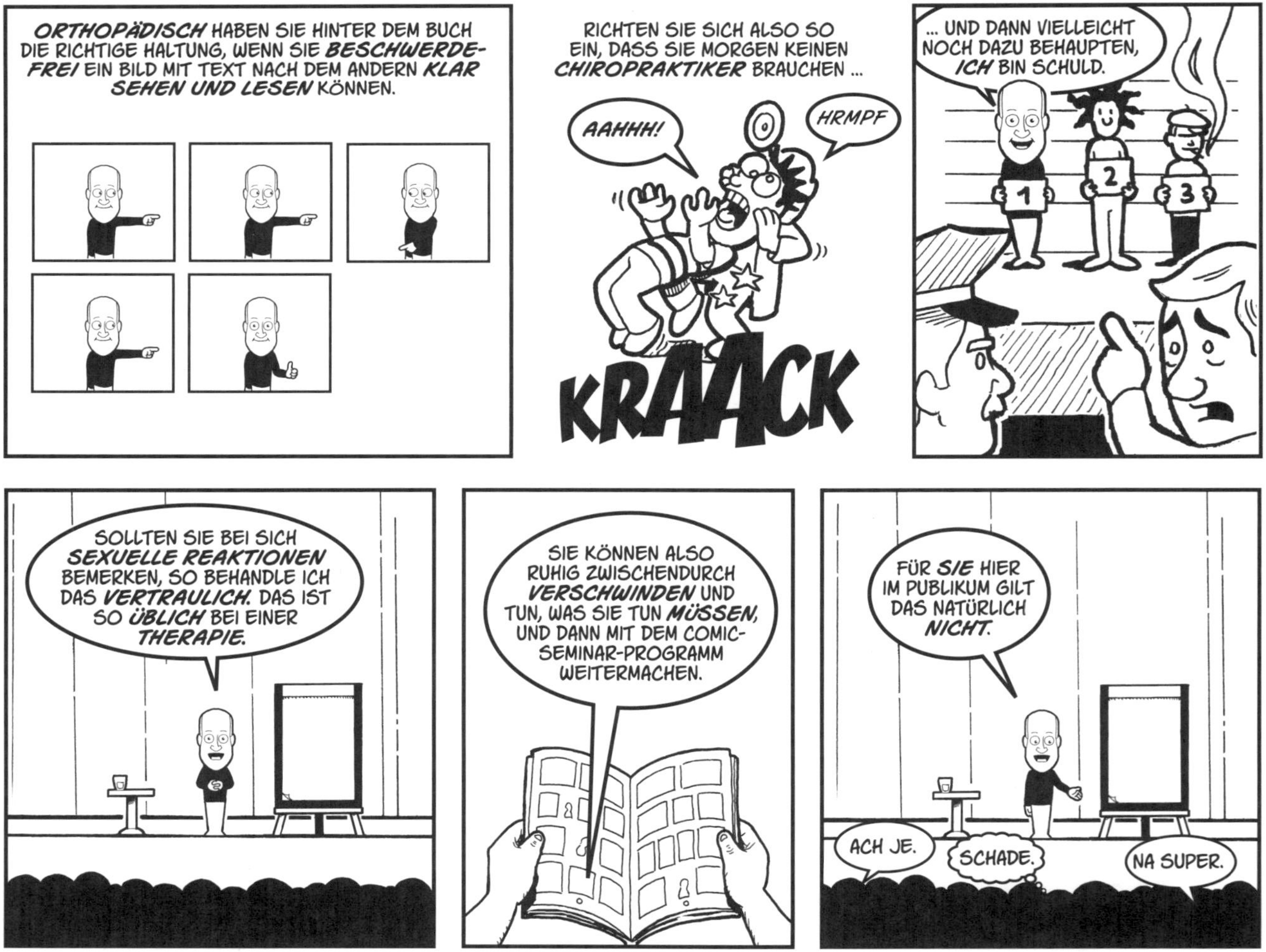
ORTHOPÄDISCH HABEN SIE HINTER DEM BUCH DIE RICHTIGE HALTUNG, WENN SIE BESCHWERDEFREI EIN BILD MIT TEXT NACH DEM ANDERN KLAR SEHEN UND LESEN KÖNNEN.
RICHTEN SIE SICH ALSO SO EIN, DASS SIE MORGEN KEINEN CHIROPRAKTIKER BRAUCHEN ...
AAHHH!
HRMPF
KRAAACK
... UND DANN VIELLEICHT NOCH DAZU BEHAUPTEN, ICH BIN SCHULD.
1
2
3
SOLLTEN SIE BEI SICH SEXUELLE REAKTIONEN BEMERKEN, SO BEHANDLE ICH DAS VERTRAULICH. DAS IST SO ÜBLICH BEI EINER THERAPIE.
SIE KÖNNEN ALSO RUHIG ZWISCHENDURCH VERSCHWINDEN UND TUN, WAS SIE TUN MÜSSEN, UND DANN MIT DEM COMIC-SEMINAR-PROGRAMM WEITERMACHEN.
FÜR SIE HIER IM PUBLIKUM GILT DAS NATÜRLICH NICHT.
ACH JE.
SCHADE.
NA SUPER.

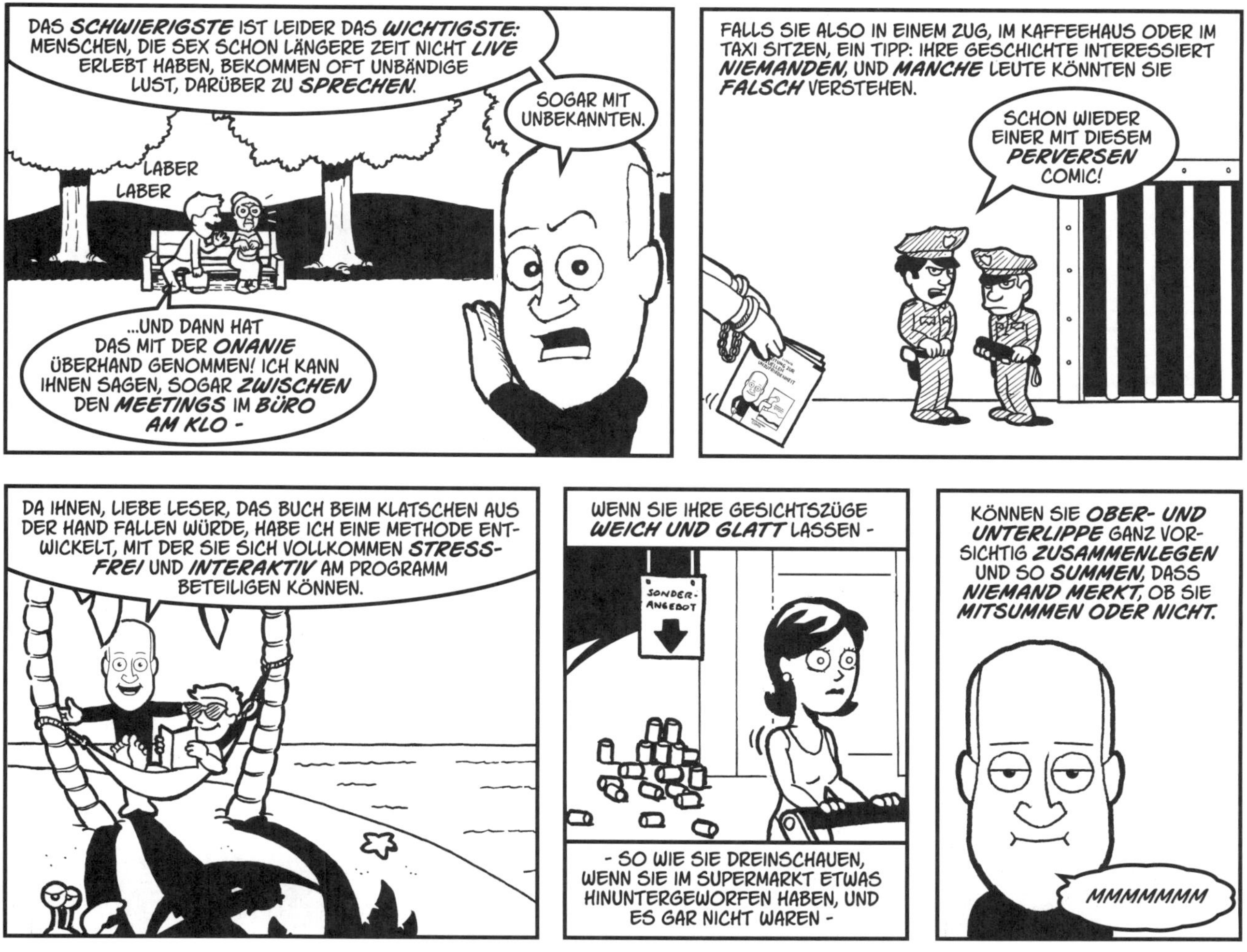
DAS SCHWIERIGSTE IST LEIDER DAS WICHTIGSTE: MENSCHEN, DIE SEX SCHON LÄNGERE ZEIT NICHT LIVE ERLEBT HABEN, BEKOMMEN OFT UNBÄNDIGE LUST, DARÜBER ZU SPRECHEN.
SOGAR MIT UNBEKANNTEN.
LABER
LABER
...UND DANN HAT DAS MIT DER ONANIE ÜBERHAND GENOMMEN! ICH KANN IHNEN SAGEN, SOGAR ZWISCHEN DEN MEETINGS IM BÜRO AM KLO -
FALLS SIE ALSO IN EINEM ZUG, IM KAFFEEHAUS ODER IM TAXI SITZEN, EIN TIPP: IHRE GESCHICHTE INTERESSIERT NIEMANDEN, UND MANCHE LEUTE KÖNNTEN SIE FALSCH VERSTEHEN.
SCHON WIEDER EINER MIT DIESEM PERVERSEN COMIC!
DA IHNEN, LIEBE LESER, DAS BUCH BEIM KLATSCHEN AUS DER HAND FALLEN WÜRDE, HABE ICH EINE METHODE ENTWICKELT, MIT DER SIE SICH VOLLKOMMEN STRESSFREI UND INTERAKTIV AM PROGRAMM BETEILIGEN KÖNNEN.
WENN SIE IHRE GESICHTSZÜGE WEICH UND GLATT LASSEN -
SONDER-ANGEBOT
- SO WIE SIE DREINSCHAUEN, WENN SIE IM SUPERMARKT ETWAS HINUNTERGEWORFEN HABEN, UND ES GAR NICHT WAREN -
KÖNNEN SIE OBER- UND UNTERLIPPE GANZ VORSICHTIG ZUSAMMENLEGEN UND SO SUMMEN, DASS NIEMAND MERKT, OB SIE MITSUMMEN ODER NICHT.
MMMMMMM

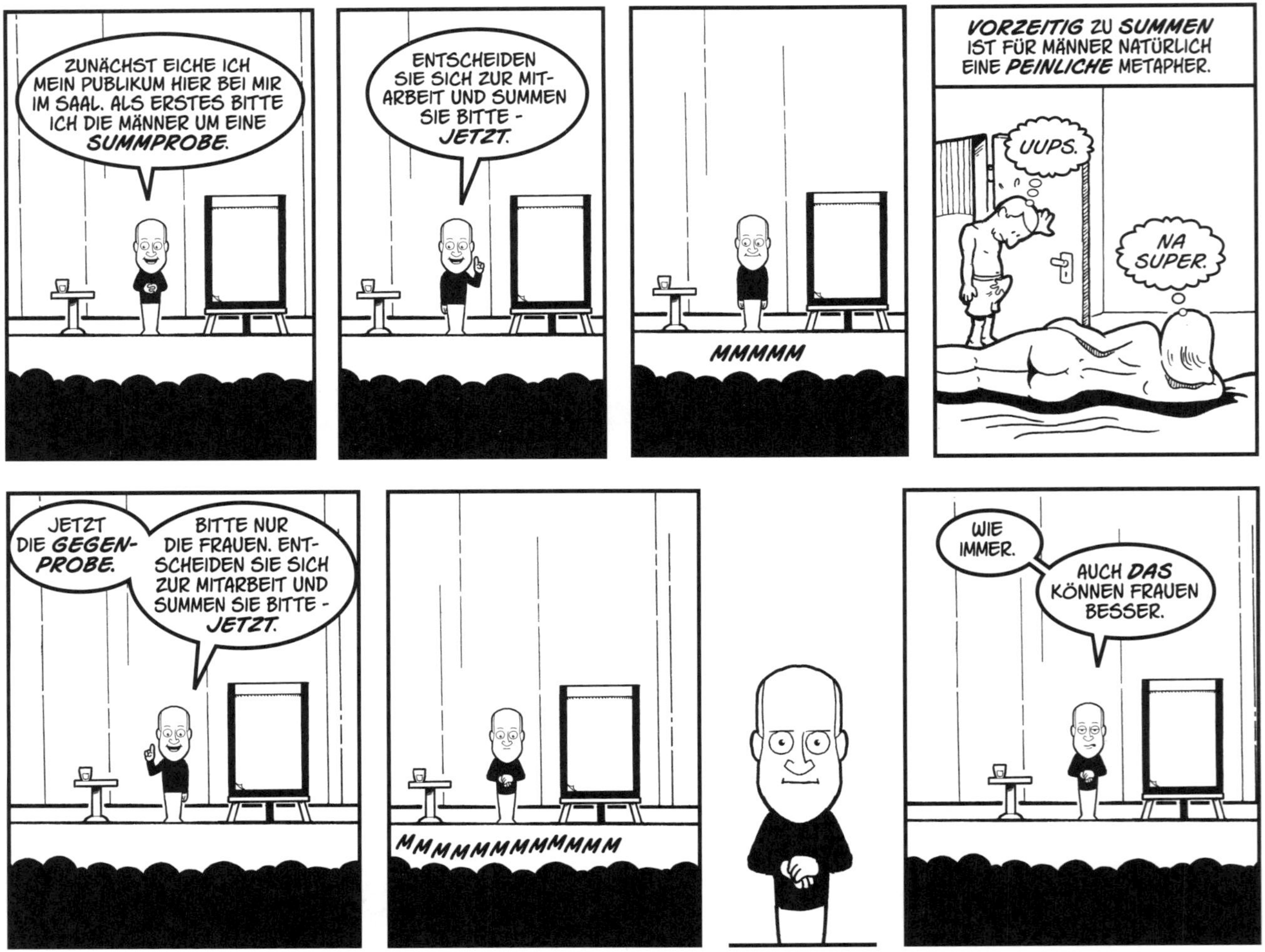
ZUNÄCHST EICHE ICH MEIN PUBLIKUM HIER BEI MIR IM SAAL. ALS ERSTES BITTE ICH DIE MÄNNER UM EINE SUMMPROBE.
ENTSCHEIDEN SIE SICH ZUR MITARBEIT UND SUMMEN SIE BITTE - JETZT.
MMMMM
VORZEITIG ZU SUMMEN IST FÜR MÄNNER NATÜRLICH EINE PEINLICHE METAPHER.
UUPS.
NA SUPER.
JETZT DIE GEGENPROBE.
BITTE NUR DIE FRAUEN. ENTSCHEIDEN SIE SICH ZUR MITARBEIT UND SUMMEN SIE BITTE - JETZT.
MMMMMMMMMMMM
WIE IMMER.
AUCH DAS KÖNNEN FRAUEN BESSER.

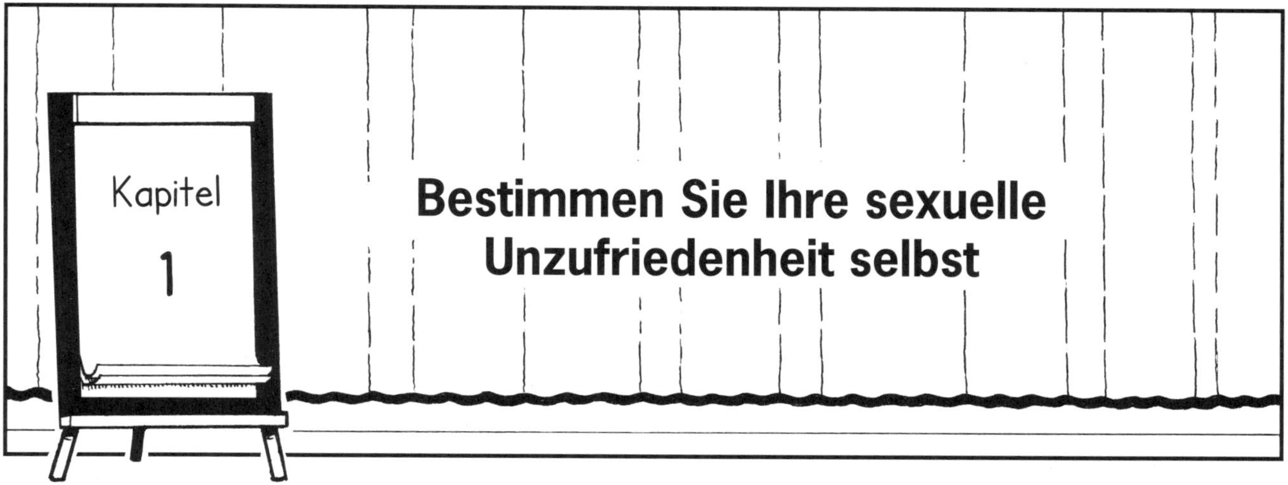
Kapitel
1
Bestimmen Sie Ihre sexuelle Unzufriedenheit selbst

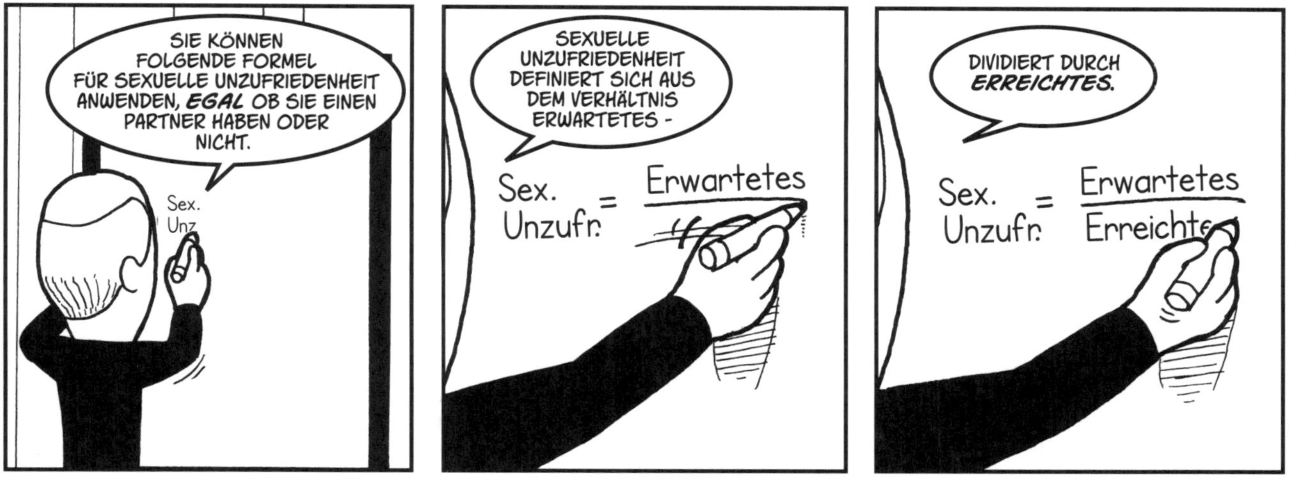
SIE KÖNNEN FOLGENDE FORMEL FÜR SEXUELLE UNZUFRIEDENHEIT ANWENDEN, ***EGAL*** OB SIE EINEN PARTNER HABEN ODER NICHT.
Sex. Unz
SEXUELLE UNZUFRIEDENHEIT DEFINIERT SICH AUS DEM VERHÄLTNIS ERWARTETES -
Sex. Unzufr. = Erwartetes
DIVIDIERT DURCH ***ERREICHTES.***
Sex. Unzufr. = Erwartetes / Erreichte

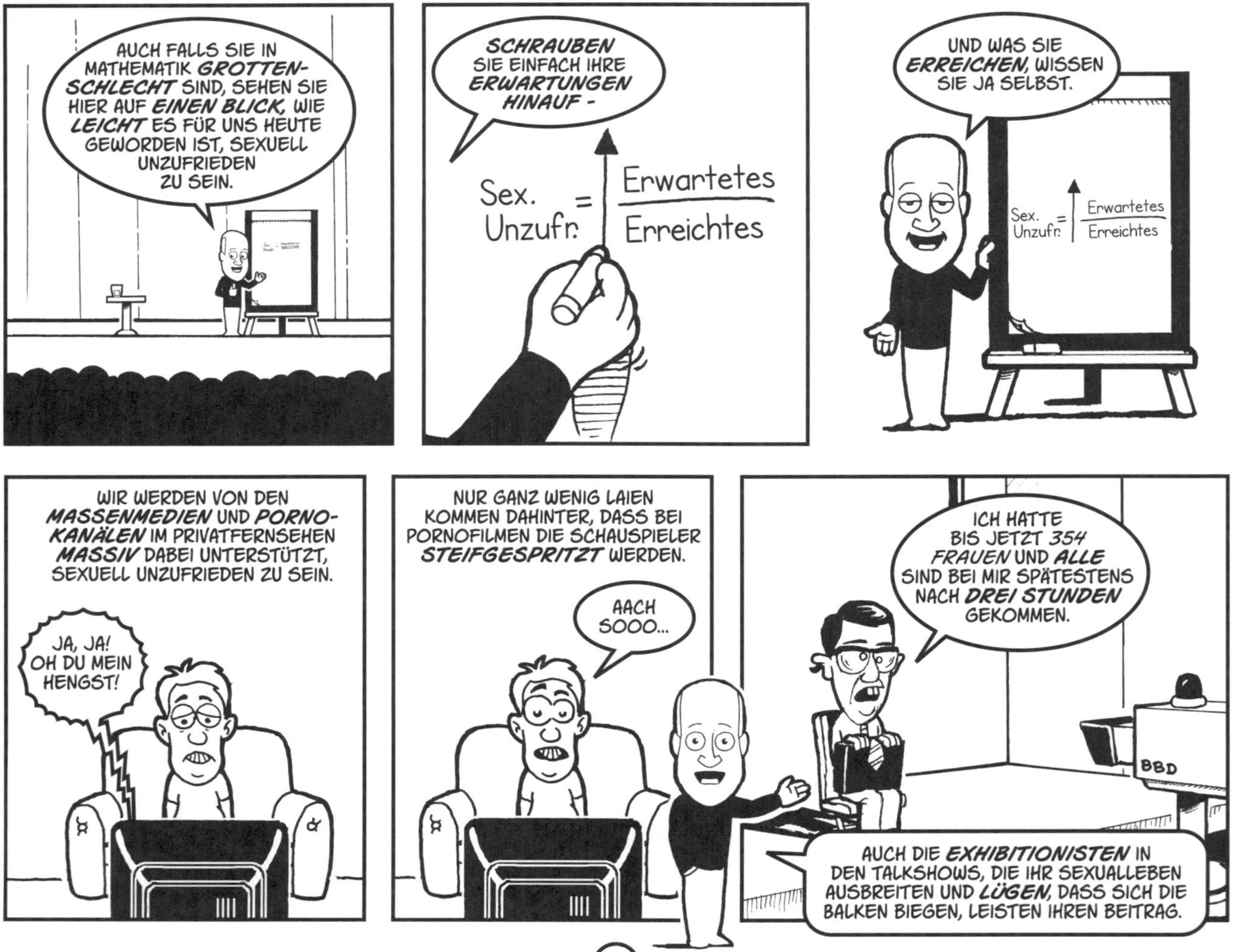

AUCH FALLS SIE IN MATHEMATIK GROTTENSCHLECHT SIND, SEHEN SIE HIER AUF EINEN BLICK, WIE LEICHT ES FÜR UNS HEUTE GEWORDEN IST, SEXUELL UNZUFRIEDEN ZU SEIN.
SCHRAUBEN SIE EINFACH IHRE ERWARTUNGEN HINAUF -
Sex. Unzufr. = Erwartetes / Erreichtes
UND WAS SIE ERREICHEN, WISSEN SIE JA SELBST.
Sex. Unzufr. = Erwartetes / Erreichtes
WIR WERDEN VON DEN MASSENMEDIEN UND PORNOKANÄLEN IM PRIVATFERNSEHEN MASSIV DABEI UNTERSTÜTZT, SEXUELL UNZUFRIEDEN ZU SEIN.
JA, JA! OH DU MEIN HENGST!
NUR GANZ WENIG LAIEN KOMMEN DAHINTER, DASS BEI PORNOFILMEN DIE SCHAUSPIELER STEIFGESPRITZT WERDEN.
AACH SOOO...
ICH HATTE BIS JETZT 354 FRAUEN UND ALLE SIND BEI MIR SPÄTESTENS NACH DREI STUNDEN GEKOMMEN.
BBD
AUCH DIE EXHIBITIONISTEN IN DEN TALKSHOWS, DIE IHR SEXUALLEBEN AUSBREITEN UND LÜGEN, DASS SICH DIE BALKEN BIEGEN, LEISTEN IHREN BEITRAG.

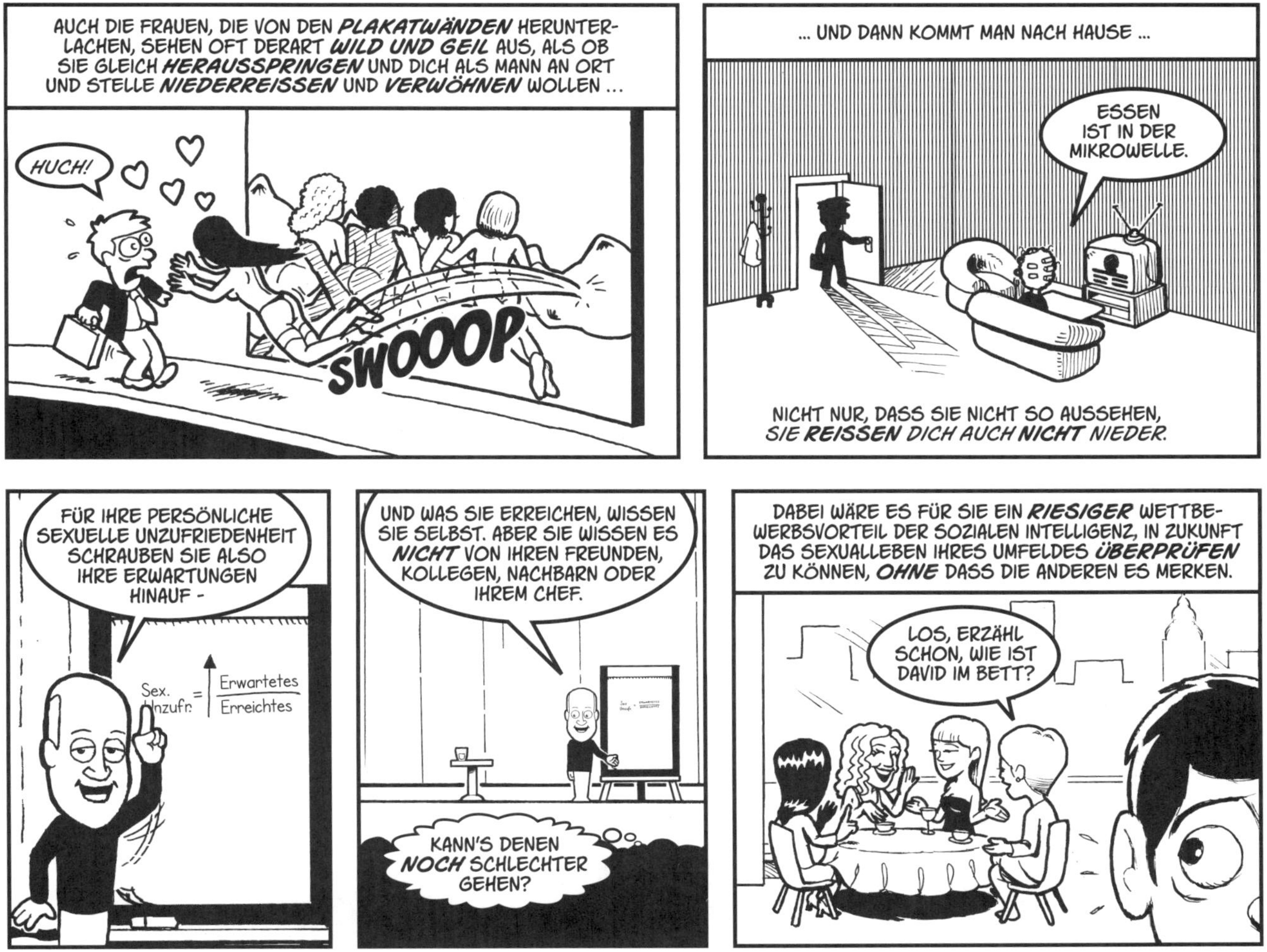
AUCH DIE FRAUEN, DIE VON DEN *PLAKATWÄNDEN* HERUNTERLACHEN, SEHEN OFT DERART *WILD UND GEIL* AUS, ALS OB SIE GLEICH *HERAUSSPRINGEN* UND DICH ALS MANN AN ORT UND STELLE *NIEDERREISSEN* UND *VERWÖHNEN* WOLLEN …
HUCH!
SWOOOP
… UND DANN KOMMT MAN NACH HAUSE …
ESSEN IST IN DER MIKROWELLE.
NICHT NUR, DASS SIE NICHT SO AUSSEHEN, *SIE **REISSEN** DICH AUCH **NICHT** NIEDER.*
FÜR IHRE PERSÖNLICHE SEXUELLE UNZUFRIEDENHEIT SCHRAUBEN SIE ALSO IHRE ERWARTUNGEN HINAUF -
Sex. Unzufr. = Erwartetes / Erreichtes
UND WAS SIE ERREICHEN, WISSEN SIE SELBST. ABER SIE WISSEN ES *NICHT* VON IHREN FREUNDEN, KOLLEGEN, NACHBARN ODER IHREM CHEF.
KANN'S DENEN *NOCH* SCHLECHTER GEHEN?
DABEI WÄRE ES FÜR SIE EIN *RIESIGER* WETTBEWERBSVORTEIL DER SOZIALEN INTELLIGENZ, IN ZUKUNFT DAS SEXUALLEBEN IHRES UMFELDES *ÜBERPRÜFEN* ZU KÖNNEN, *OHNE* DASS DIE ANDEREN ES MERKEN.
LOS, ERZÄHL SCHON, WIE IST DAVID IM BETT?

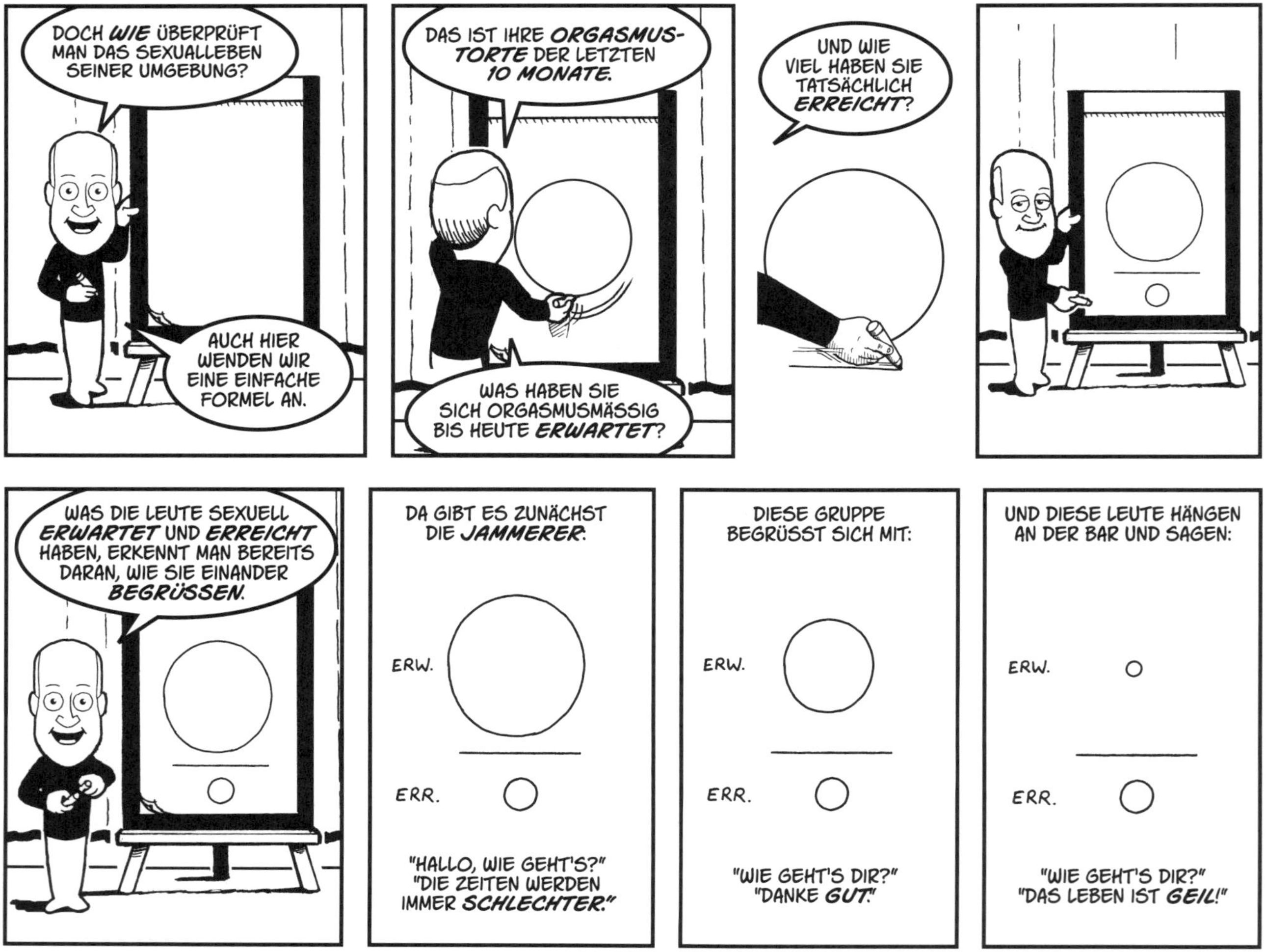
DOCH WIE ÜBERPRÜFT MAN DAS SEXUALLEBEN SEINER UMGEBUNG?
AUCH HIER WENDEN WIR EINE EINFACHE FORMEL AN.
DAS IST IHRE ORGASMUSTORTE DER LETZTEN 10 MONATE.
WAS HABEN SIE SICH ORGASMUSMÄSSIG BIS HEUTE ERWARTET?
UND WIE VIEL HABEN SIE TATSÄCHLICH ERREICHT?
WAS DIE LEUTE SEXUELL ERWARTET UND ERREICHT HABEN, ERKENNT MAN BEREITS DARAN, WIE SIE EINANDER BEGRÜSSEN.
DA GIBT ES ZUNÄCHST DIE JAMMERER:
ERW.
ERR.
"HALLO, WIE GEHT'S?" "DIE ZEITEN WERDEN IMMER SCHLECHTER."
DIESE GRUPPE BEGRÜSST SICH MIT:
ERW.
ERR.
"WIE GEHT'S DIR?" "DANKE GUT."
UND DIESE LEUTE HÄNGEN AN DER BAR UND SAGEN:
ERW.
ERR.
"WIE GEHT'S DIR?" "DAS LEBEN IST GEIL!"

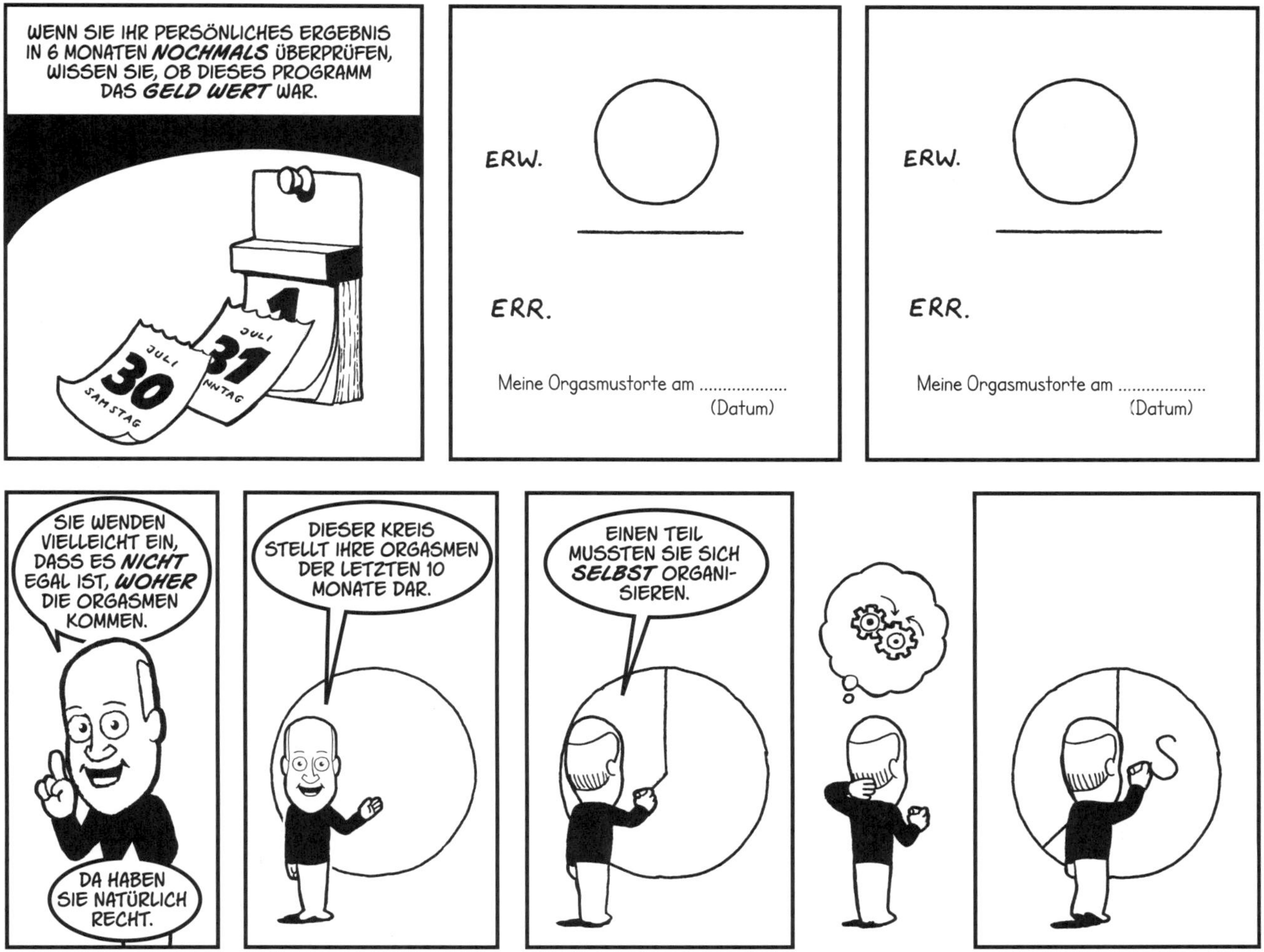
WENN SIE IHR PERSÖNLICHES ERGEBNIS IN 6 MONATEN NOCHMALS ÜBERPRÜFEN, WISSEN SIE, OB DIESES PROGRAMM DAS GELD WERT WAR.
1
JULI 31
JULI 30 SAMSTAG
ERW.
ERR.
Meine Orgasmustorte am ....
(Datum)
ERW.
ERR.
Meine Orgasmustorte am ....
(Datum)
SIE WENDEN VIELLEICHT EIN, DASS ES NICHT EGAL IST, WOHER DIE ORGASMEN KOMMEN.
DA HABEN SIE NATÜRLICH RECHT.
DIESER KREIS STELLT IHRE ORGASMEN DER LETZTEN 10 MONATE DAR.
EINEN TEIL MUSSTEN SIE SICH SELBST ORGANISIEREN.
S

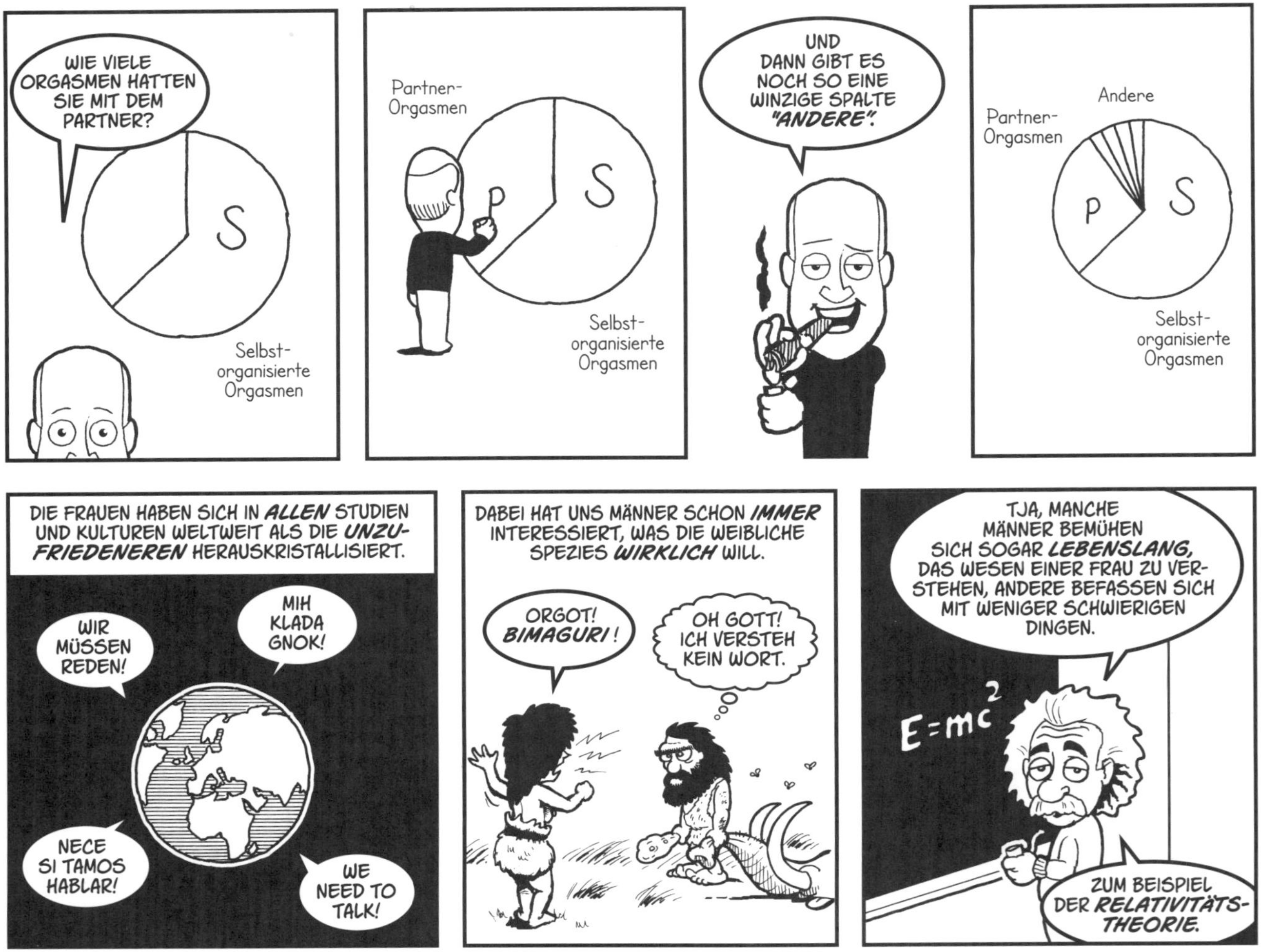
WIE VIELE ORGASMEN HATTEN SIE MIT DEM PARTNER?
S
Selbst-organisierte Orgasmen
Partner-Orgasmen
P
S
Selbst-organisierte Orgasmen
UND DANN GIBT ES NOCH SO EINE WINZIGE SPALTE "ANDERE".
Andere
Partner-Orgasmen
P
S
Selbst-organisierte Orgasmen
DIE FRAUEN HABEN SICH IN ALLEN STUDIEN UND KULTUREN WELTWEIT ALS DIE UNZUFRIEDENEREN HERAUSKRISTALLISIERT.
WIR MÜSSEN REDEN!
MIH KLADA GNOK!
NECE SI TAMOS HABLAR!
WE NEED TO TALK!
DABEI HAT UNS MÄNNER SCHON IMMER INTERESSIERT, WAS DIE WEIBLICHE SPEZIES WIRKLICH WILL.
ORGOT! BIMAGURI!
OH GOTT! ICH VERSTEH KEIN WORT.
TJA, MANCHE MÄNNER BEMÜHEN SICH SOGAR LEBENSLANG, DAS WESEN EINER FRAU ZU VERSTEHEN, ANDERE BEFASSEN SICH MIT WENIGER SCHWIERIGEN DINGEN.
E=mc²
ZUM BEISPIEL DER RELATIVITÄTSTHEORIE.

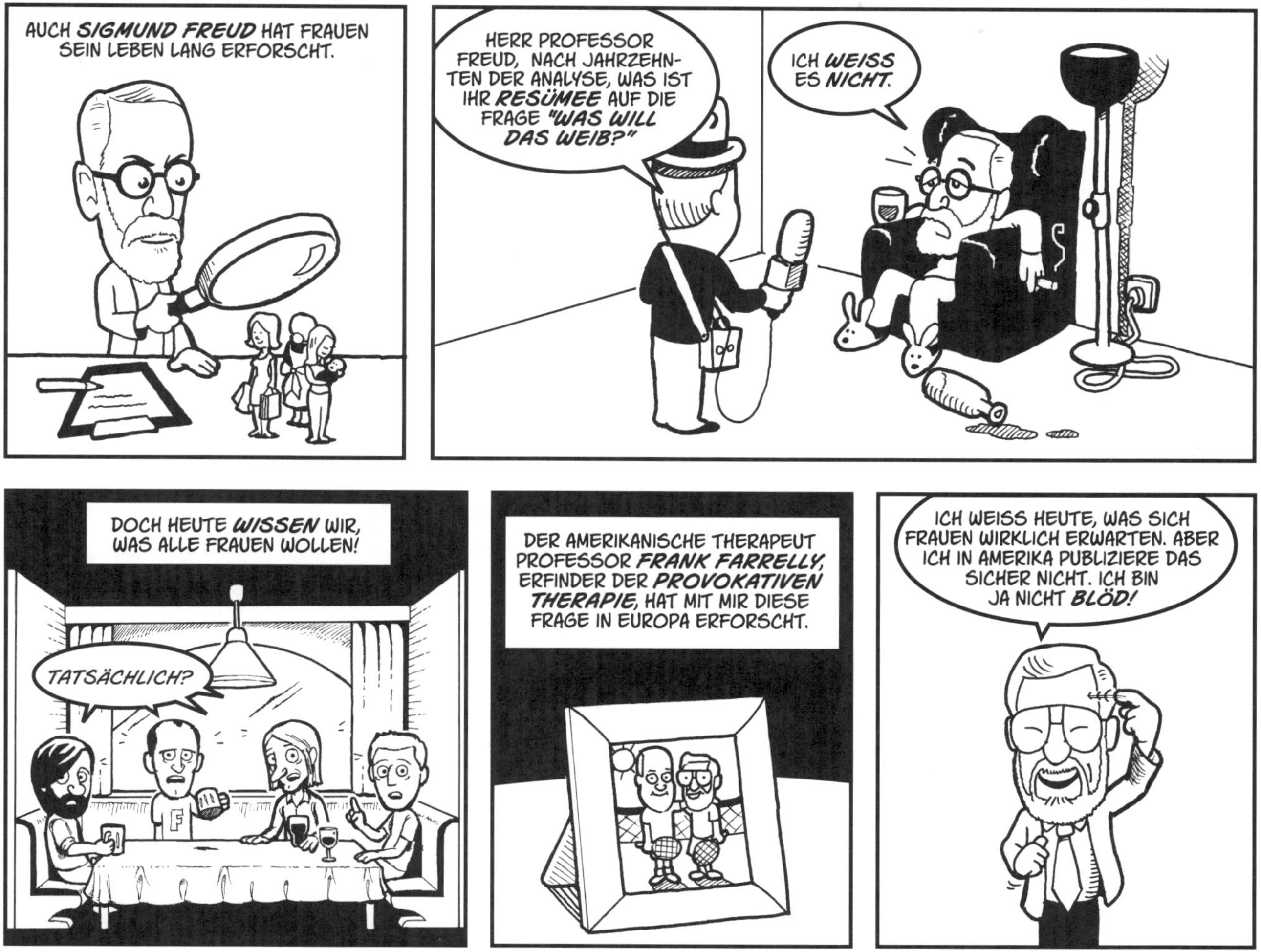
AUCH SIGMUND FREUD HAT FRAUEN SEIN LEBEN LANG ERFORSCHT.
HERR PROFESSOR FREUD, NACH JAHRZEHNTEN DER ANALYSE, WAS IST IHR RESÜMEE AUF DIE FRAGE "WAS WILL DAS WEIB?"
ICH WEISS ES NICHT.
DOCH HEUTE WISSEN WIR, WAS ALLE FRAUEN WOLLEN!
TATSÄCHLICH?
F
DER AMERIKANISCHE THERAPEUT PROFESSOR FRANK FARRELLY, ERFINDER DER PROVOKATIVEN THERAPIE, HAT MIT MIR DIESE FRAGE IN EUROPA ERFORSCHT.
ICH WEISS HEUTE, WAS SICH FRAUEN WIRKLICH ERWARTEN. ABER ICH IN AMERIKA PUBLIZIERE DAS SICHER NICHT. ICH BIN JA NICHT BLÖD!

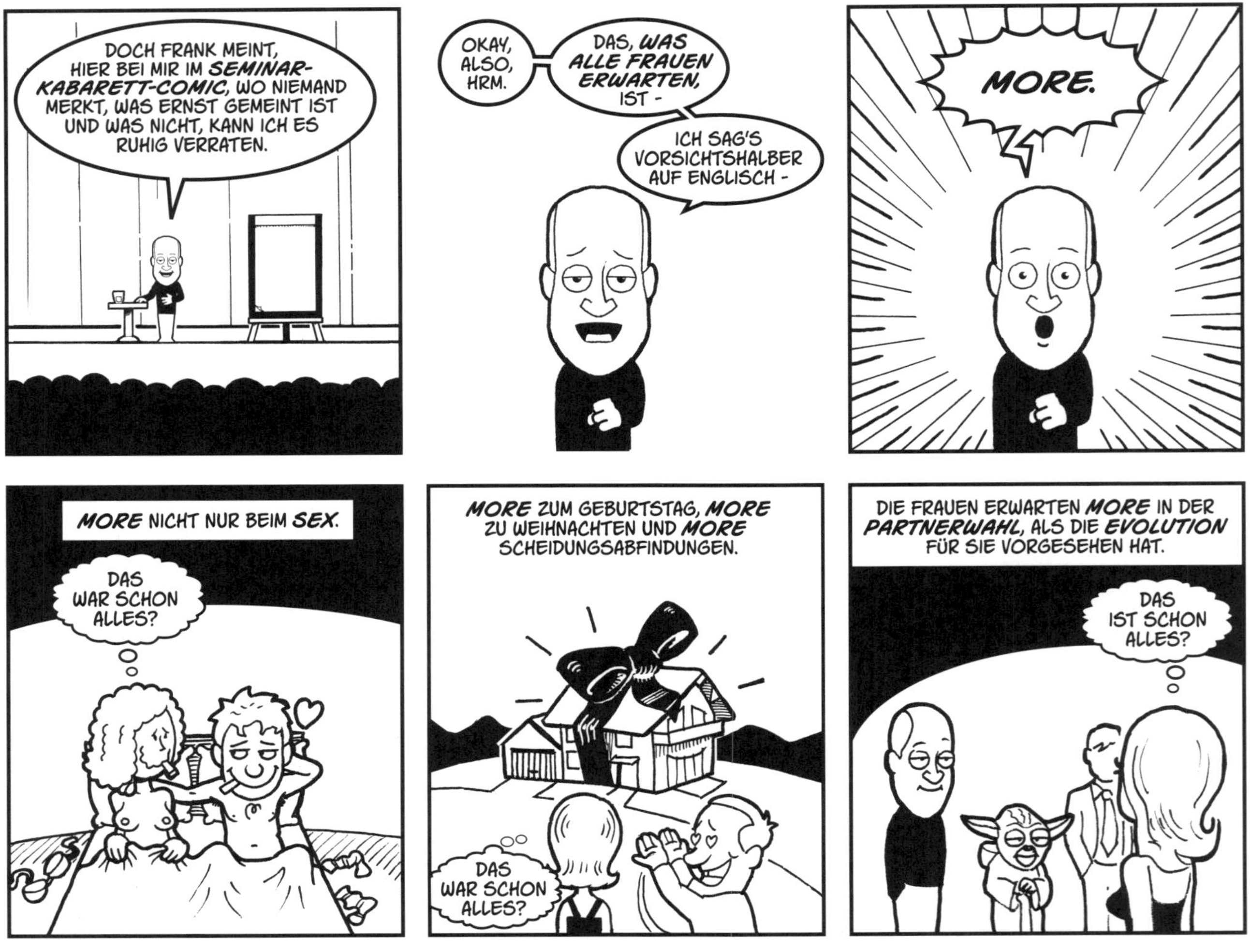
DOCH FRANK MEINT, HIER BEI MIR IM SEMINAR-KABARETT-COMIC, WO NIEMAND MERKT, WAS ERNST GEMEINT IST UND WAS NICHT, KANN ICH ES RUHIG VERRATEN.
OKAY, ALSO, HRM.
DAS, WAS ALLE FRAUEN ERWARTEN, IST -
ICH SAG'S VORSICHTSHALBER AUF ENGLISCH -
MORE.
MORE NICHT NUR BEIM SEX.
DAS WAR SCHON ALLES?
MORE ZUM GEBURTSTAG, MORE ZU WEIHNACHTEN UND MORE SCHEIDUNGSABFINDUNGEN.
DAS WAR SCHON ALLES?
DIE FRAUEN ERWARTEN MORE IN DER PARTNERWAHL, ALS DIE EVOLUTION FÜR SIE VORGESEHEN HAT.
DAS IST SCHON ALLES?

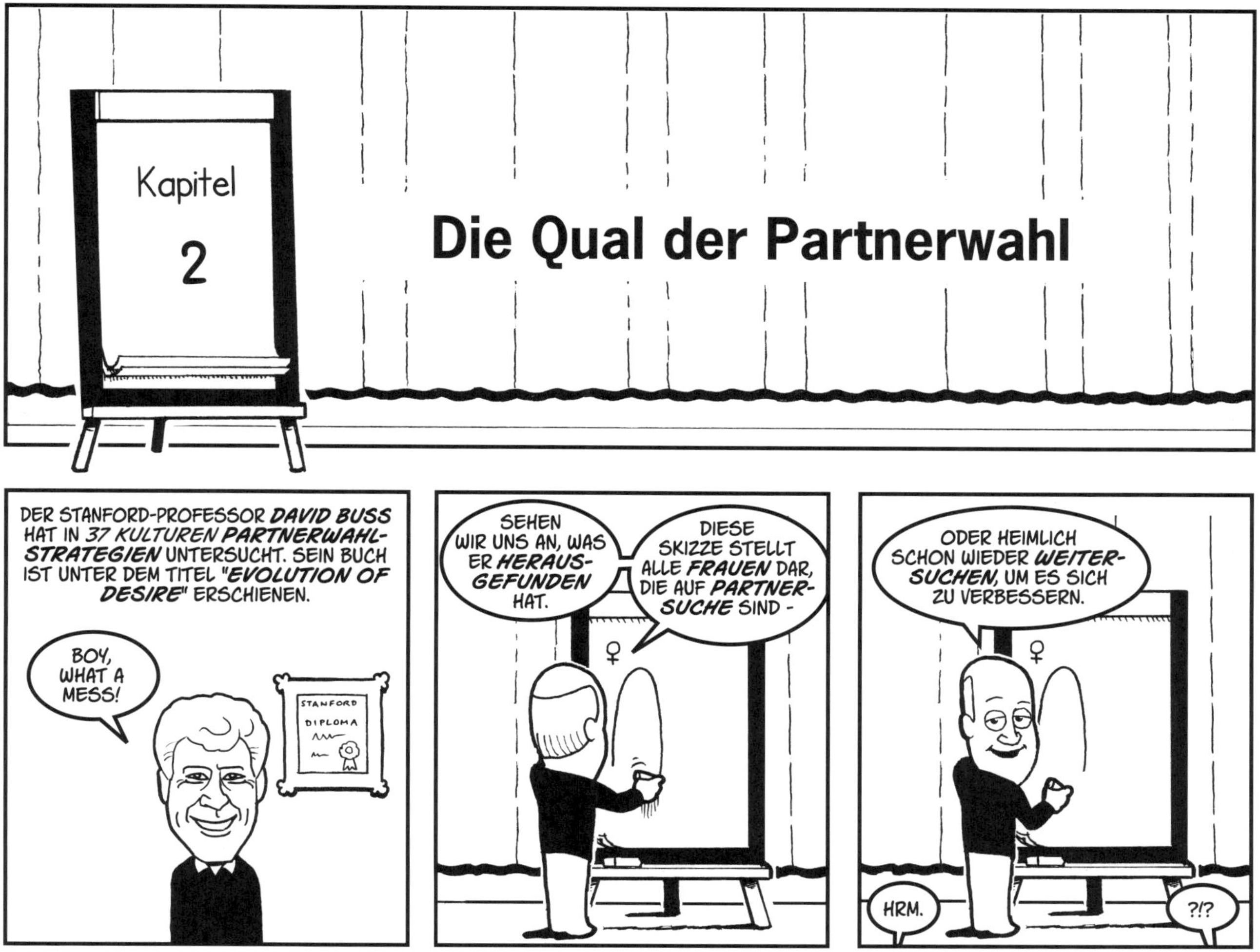
Kapitel
2
Die Qual der Partnerwahl
DER STANFORD-PROFESSOR DAVID BUSS HAT IN 37 KULTUREN PARTNERWAHL-STRATEGIEN UNTERSUCHT. SEIN BUCH IST UNTER DEM TITEL "EVOLUTION OF DESIRE" ERSCHIENEN.
BOY, WHAT A MESS!
STANFORD DIPLOMA
SEHEN WIR UNS AN, WAS ER HERAUSGEFUNDEN HAT.
DIESE SKIZZE STELLT ALLE FRAUEN DAR, DIE AUF PARTNERSUCHE SIND -
♀
ODER HEIMLICH SCHON WIEDER WEITERSUCHEN, UM ES SICH ZU VERBESSERN.
♀
HRM.
?!?

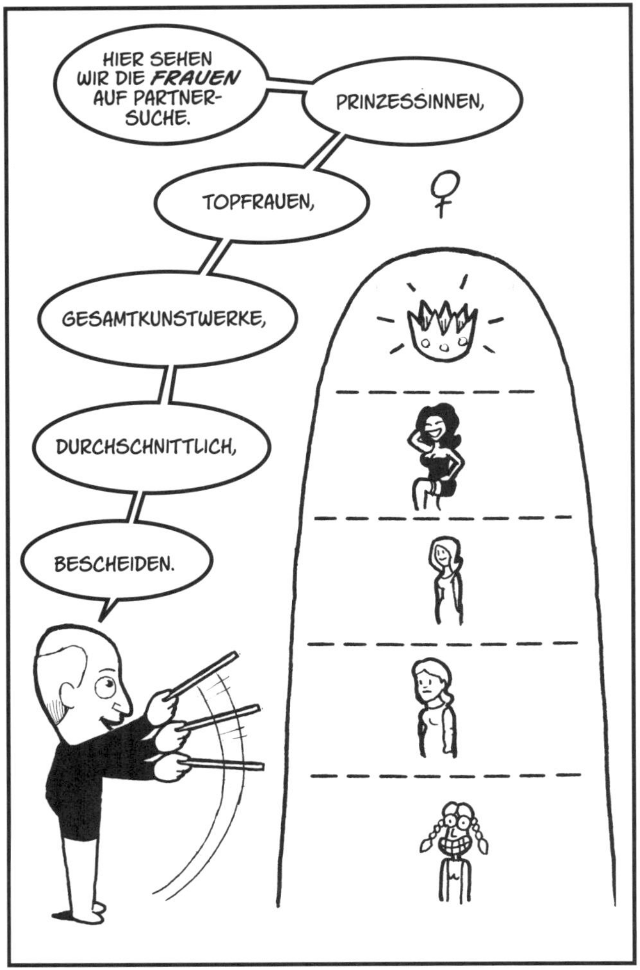
HIER SEHEN WIR DIE *FRAUEN* AUF PARTNER-SUCHE.
PRINZESSINNEN,
TOPFRAUEN,
GESAMTKUNSTWERKE,
DURCHSCHNITTLICH,
BESCHEIDEN.

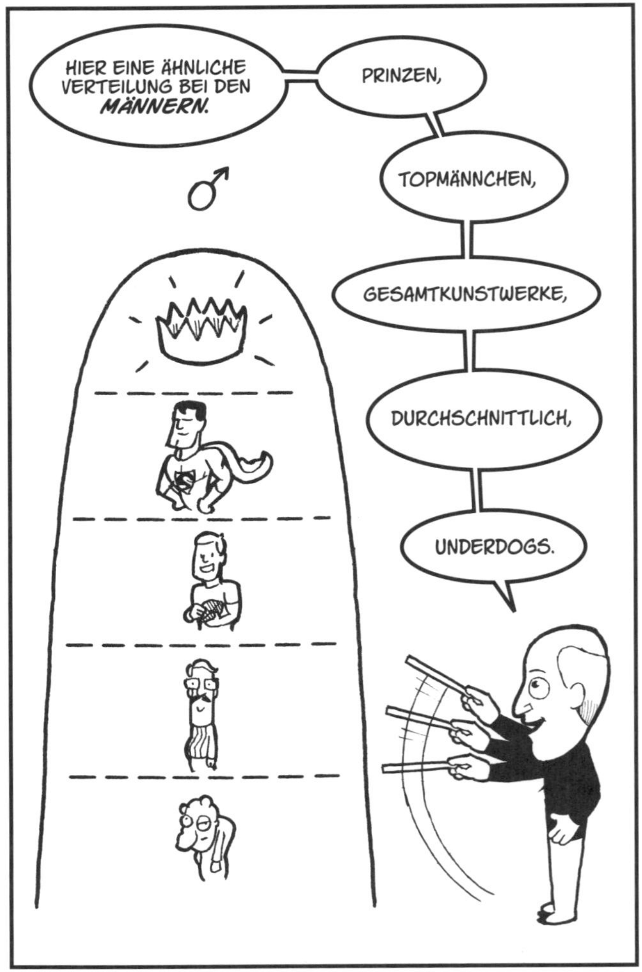
HIER EINE ÄHNLICHE VERTEILUNG BEI DEN *MÄNNERN.*
PRINZEN,
TOPMÄNNCHEN,
GESAMTKUNSTWERKE,
DURCHSCHNITTLICH,
UNDERDOGS.

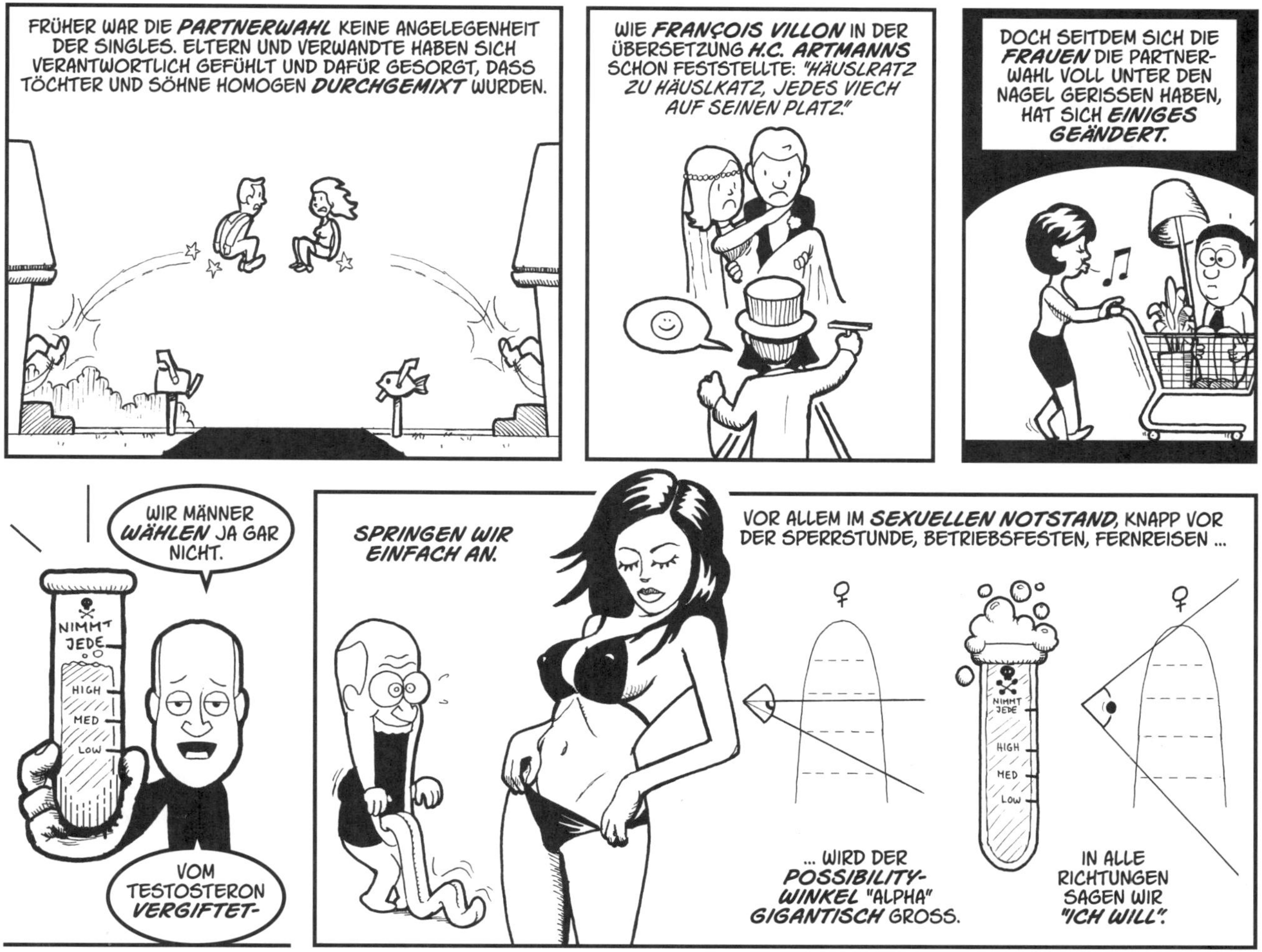
FRÜHER WAR DIE PARTNERWAHL KEINE ANGELEGENHEIT DER SINGLES. ELTERN UND VERWANDTE HABEN SICH VERANTWORTLICH GEFÜHLT UND DAFÜR GESORGT, DASS TÖCHTER UND SÖHNE HOMOGEN DURCHGEMIXT WURDEN.
WIE FRANÇOIS VILLON IN DER ÜBERSETZUNG H.C. ARTMANNS SCHON FESTSTELLTE: "HÄUSLRATZ ZU HÄUSLKATZ, JEDES VIECH AUF SEINEN PLATZ."
DOCH SEITDEM SICH DIE FRAUEN DIE PARTNERWAHL VOLL UNTER DEN NAGEL GERISSEN HABEN, HAT SICH EINIGES GEÄNDERT.
WIR MÄNNER WÄHLEN JA GAR NICHT.
NIMMT JEDE
HIGH
MED
LOW
VOM TESTOSTERON VERGIFTET-
SPRINGEN WIR EINFACH AN.
VOR ALLEM IM SEXUELLEN NOTSTAND, KNAPP VOR DER SPERRSTUNDE, BETRIEBSFESTEN, FERNREISEN ...
♀
♀
NIMMT JEDE
HIGH
MED
LOW
... WIRD DER POSSIBILITY-WINKEL "ALPHA" GIGANTISCH GROSS.
IN ALLE RICHTUNGEN SAGEN WIR "ICH WILL".

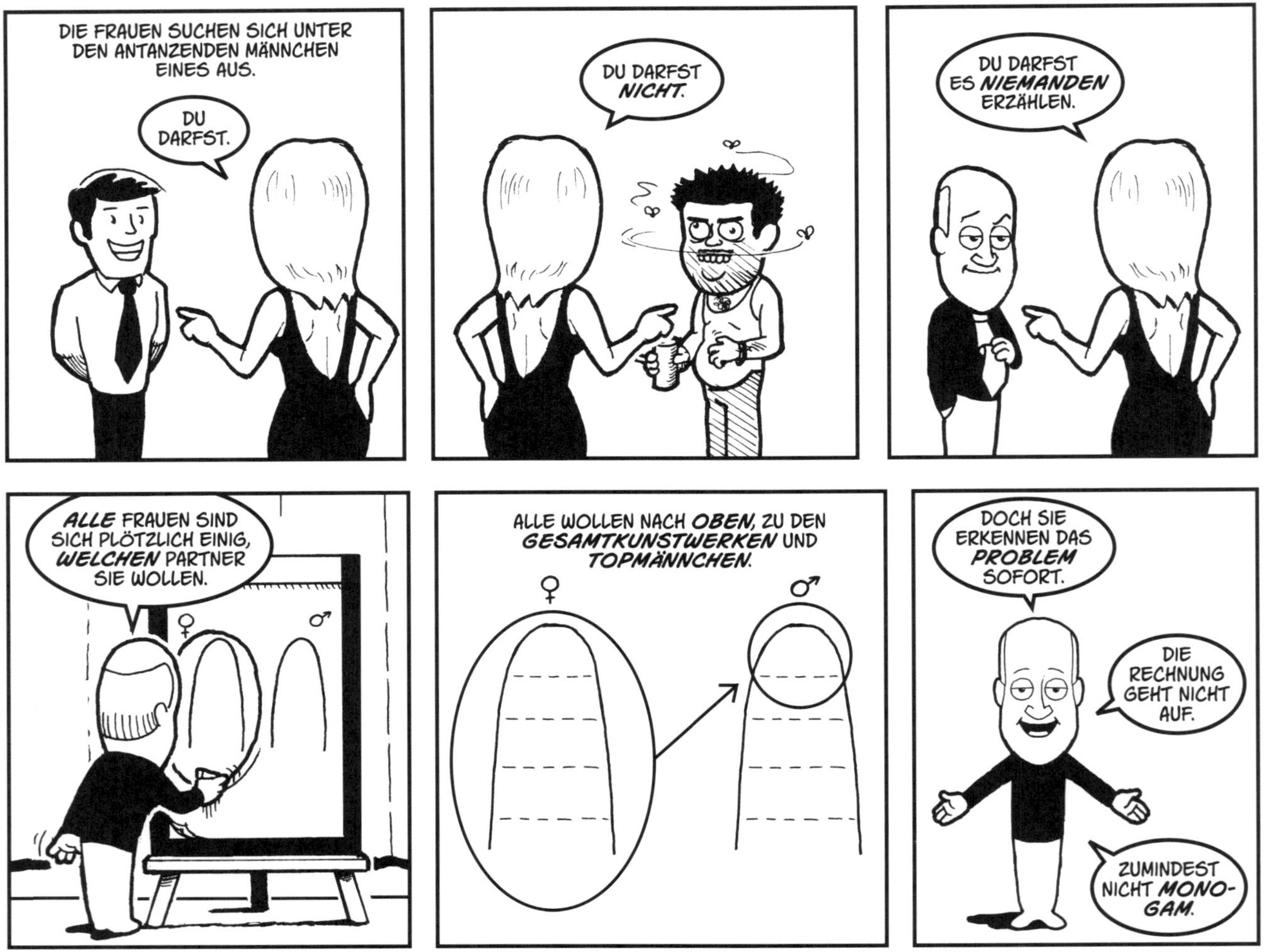
DIE FRAUEN SUCHEN SICH UNTER DEN ANTANZENDEN MÄNNCHEN EINES AUS.
DU DARFST.
DU DARFST NICHT.
DU DARFST ES NIEMANDEN ERZÄHLEN.
ALLE FRAUEN SIND SICH PLÖTZLICH EINIG, WELCHEN PARTNER SIE WOLLEN.
♀
♂
ALLE WOLLEN NACH OBEN, ZU DEN GESAMTKUNSTWERKEN UND TOPMÄNNCHEN.
♀
♂
DOCH SIE ERKENNEN DAS PROBLEM SOFORT.
DIE RECHNUNG GEHT NICHT AUF.
ZUMINDEST NICHT MONO-GAM.

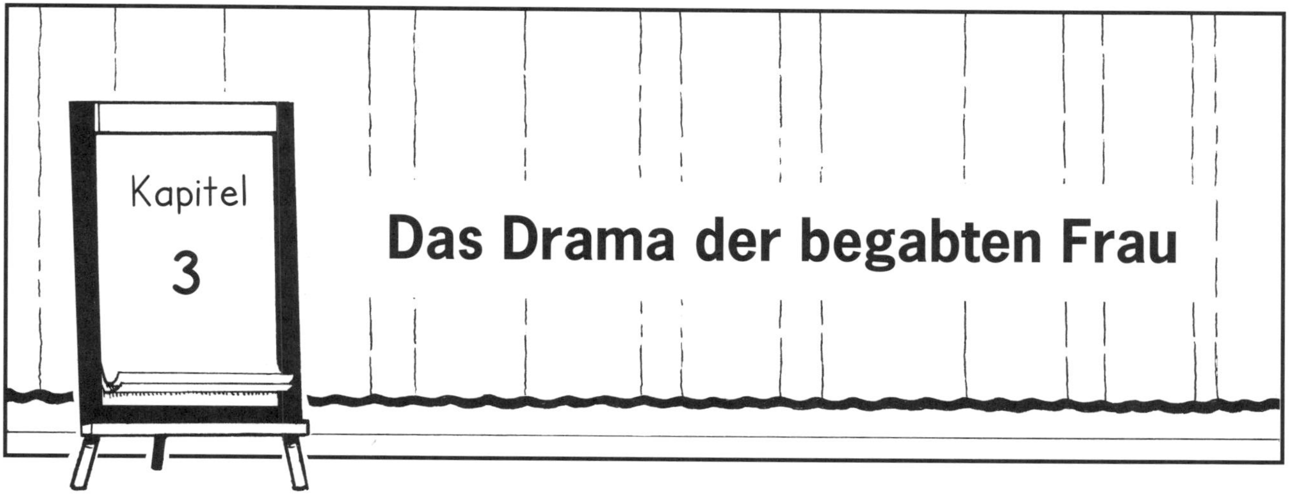
Kapitel
3
Das Drama der begabten Frau

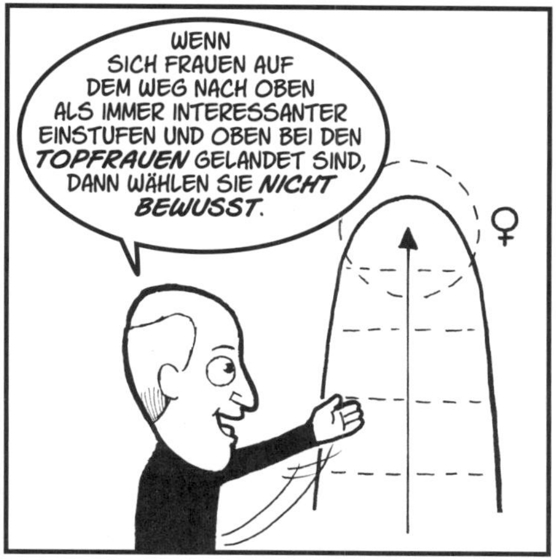
WENN SICH FRAUEN AUF DEM WEG NACH OBEN ALS IMMER INTERESSANTER EINSTUFEN UND OBEN BEI DEN TOPFRAUEN GELANDET SIND, DANN WÄHLEN SIE NICHT BEWUSST.
♀

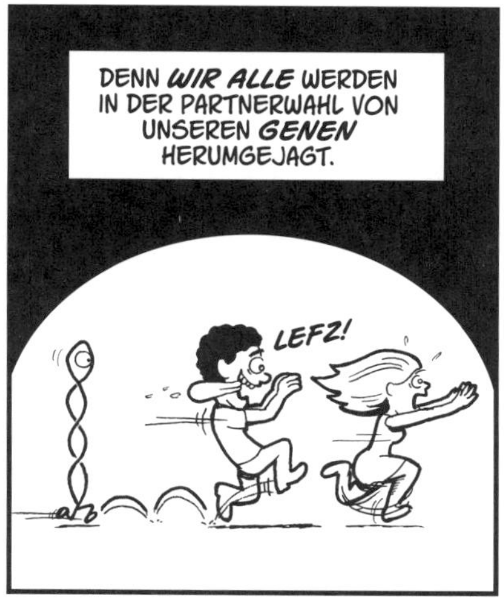
DENN WIR ALLE WERDEN IN DER PARTNERWAHL VON UNSEREN GENEN HERUMGEJAGT.
LEFZ!

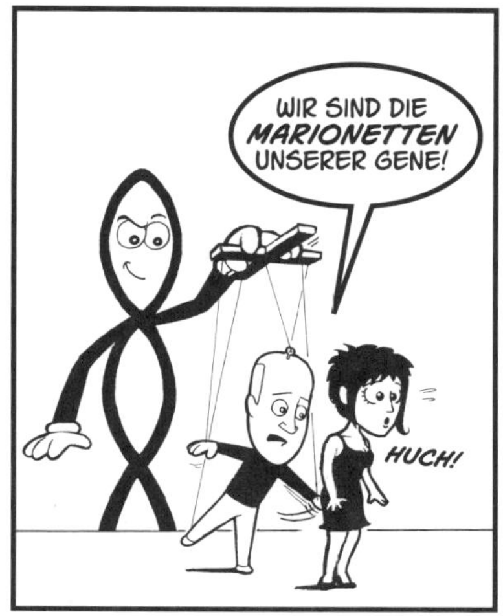
WIR SIND DIE MARIONETTEN UNSERER GENE!
HUCH!

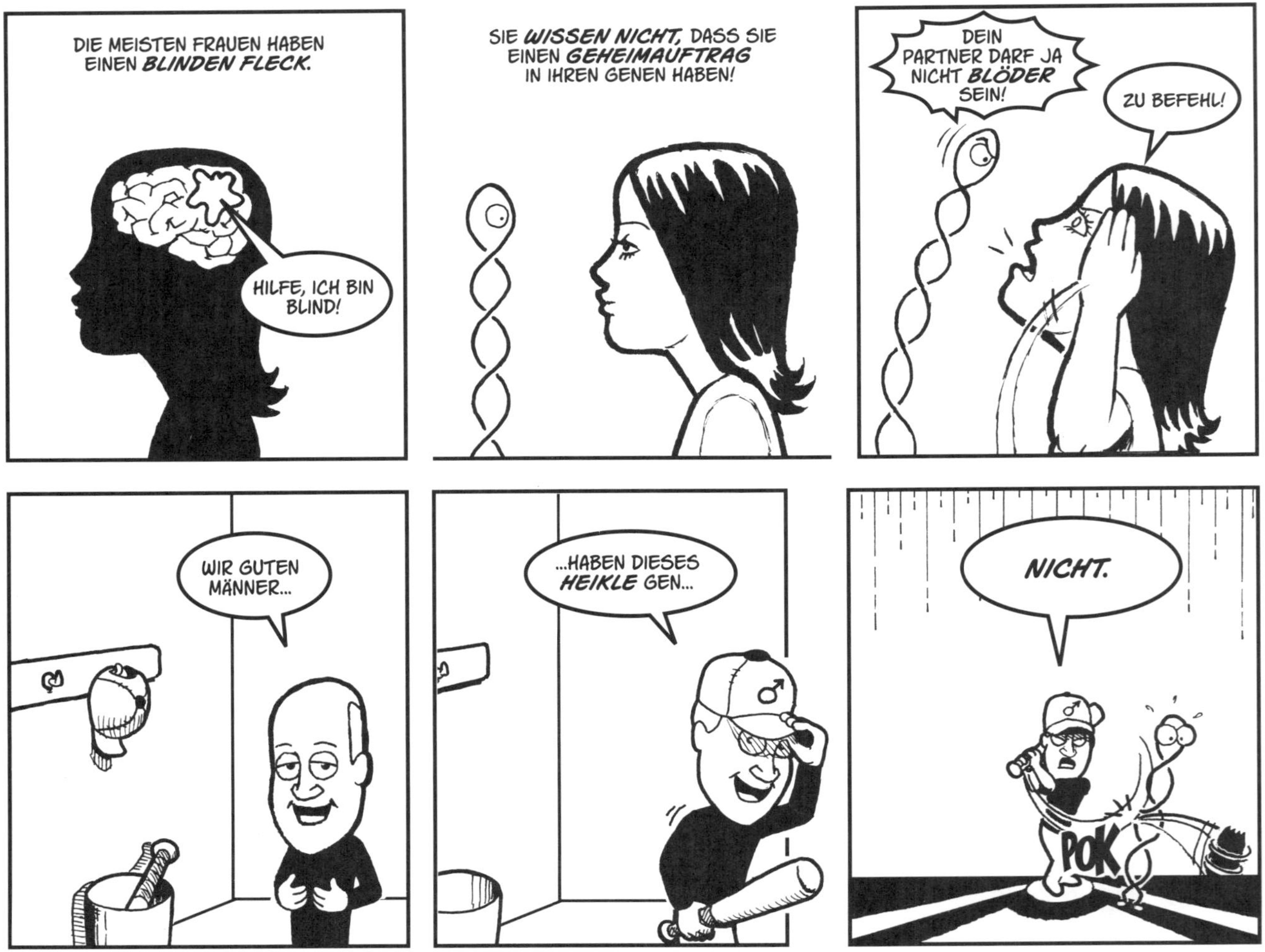
DIE MEISTEN FRAUEN HABEN EINEN BLINDEN FLECK.
HILFE, ICH BIN BLIND!
SIE WISSEN NICHT, DASS SIE EINEN GEHEIMAUFTRAG IN IHREN GENEN HABEN!
DEIN PARTNER DARF JA NICHT BLÖDER SEIN!
ZU BEFEHL!
WIR GUTEN MÄNNER...
...HABEN DIESES HEIKLE GEN...
NICHT.
POK

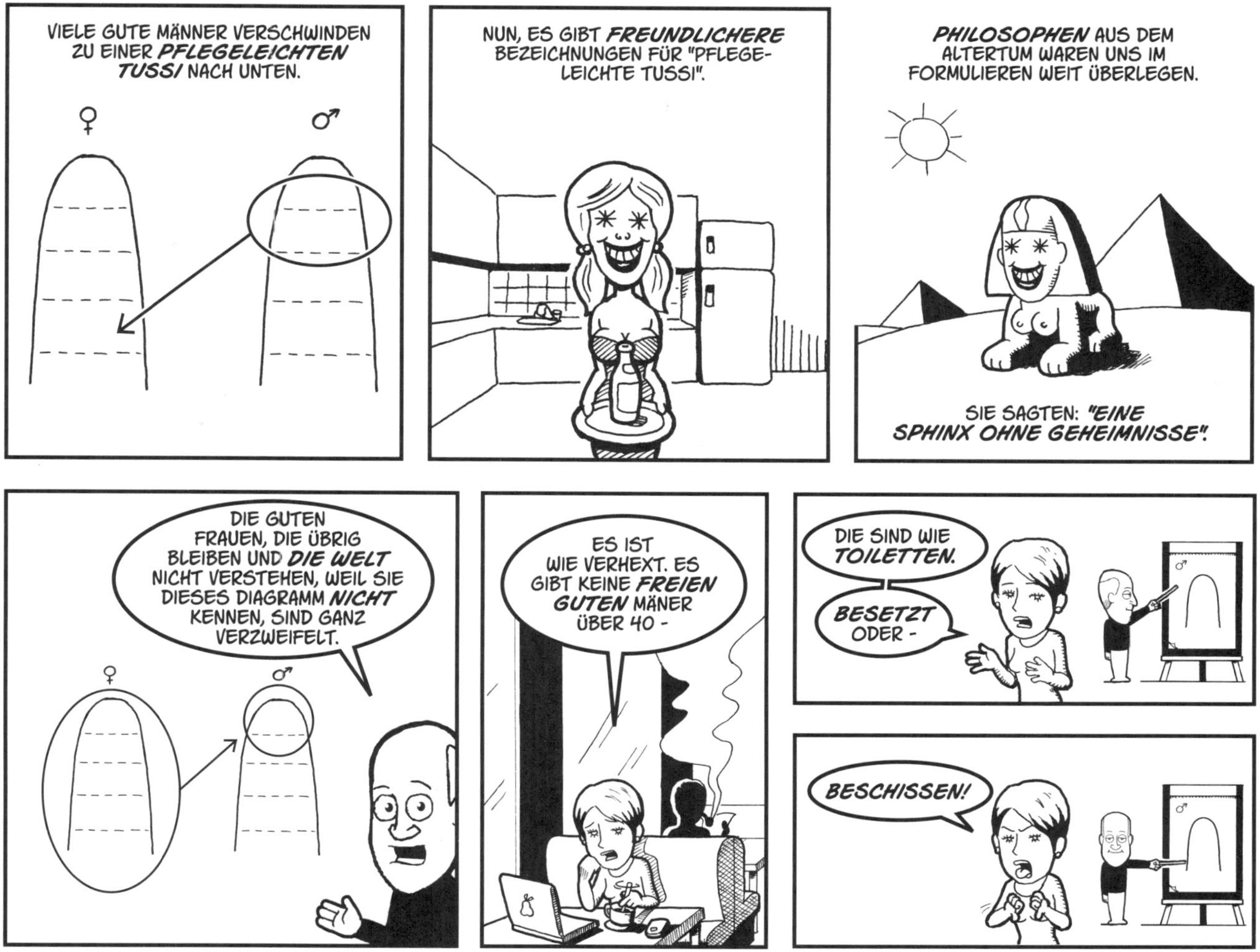
VIELE GUTE MÄNNER VERSCHWINDEN ZU EINER *PFLEGELEICHTEN TUSSI* NACH UNTEN.
♀
♂
NUN, ES GIBT *FREUNDLICHERE* BEZEICHNUNGEN FÜR "PFLEGE-LEICHTE TUSSI".
PHILOSOPHEN AUS DEM ALTERTUM WAREN UNS IM FORMULIEREN WEIT ÜBERLEGEN.
SIE SAGTEN: *"EINE SPHINX OHNE GEHEIMNISSE".*
DIE GUTEN FRAUEN, DIE ÜBRIG BLEIBEN UND *DIE WELT* NICHT VERSTEHEN, WEIL SIE DIESES DIAGRAMM *NICHT* KENNEN, SIND GANZ VERZWEIFELT.
♀
♂
ES IST WIE VERHEXT. ES GIBT KEINE *FREIEN GUTEN* MÄNER ÜBER 40 -
DIE SIND WIE *TOILETTEN.*
BESETZT ODER -
♂
BESCHISSEN!
♂

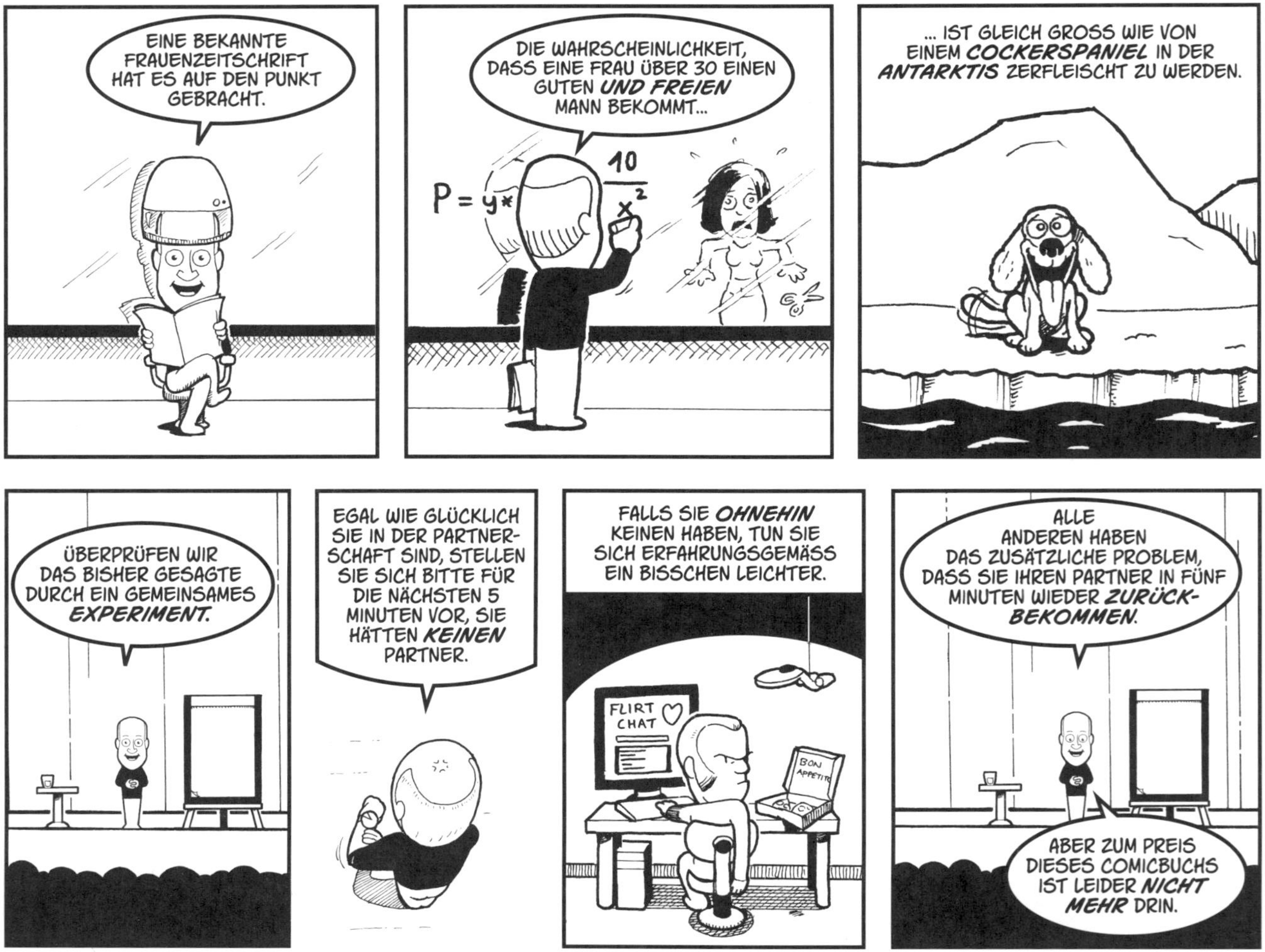
EINE BEKANNTE FRAUENZEITSCHRIFT HAT ES AUF DEN PUNKT GEBRACHT.
DIE WAHRSCHEINLICHKEIT, DASS EINE FRAU ÜBER 30 EINEN GUTEN ***UND FREIEN*** MANN BEKOMMT...
P = y* 10/x²
... IST GLEICH GROSS WIE VON EINEM ***COCKERSPANIEL*** IN DER ***ANTARKTIS*** ZERFLEISCHT ZU WERDEN.
ÜBERPRÜFEN WIR DAS BISHER GESAGTE DURCH EIN GEMEINSAMES ***EXPERIMENT.***
EGAL WIE GLÜCKLICH SIE IN DER PARTNERSCHAFT SIND, STELLEN SIE SICH BITTE FÜR DIE NÄCHSTEN 5 MINUTEN VOR, SIE HÄTTEN ***KEINEN*** PARTNER.
FALLS SIE ***OHNEHIN*** KEINEN HABEN, TUN SIE SICH ERFAHRUNGSGEMÄSS EIN BISSCHEN LEICHTER.
FLIRT CHAT
BON APPETIT
ALLE ANDEREN HABEN DAS ZUSÄTZLICHE PROBLEM, DASS SIE IHREN PARTNER IN FÜNF MINUTEN WIEDER ***ZURÜCKBEKOMMEN.***
ABER ZUM PREIS DIESES COMICBUCHS IST LEIDER ***NICHT MEHR*** DRIN.

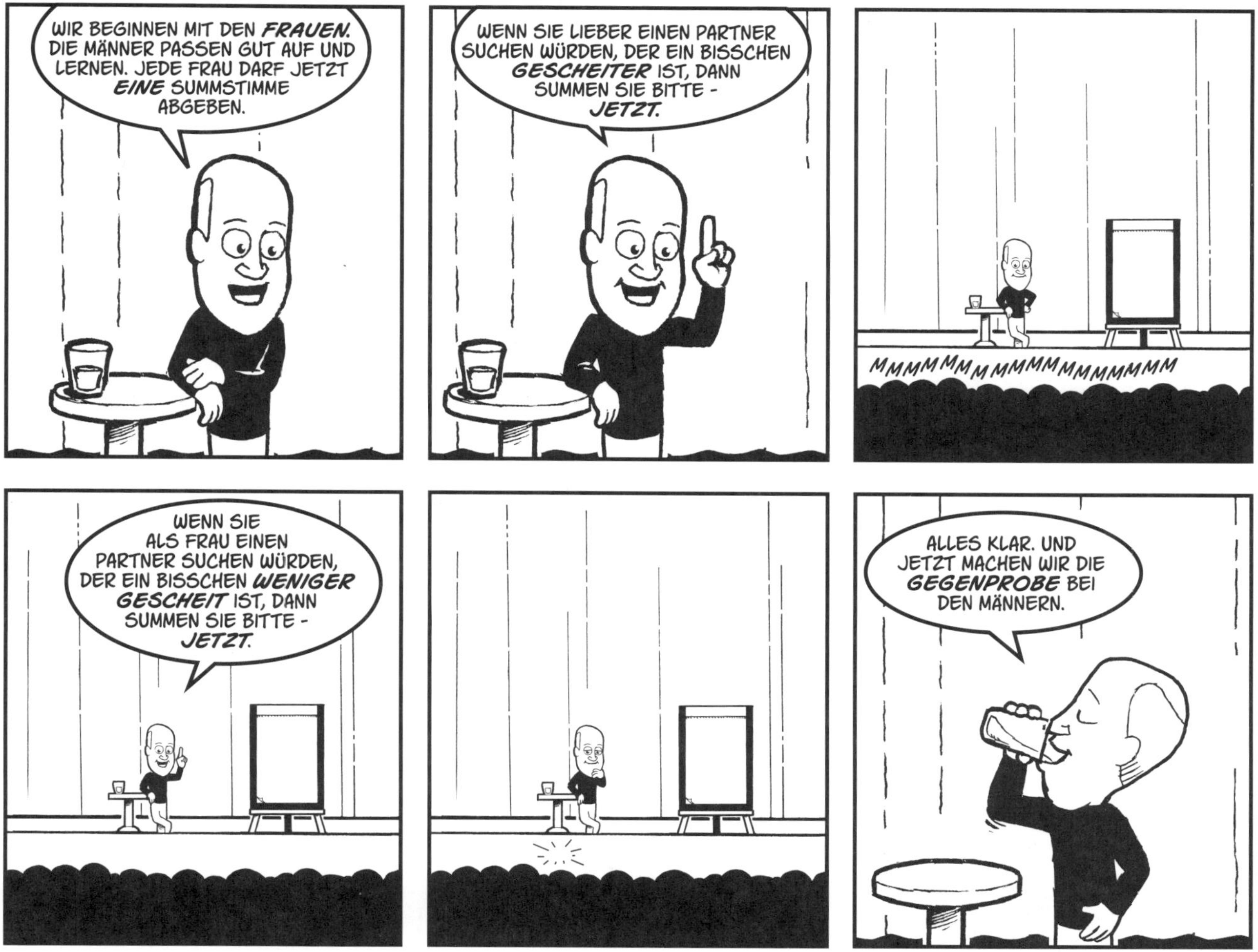
WIR BEGINNEN MIT DEN FRAUEN. DIE MÄNNER PASSEN GUT AUF UND LERNEN. JEDE FRAU DARF JETZT EINE SUMMSTIMME ABGEBEN.
WENN SIE LIEBER EINEN PARTNER SUCHEN WÜRDEN, DER EIN BISSCHEN GESCHEITER IST, DANN SUMMEN SIE BITTE - JETZT.
MMMMMMMMMMMMMMMMMMMMMM
WENN SIE ALS FRAU EINEN PARTNER SUCHEN WÜRDEN, DER EIN BISSCHEN WENIGER GESCHEIT IST, DANN SUMMEN SIE BITTE - JETZT.
ALLES KLAR. UND JETZT MACHEN WIR DIE GEGENPROBE BEI DEN MÄNNERN.

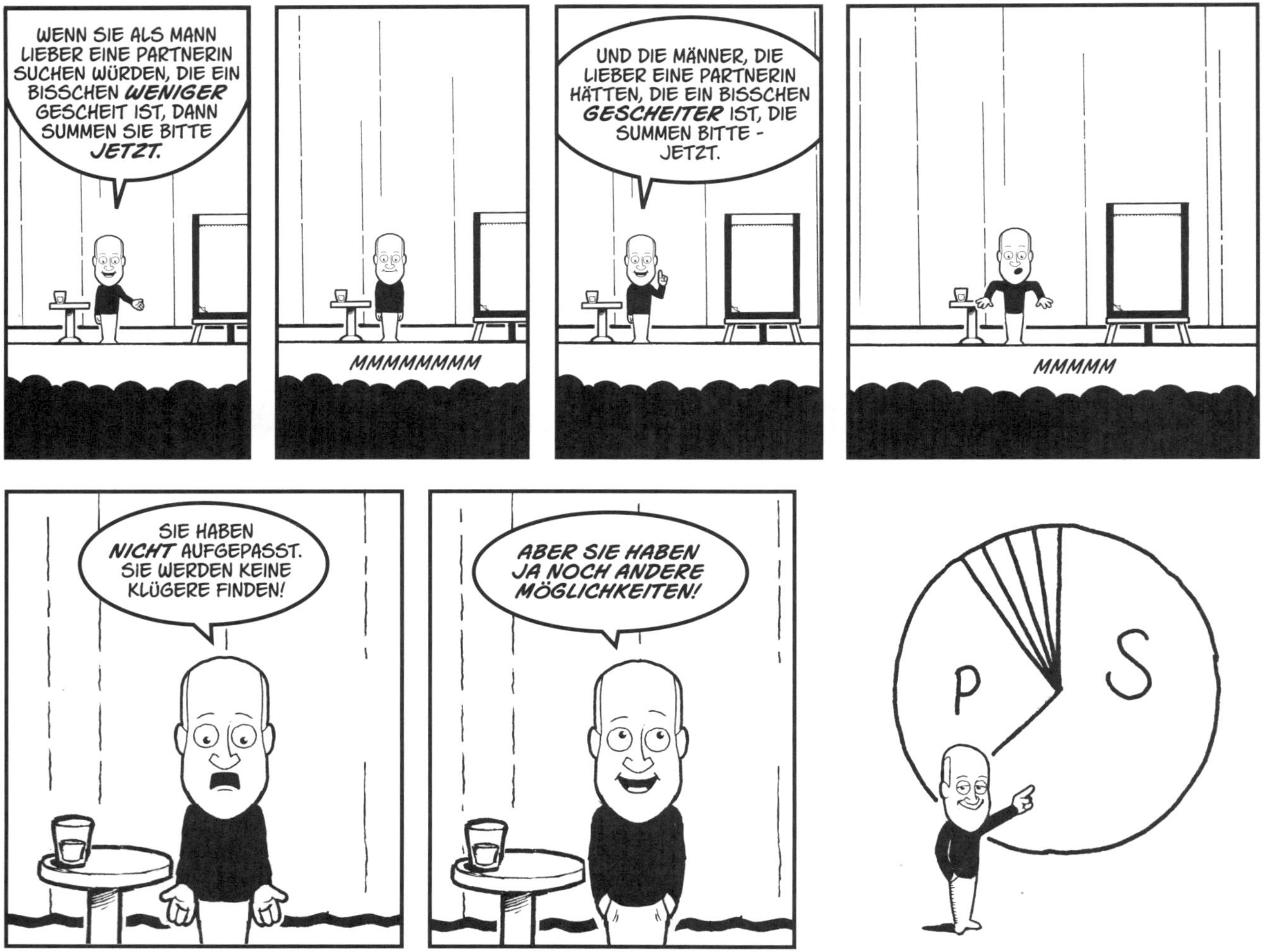

WENN SIE ALS MANN LIEBER EINE PARTNERIN SUCHEN WÜRDEN, DIE EIN BISSCHEN *WENIGER* GESCHEIT IST, DANN SUMMEN SIE BITTE *JETZT.*
MMMMMMMM
UND DIE MÄNNER, DIE LIEBER EINE PARTNERIN HÄTTEN, DIE EIN BISSCHEN *GESCHEITER* IST, DIE SUMMEN BITTE - JETZT.
MMMMM
SIE HABEN *NICHT* AUFGEPASST. SIE WERDEN KEINE KLÜGERE FINDEN!
ABER SIE HABEN JA NOCH ANDERE MÖGLICHKEITEN!
P
S

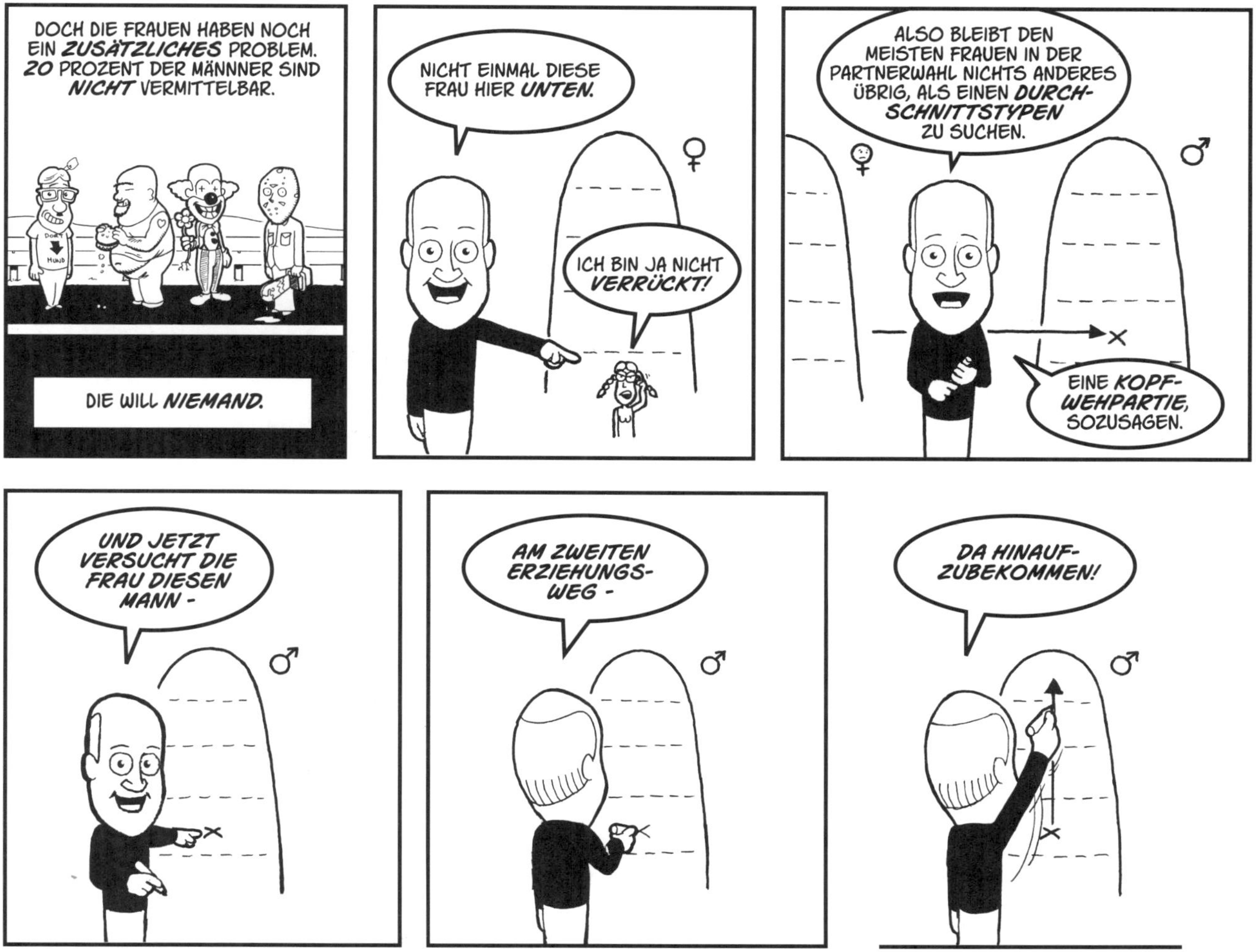
DOCH DIE FRAUEN HABEN NOCH EIN *ZUSÄTZLICHES* PROBLEM. *20* PROZENT DER MÄNNNER SIND *NICHT* VERMITTELBAR.
DIE WILL *NIEMAND.*
NICHT EINMAL DIESE FRAU HIER *UNTEN.*
ICH BIN JA NICHT *VERRÜCKT!*
ALSO BLEIBT DEN MEISTEN FRAUEN IN DER PARTNERWAHL NICHTS ANDERES ÜBRIG, ALS EINEN *DURCHSCHNITTSTYPEN* ZU SUCHEN.
EINE *KOPFWEHPARTIE,* SOZUSAGEN.
UND JETZT VERSUCHT DIE FRAU DIESEN MANN -
AM ZWEITEN ERZIEHUNGSWEG -
DA HINAUFZUBEKOMMEN!

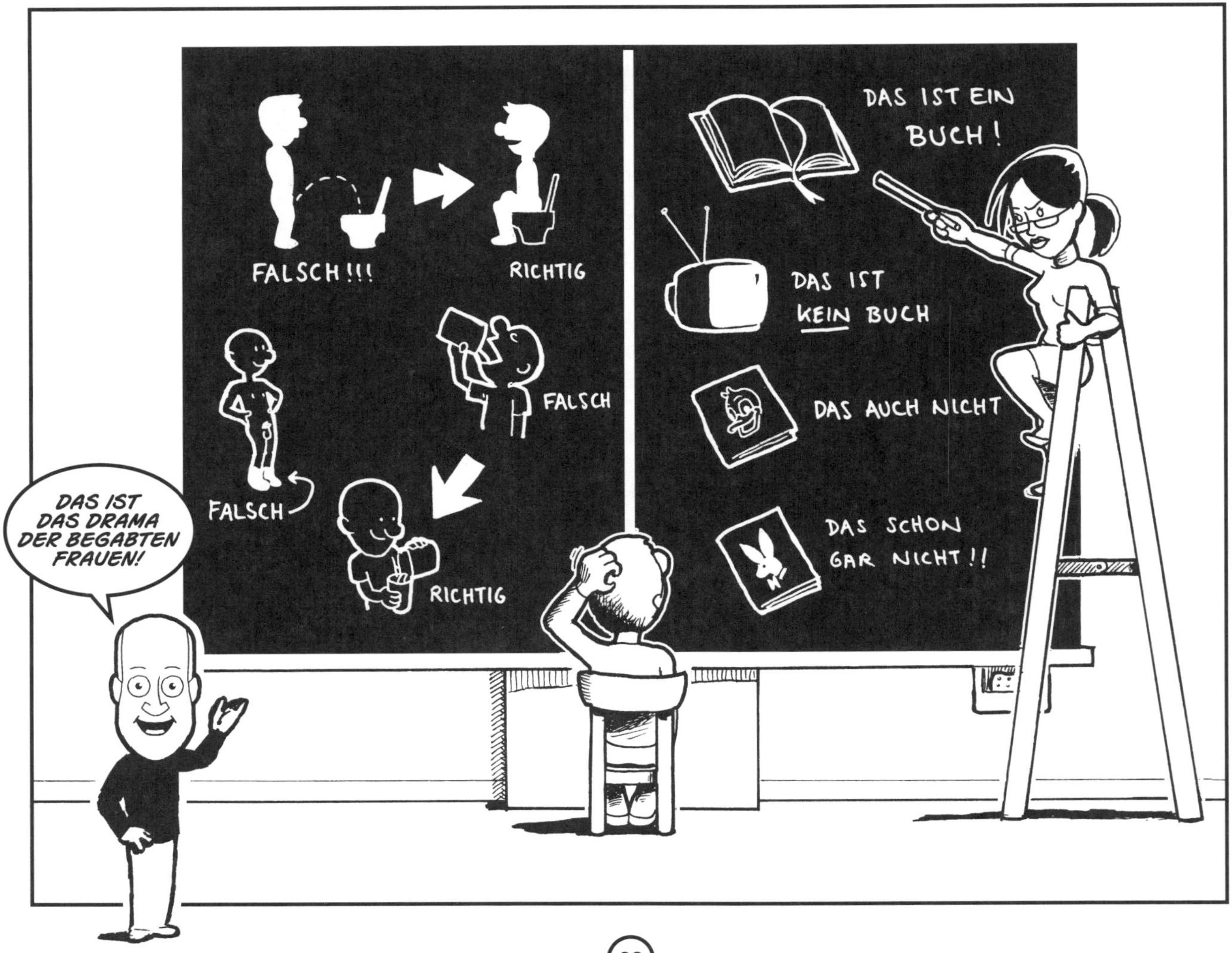
DAS IST DAS DRAMA DER BEGABTEN FRAUEN!
FALSCH!!!
RICHTIG
FALSCH
FALSCH
RICHTIG
DAS IST EIN BUCH!
DAS IST KEIN BUCH
DAS AUCH NICHT
DAS SCHON GAR NICHT!!

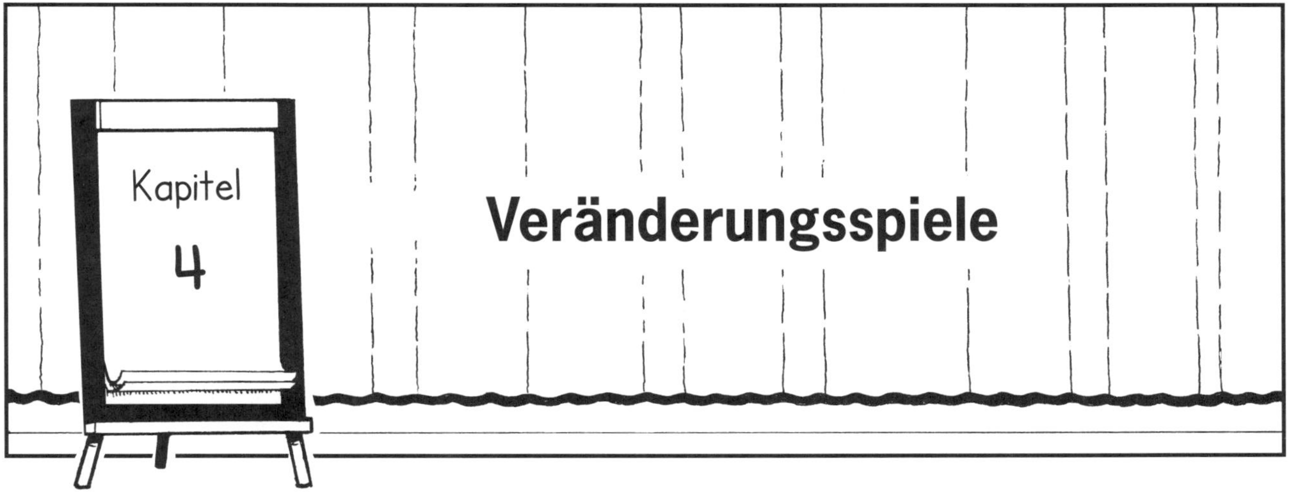
Kapitel
4
Veränderungsspiele

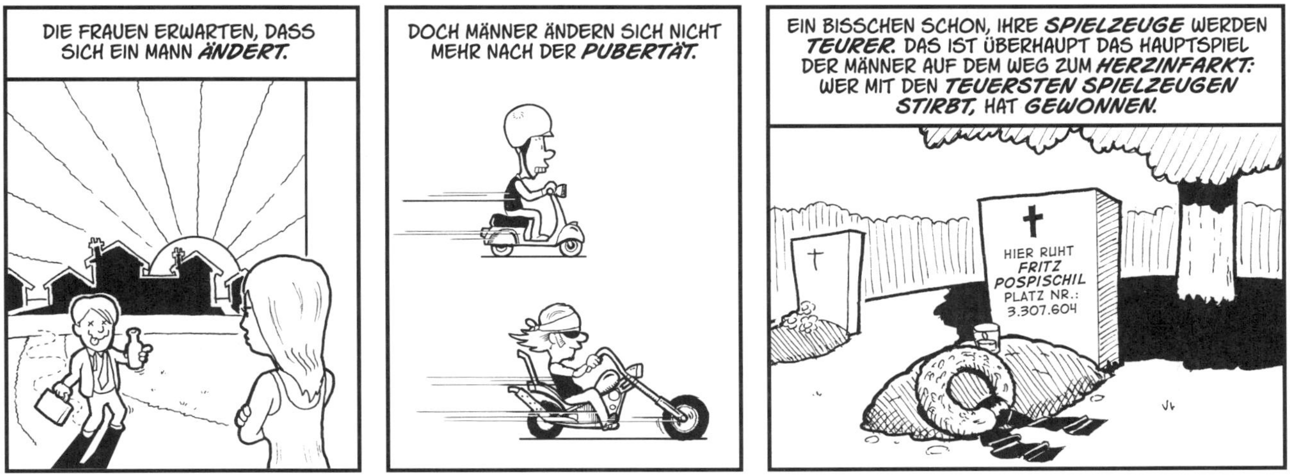
DIE FRAUEN ERWARTEN, DASS SICH EIN MANN *ÄNDERT.*
DOCH MÄNNER ÄNDERN SICH NICHT MEHR NACH DER *PUBERTÄT.*
EIN BISSCHEN SCHON, IHRE *SPIELZEUGE* WERDEN *TEURER.* DAS IST ÜBERHAUPT DAS HAUPTSPIEL DER MÄNNER AUF DEM WEG ZUM *HERZINFARKT:* WER MIT DEN *TEUERSTEN SPIELZEUGEN STIRBT,* HAT *GEWONNEN.*
HIER RUHT
FRITZ
POSPISCHIL
PLATZ NR.:
3.307.604

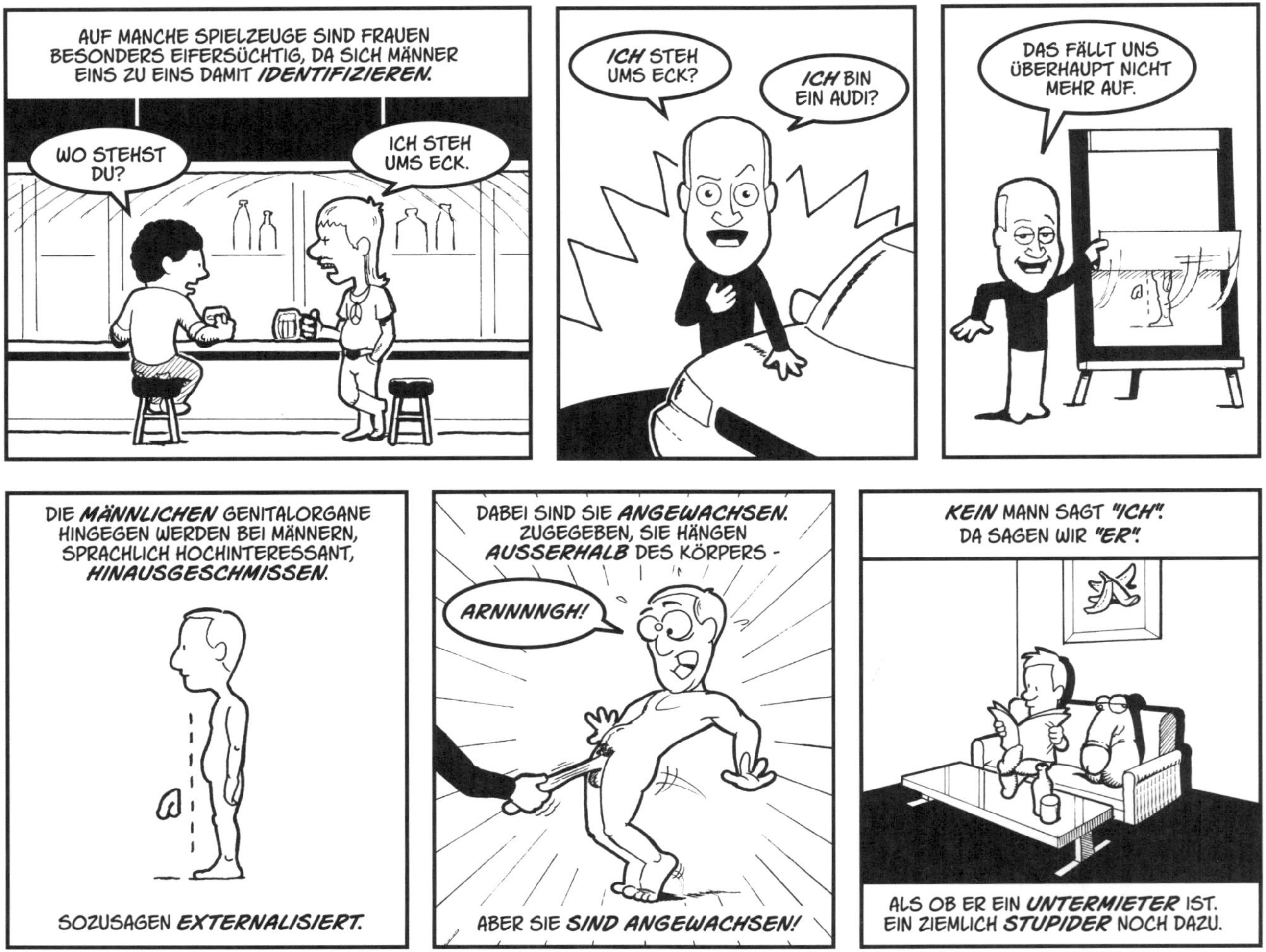
AUF MANCHE SPIELZEUGE SIND FRAUEN BESONDERS EIFERSÜCHTIG, DA SICH MÄNNER EINS ZU EINS DAMIT *IDENTIFIZIEREN*.
WO STEHST DU?
ICH STEH UMS ECK.
ICH STEH UMS ECK?
ICH BIN EIN AUDI?
DAS FÄLLT UNS ÜBERHAUPT NICHT MEHR AUF.
DIE *MÄNNLICHEN* GENITALORGANE HINGEGEN WERDEN BEI MÄNNERN, SPRACHLICH HOCHINTERESSANT, *HINAUSGESCHMISSEN*.
SOZUSAGEN *EXTERNALISIERT*.
DABEI SIND SIE *ANGEWACHSEN*. ZUGEGEBEN, SIE HÄNGEN *AUSSERHALB* DES KÖRPERS -
ARNNNNGH!
ABER SIE *SIND ANGEWACHSEN!*
KEIN MANN SAGT *"ICH"*. DA SAGEN WIR *"ER"*.
ALS OB ER EIN *UNTERMIETER* IST. EIN ZIEMLICH *STUPIDER* NOCH DAZU.

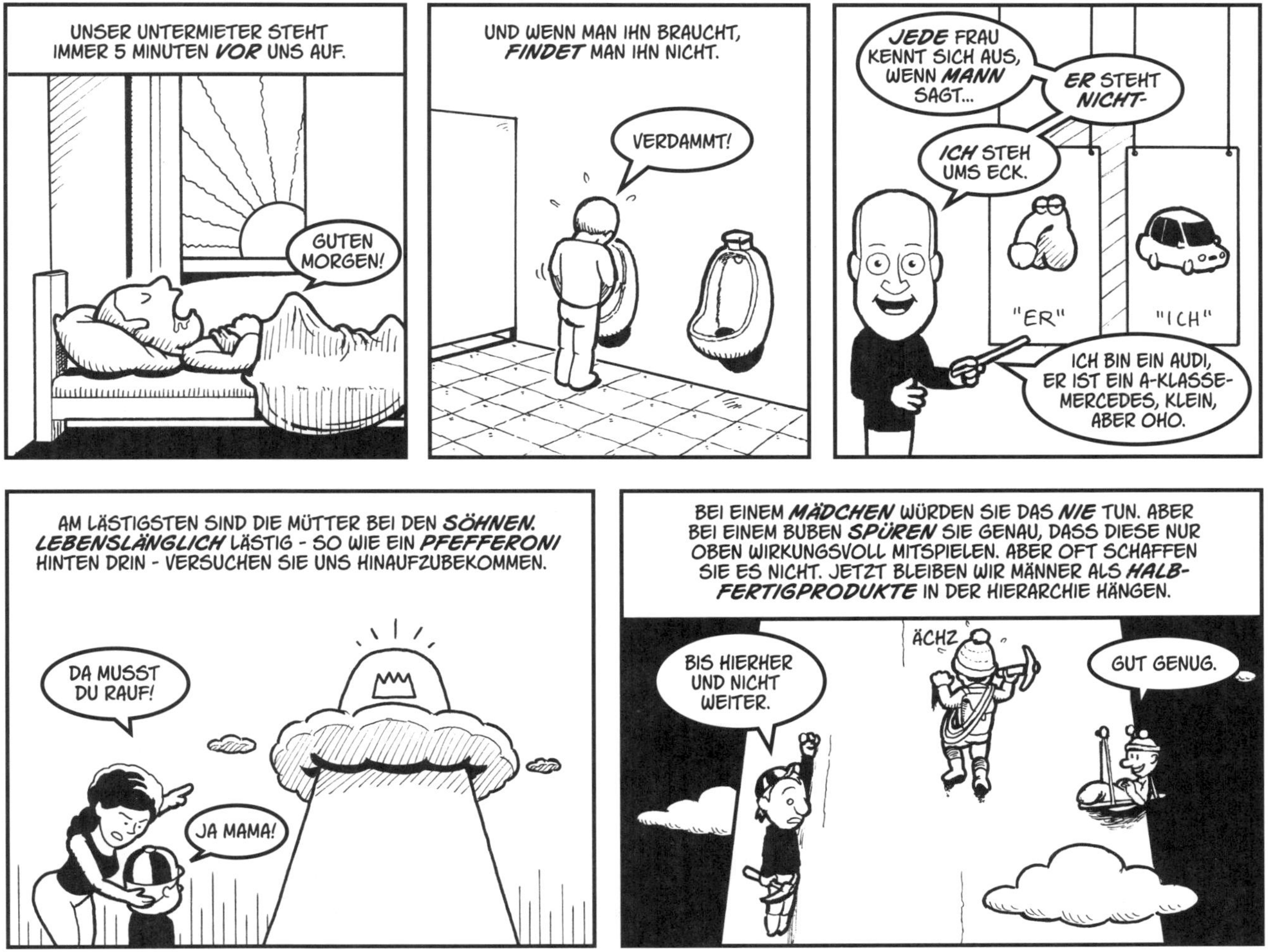
UNSER UNTERMIETER STEHT IMMER 5 MINUTEN VOR UNS AUF.
GUTEN MORGEN!
UND WENN MAN IHN BRAUCHT, FINDET MAN IHN NICHT.
VERDAMMT!
JEDE FRAU KENNT SICH AUS, WENN MANN SAGT...
ER STEHT NICHT-
ICH STEH UMS ECK.
"ER"
"ICH"
ICH BIN EIN AUDI, ER IST EIN A-KLASSE-MERCEDES, KLEIN, ABER OHO.
AM LÄSTIGSTEN SIND DIE MÜTTER BEI DEN SÖHNEN. LEBENSLÄNGLICH LÄSTIG - SO WIE EIN PFEFFERONI HINTEN DRIN - VERSUCHEN SIE UNS HINAUFZUBEKOMMEN.
DA MUSST DU RAUF!
JA MAMA!
BEI EINEM MÄDCHEN WÜRDEN SIE DAS NIE TUN. ABER BEI EINEM BUBEN SPÜREN SIE GENAU, DASS DIESE NUR OBEN WIRKUNGSVOLL MITSPIELEN. ABER OFT SCHAFFEN SIE ES NICHT. JETZT BLEIBEN WIR MÄNNER ALS HALBFERTIGPRODUKTE IN DER HIERARCHIE HÄNGEN.
BIS HIERHER UND NICHT WEITER.
ÄCHZ
GUT GENUG.

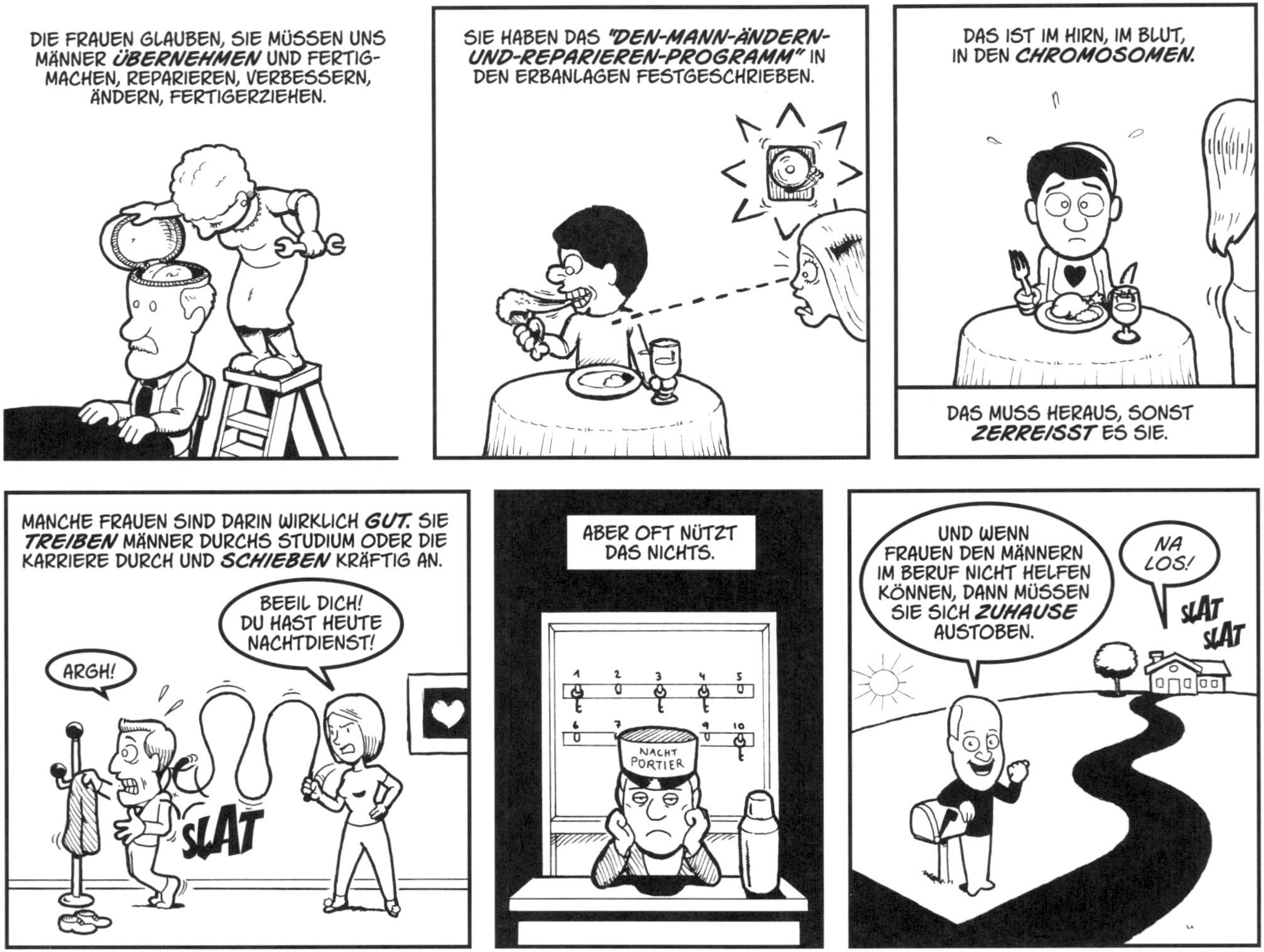
DIE FRAUEN GLAUBEN, SIE MÜSSEN UNS MÄNNER ***ÜBERNEHMEN*** UND FERTIGMACHEN, REPARIEREN, VERBESSERN, ÄNDERN, FERTIGERZIEHEN.
SIE HABEN DAS ***"DEN-MANN-ÄNDERN-UND-REPARIEREN-PROGRAMM"*** IN DEN ERBANLAGEN FESTGESCHRIEBEN.
DAS IST IM HIRN, IM BLUT, IN DEN ***CHROMOSOMEN.***
DAS MUSS HERAUS, SONST ***ZERREISST*** ES SIE.
MANCHE FRAUEN SIND DARIN WIRKLICH ***GUT.*** SIE ***TREIBEN*** MÄNNER DURCHS STUDIUM ODER DIE KARRIERE DURCH UND ***SCHIEBEN*** KRÄFTIG AN.
BEEIL DICH! DU HAST HEUTE NACHTDIENST!
ARGH!
SLAT
ABER OFT NÜTZT DAS NICHTS.
1 2 3 4 5
6 7 9 10
NACHT PORTIER
UND WENN FRAUEN DEN MÄNNERN IM BERUF NICHT HELFEN KÖNNEN, DANN MÜSSEN SIE SICH ***ZUHAUSE*** AUSTOBEN.
NA LOS!
SLAT
SLAT

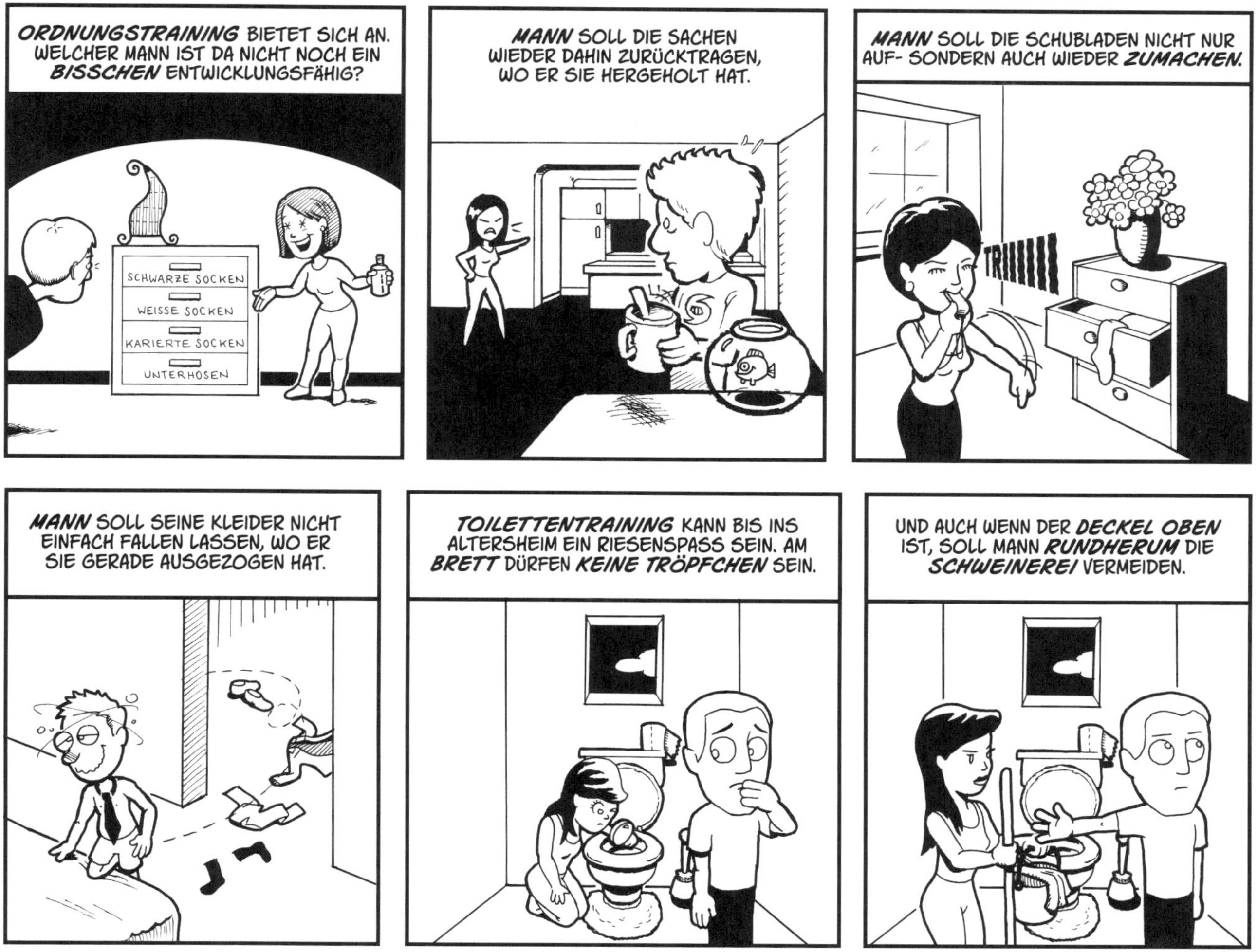
ORDNUNGSTRAINING BIETET SICH AN. WELCHER MANN IST DA NICHT NOCH EIN BISSCHEN ENTWICKLUNGSFÄHIG?
SCHWARZE SOCKEN
WEISSE SOCKEN
KARIERTE SOCKEN
UNTERHOSEN
MANN SOLL DIE SACHEN WIEDER DAHIN ZURÜCKTRAGEN, WO ER SIE HERGEHOLT HAT.
MANN SOLL DIE SCHUBLADEN NICHT NUR AUF- SONDERN AUCH WIEDER ZUMACHEN.
TRIIIIII
MANN SOLL SEINE KLEIDER NICHT EINFACH FALLEN LASSEN, WO ER SIE GERADE AUSGEZOGEN HAT.
TOILETTENTRAINING KANN BIS INS ALTERSHEIM EIN RIESENSPASS SEIN. AM BRETT DÜRFEN KEINE TRÖPFCHEN SEIN.
UND AUCH WENN DER DECKEL OBEN IST, SOLL MANN RUNDHERUM DIE SCHWEINEREI VERMEIDEN.

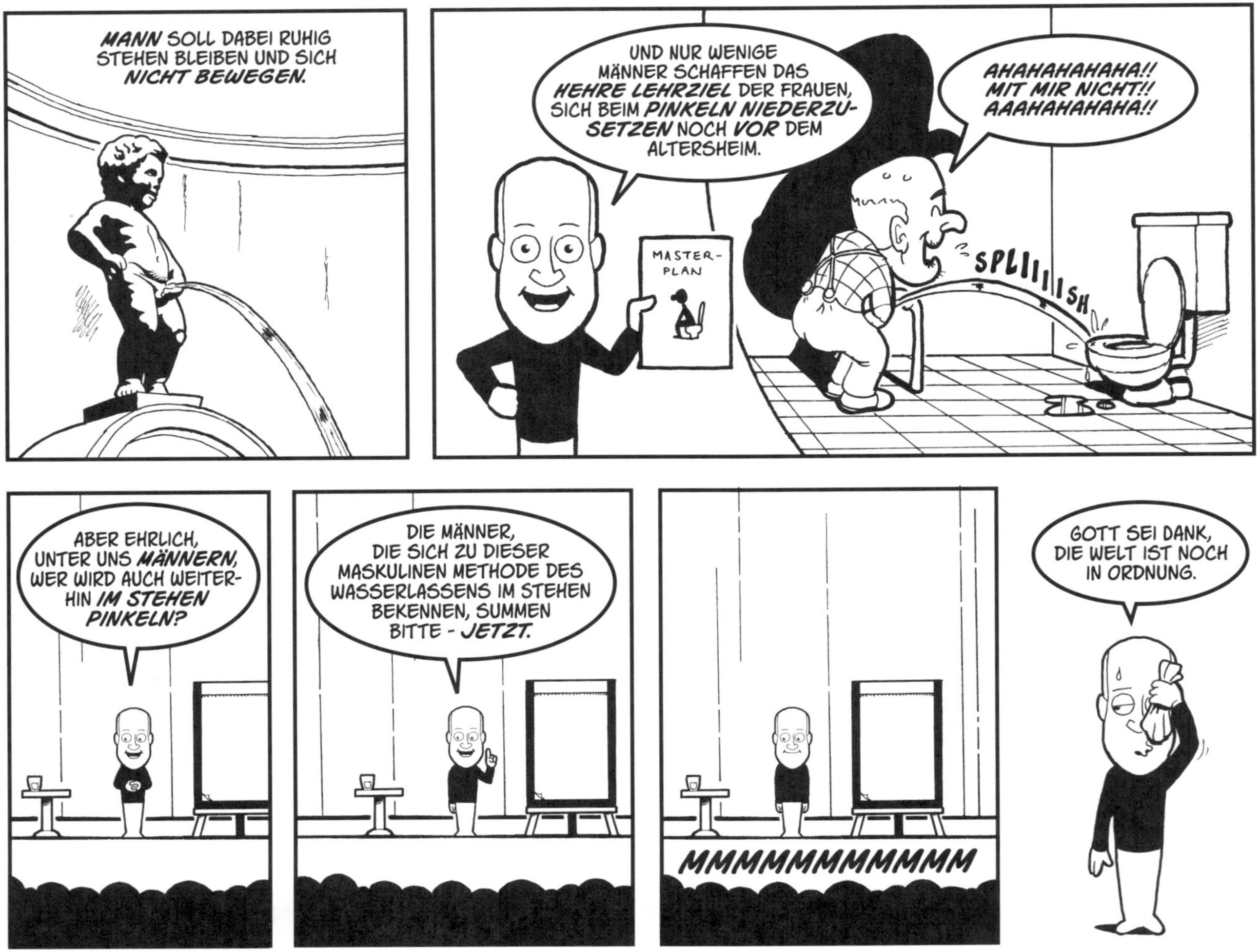
MANN SOLL DABEI RUHIG STEHEN BLEIBEN UND SICH NICHT BEWEGEN.
UND NUR WENIGE MÄNNER SCHAFFEN DAS HEHRE LEHRZIEL DER FRAUEN, SICH BEIM PINKELN NIEDERZUSETZEN NOCH VOR DEM ALTERSHEIM.
MASTER-PLAN
AHAHAHAHAHA!! MIT MIR NICHT!! AAAHAHAHAHA!!
SPLIIIIISH
ABER EHRLICH, UNTER UNS MÄNNERN, WER WIRD AUCH WEITERHIN IM STEHEN PINKELN?
DIE MÄNNER, DIE SICH ZU DIESER MASKULINEN METHODE DES WASSERLASSENS IM STEHEN BEKENNEN, SUMMEN BITTE - JETZT.
MMMMMMMMMMM
GOTT SEI DANK, DIE WELT IST NOCH IN ORDNUNG.

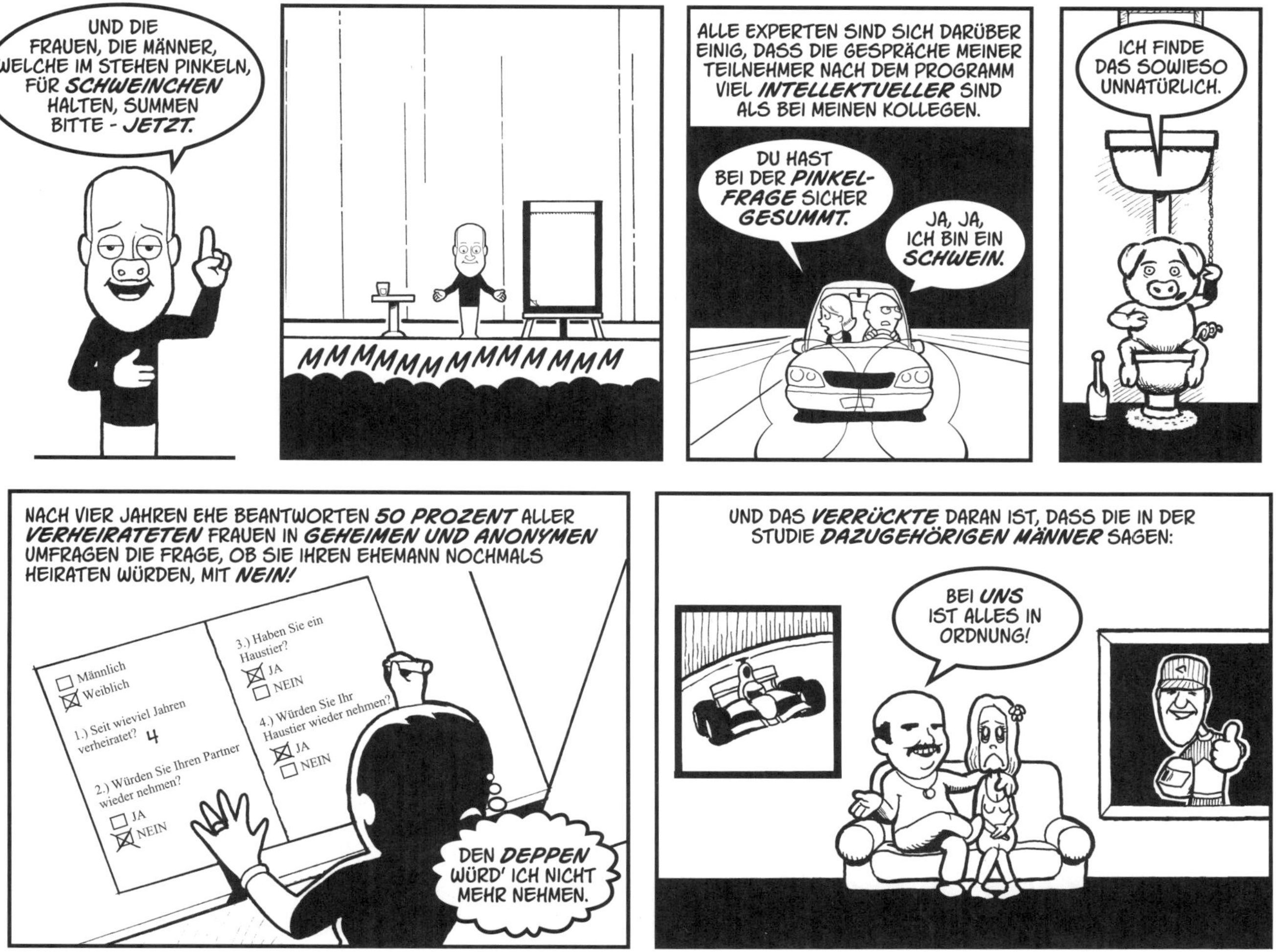

UND DIE FRAUEN, DIE MÄNNER, WELCHE IM STEHEN PINKELN, FÜR *SCHWEINCHEN* HALTEN, SUMMEN BITTE - *JETZT.*
MMMMMMMMMMMMMMM
ALLE EXPERTEN SIND SICH DARÜBER EINIG, DASS DIE GESPRÄCHE MEINER TEILNEHMER NACH DEM PROGRAMM VIEL *INTELLEKTUELLER* SIND ALS BEI MEINEN KOLLEGEN.
DU HAST BEI DER *PINKELFRAGE* SICHER *GESUMMT.*
JA, JA, ICH BIN EIN *SCHWEIN.*
ICH FINDE DAS SOWIESO UNNATÜRLICH.
NACH VIER JAHREN EHE BEANTWORTEN *50 PROZENT* ALLER *VERHEIRATETEN* FRAUEN IN *GEHEIMEN UND ANONYMEN* UMFRAGEN DIE FRAGE, OB SIE IHREN EHEMANN NOCHMALS HEIRATEN WÜRDEN, MIT *NEIN!*
Männlich
Weiblich
1.) Seit wieviel Jahren verheiratet? 4
2.) Würden Sie Ihren Partner wieder nehmen?
JA
NEIN
3.) Haben Sie ein Haustier?
JA
NEIN
4.) Würden Sie Ihr Haustier wieder nehmen?
JA
NEIN
DEN *DEPPEN* WÜRD' ICH NICHT MEHR NEHMEN.
UND DAS *VERRÜCKTE* DARAN IST, DASS DIE IN DER STUDIE *DAZUGEHÖRIGEN MÄNNER* SAGEN:
BEI *UNS* IST ALLES IN ORDNUNG!

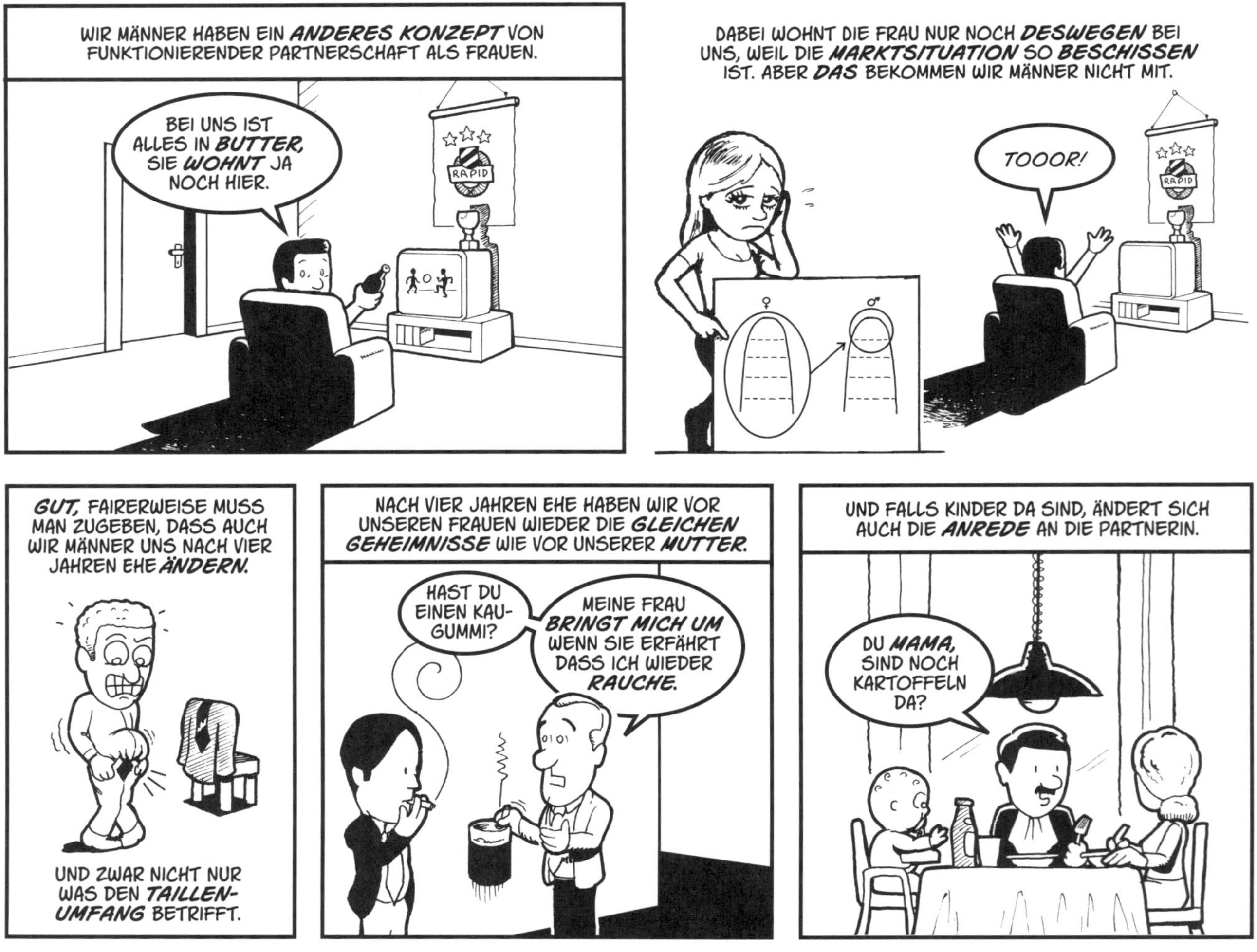
WIR MÄNNER HABEN EIN ANDERES KONZEPT VON FUNKTIONIERENDER PARTNERSCHAFT ALS FRAUEN.
BEI UNS IST ALLES IN BUTTER, SIE WOHNT JA NOCH HIER.
RAPID
DABEI WOHNT DIE FRAU NUR NOCH DESWEGEN BEI UNS, WEIL DIE MARKTSITUATION SO BESCHISSEN IST. ABER DAS BEKOMMEN WIR MÄNNER NICHT MIT.
TOOOR!
RAPID
GUT, FAIRERWEISE MUSS MAN ZUGEBEN, DASS AUCH WIR MÄNNER UNS NACH VIER JAHREN EHE ÄNDERN.
UND ZWAR NICHT NUR WAS DEN TAILLEN-UMFANG BETRIFFT.
NACH VIER JAHREN EHE HABEN WIR VOR UNSEREN FRAUEN WIEDER DIE GLEICHEN GEHEIMNISSE WIE VOR UNSERER MUTTER.
HAST DU EINEN KAU-GUMMI?
MEINE FRAU BRINGT MICH UM WENN SIE ERFÄHRT DASS ICH WIEDER RAUCHE.
UND FALLS KINDER DA SIND, ÄNDERT SICH AUCH DIE ANREDE AN DIE PARTNERIN.
DU MAMA, SIND NOCH KARTOFFELN DA?

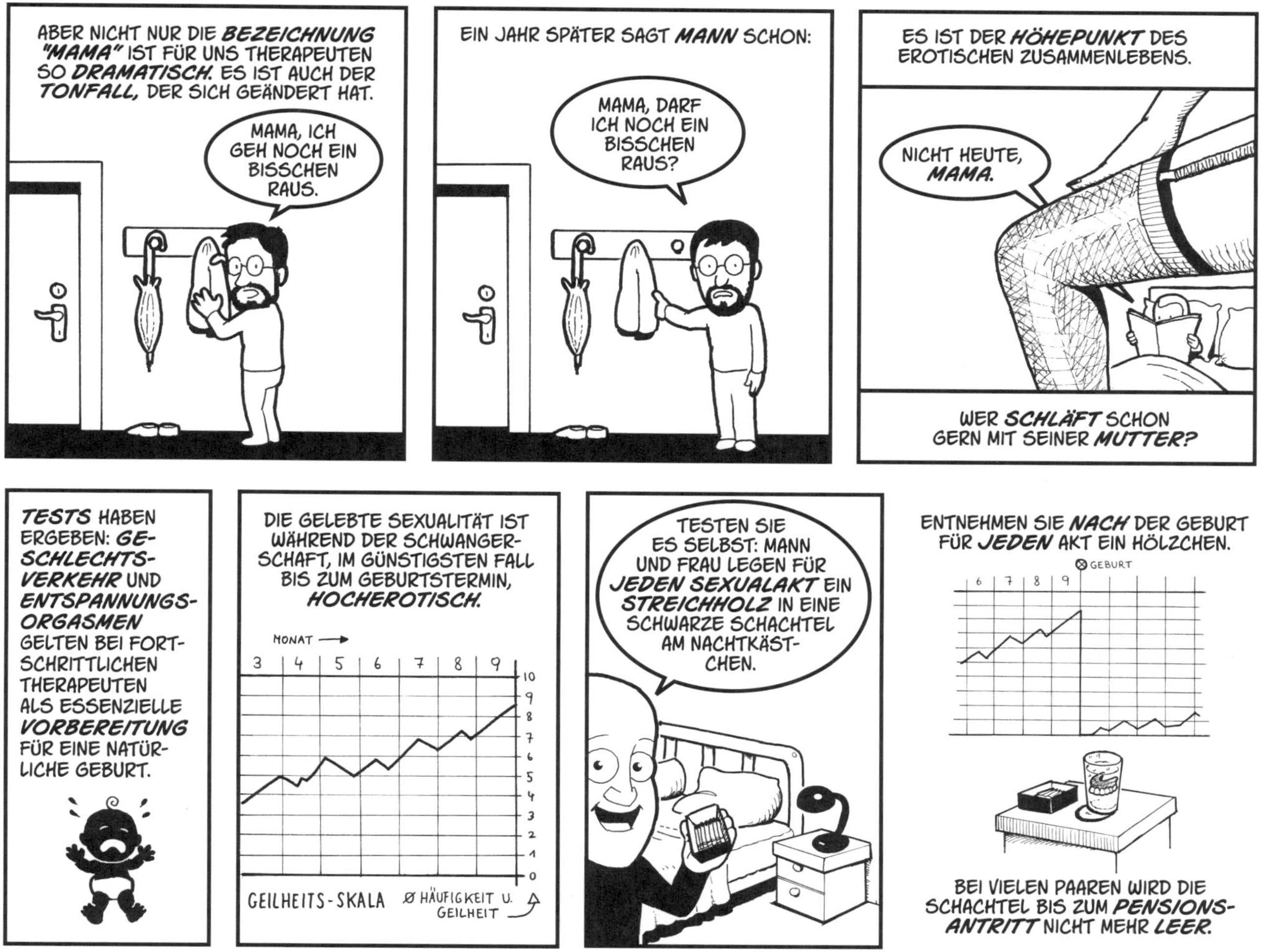

ABER NICHT NUR DIE BEZEICHNUNG "MAMA" IST FÜR UNS THERAPEUTEN SO DRAMATISCH. ES IST AUCH DER TONFALL, DER SICH GEÄNDERT HAT.
MAMA, ICH GEH NOCH EIN BISSCHEN RAUS.
EIN JAHR SPÄTER SAGT MANN SCHON:
MAMA, DARF ICH NOCH EIN BISSCHEN RAUS?
ES IST DER HÖHEPUNKT DES EROTISCHEN ZUSAMMENLEBENS.
NICHT HEUTE, MAMA.
WER SCHLÄFT SCHON GERN MIT SEINER MUTTER?
TESTS HABEN ERGEBEN: GESCHLECHTSVERKEHR UND ENTSPANNUNGSORGASMEN GELTEN BEI FORTSCHRITTLICHEN THERAPEUTEN ALS ESSENZIELLE VORBEREITUNG FÜR EINE NATÜRLICHE GEBURT.
DIE GELEBTE SEXUALITÄT IST WÄHREND DER SCHWANGERSCHAFT, IM GÜNSTIGSTEN FALL BIS ZUM GEBURTSTERMIN, HOCHEROTISCH.
MONAT →
GEILHEITS-SKALA
Ø HÄUFIGKEIT U. GEILHEIT
TESTEN SIE ES SELBST: MANN UND FRAU LEGEN FÜR JEDEN SEXUALAKT EIN STREICHHOLZ IN EINE SCHWARZE SCHACHTEL AM NACHTKÄSTCHEN.
ENTNEHMEN SIE NACH DER GEBURT FÜR JEDEN AKT EIN HÖLZCHEN.
GEBURT
BEI VIELEN PAAREN WIRD DIE SCHACHTEL BIS ZUM PENSIONSANTRITT NICHT MEHR LEER.

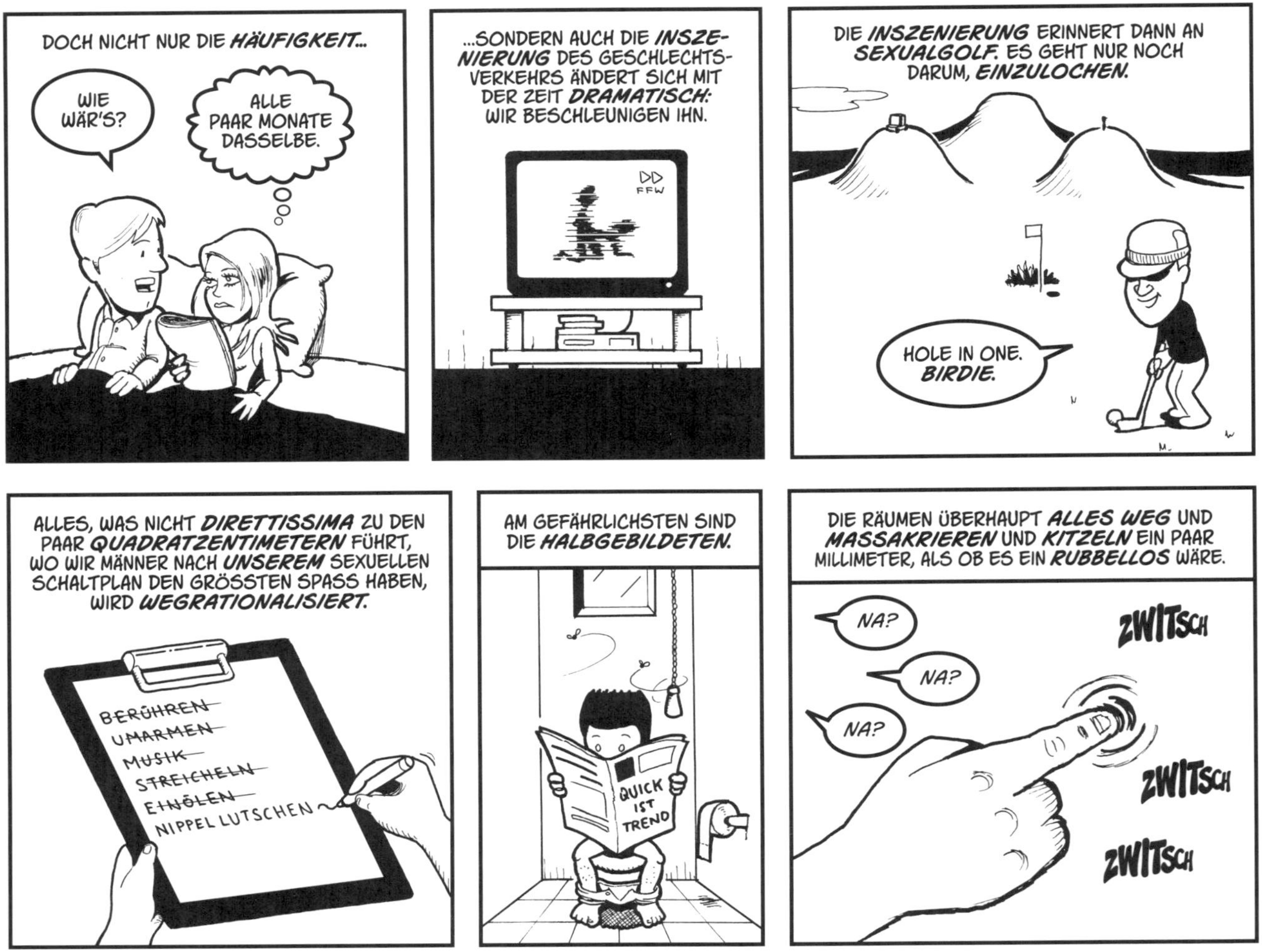
DOCH NICHT NUR DIE *HÄUFIGKEIT*...
WIE WÄR'S?
ALLE PAAR MONATE DASSELBE.
...SONDERN AUCH DIE *INSZENIERUNG* DES GESCHLECHTSVERKEHRS ÄNDERT SICH MIT DER ZEIT *DRAMATISCH:* WIR BESCHLEUNIGEN IHN.
FFW
DIE *INSZENIERUNG* ERINNERT DANN AN *SEXUALGOLF.* ES GEHT NUR NOCH DARUM, *EINZULOCHEN.*
HOLE IN ONE. *BIRDIE.*
ALLES, WAS NICHT *DIRETTISSIMA* ZU DEN PAAR *QUADRATZENTIMETERN* FÜHRT, WO WIR MÄNNER NACH *UNSEREM* SEXUELLEN SCHALTPLAN DEN GRÖSSTEN SPASS HABEN, WIRD *WEGRATIONALISIERT.*
~~BERÜHREN~~
~~UMARMEN~~
~~MUSIK~~
~~STREICHELN~~
~~EINÖLEN~~
NIPPEL LUTSCHEN
AM GEFÄHRLICHSTEN SIND DIE *HALBGEBILDETEN.*
QUICK IST TREND
DIE RÄUMEN ÜBERHAUPT *ALLES WEG* UND *MASSAKRIEREN* UND *KITZELN* EIN PAAR MILLIMETER, ALS OB ES EIN *RUBBELLOS* WÄRE.
NA?
ZWITSCH
NA?
NA?
ZWITSCH
ZWITSCH

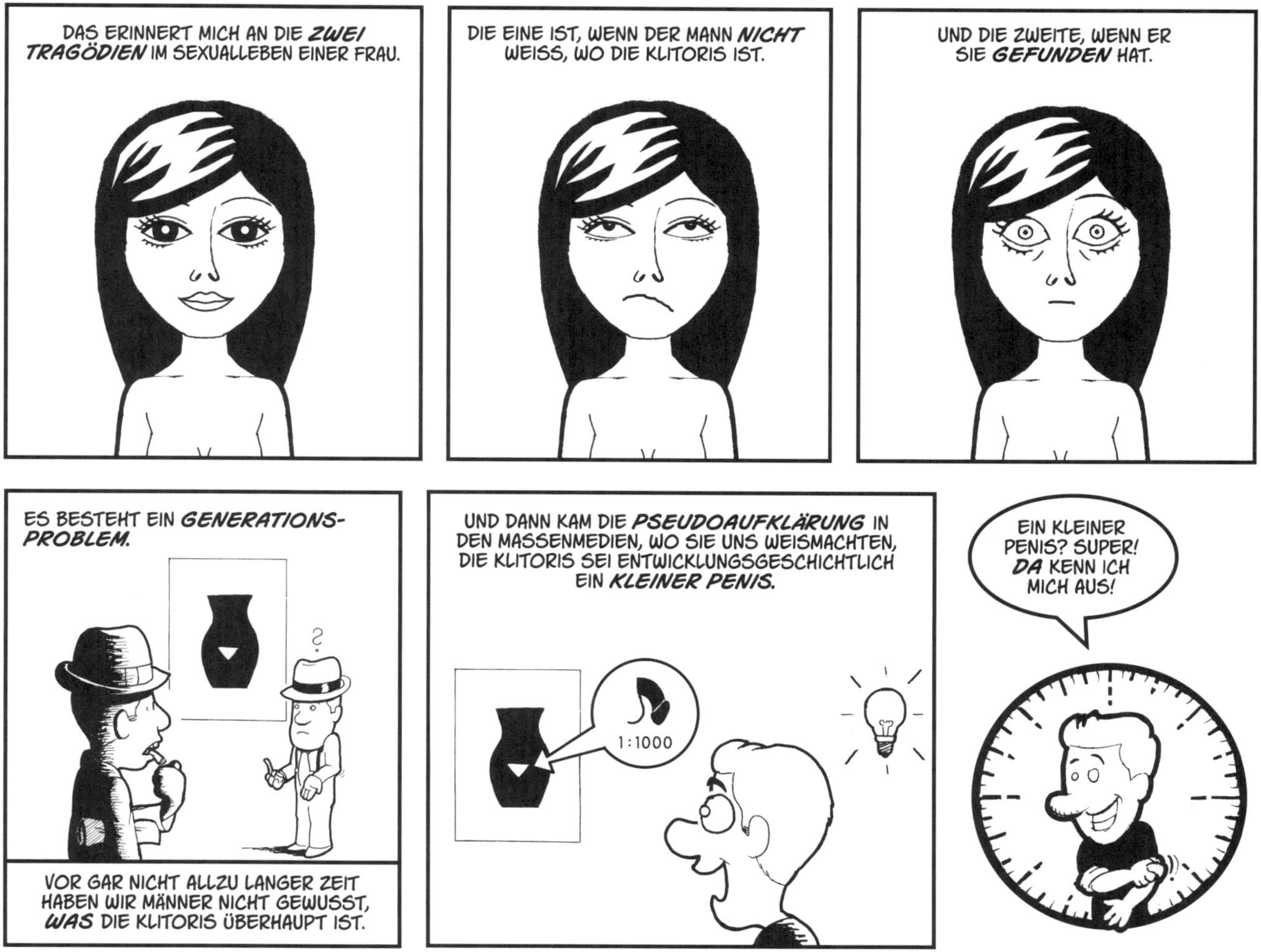
DAS ERINNERT MICH AN DIE ZWEI TRAGÖDIEN IM SEXUALLEBEN EINER FRAU.
DIE EINE IST, WENN DER MANN NICHT WEISS, WO DIE KLITORIS IST.
UND DIE ZWEITE, WENN ER SIE GEFUNDEN HAT.
ES BESTEHT EIN GENERATIONS-PROBLEM.
?
VOR GAR NICHT ALLZU LANGER ZEIT HABEN WIR MÄNNER NICHT GEWUSST, WAS DIE KLITORIS ÜBERHAUPT IST.
UND DANN KAM DIE PSEUDOAUFKLÄRUNG IN DEN MASSENMEDIEN, WO SIE UNS WEISMACHTEN, DIE KLITORIS SEI ENTWICKLUNGSGESCHICHTLICH EIN KLEINER PENIS.
1:1000
EIN KLEINER PENIS? SUPER! DA KENN ICH MICH AUS!

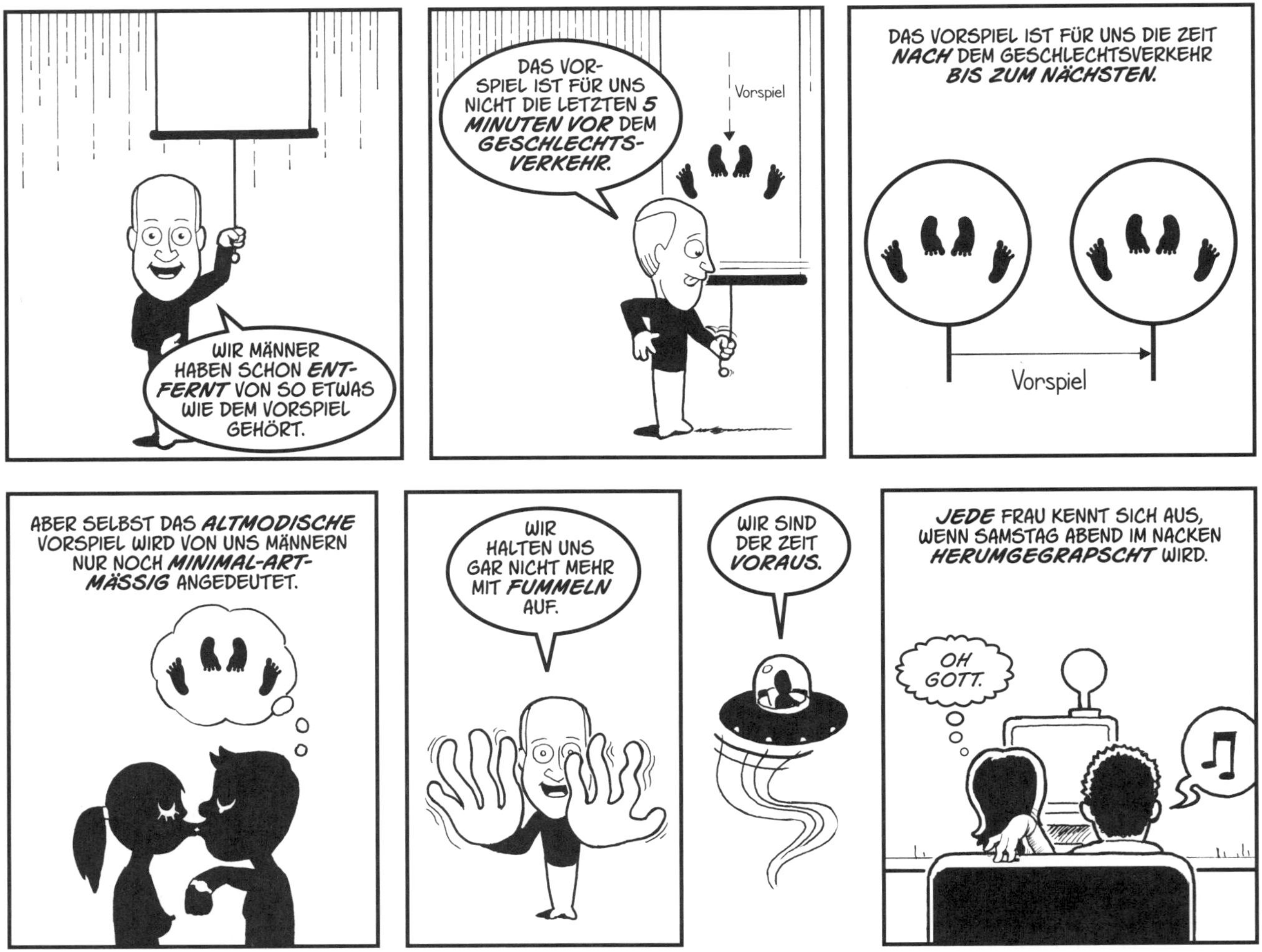
WIR MÄNNER HABEN SCHON ENTFERNT VON SO ETWAS WIE DEM VORSPIEL GEHÖRT.
DAS VORSPIEL IST FÜR UNS NICHT DIE LETZTEN 5 MINUTEN VOR DEM GESCHLECHTSVERKEHR.
Vorspiel
DAS VORSPIEL IST FÜR UNS DIE ZEIT NACH DEM GESCHLECHTSVERKEHR BIS ZUM NÄCHSTEN.
Vorspiel
ABER SELBST DAS ALTMODISCHE VORSPIEL WIRD VON UNS MÄNNERN NUR NOCH MINIMAL-ART-MÄSSIG ANGEDEUTET.
WIR HALTEN UNS GAR NICHT MEHR MIT FUMMELN AUF.
WIR SIND DER ZEIT VORAUS.
JEDE FRAU KENNT SICH AUS, WENN SAMSTAG ABEND IM NACKEN HERUMGEGRAPSCHT WIRD.
OH GOTT.

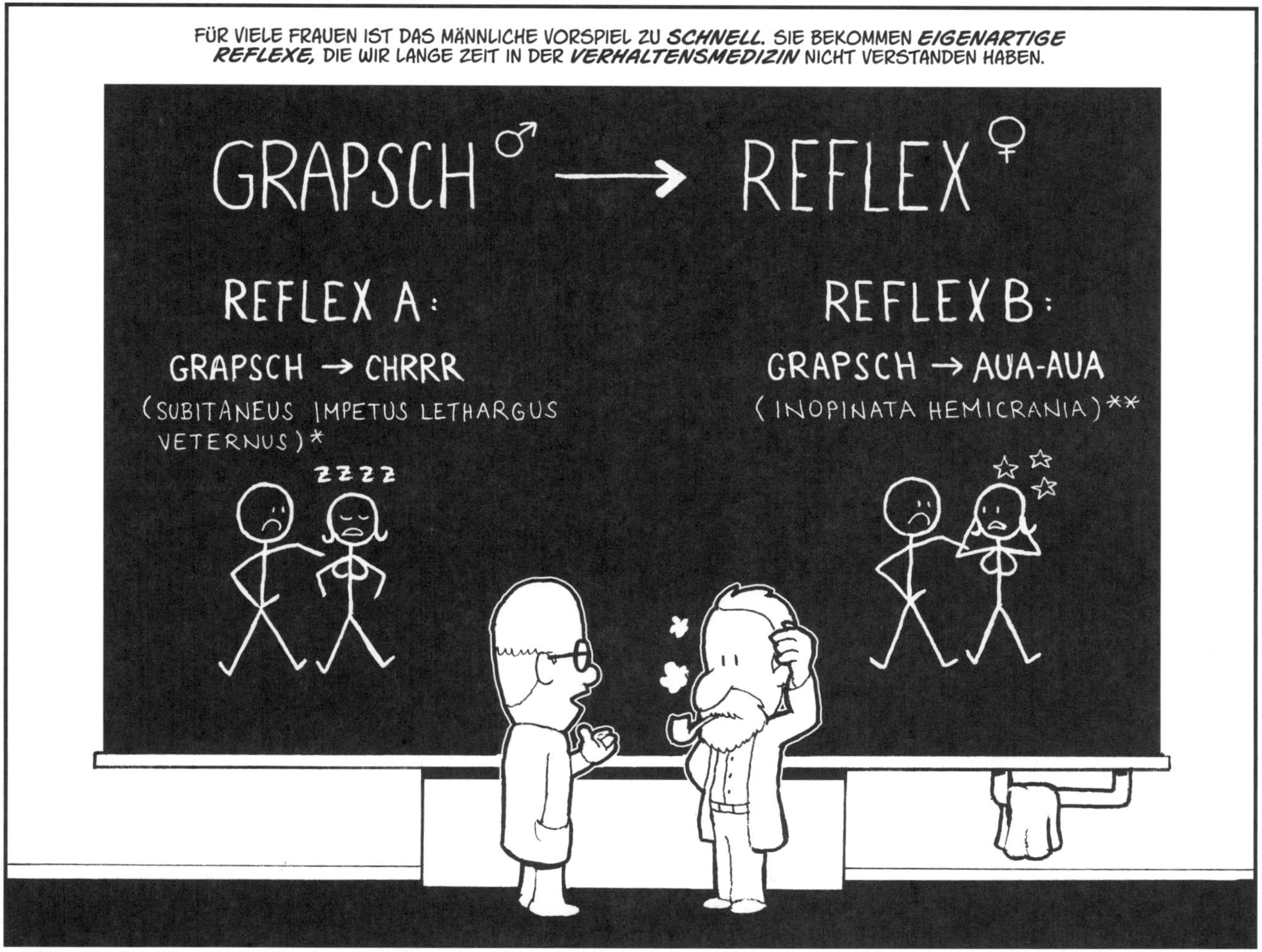
FÜR VIELE FRAUEN IST DAS MÄNNLICHE VORSPIEL ZU ***SCHNELL.*** SIE BEKOMMEN ***EIGENARTIGE REFLEXE,*** DIE WIR LANGE ZEIT IN DER ***VERHALTENSMEDIZIN*** NICHT VERSTANDEN HABEN.
GRAPSCH ♂ → REFLEX ♀
REFLEX A:
GRAPSCH → CHRRR
(SUBITANEUS IMPETUS LETHARGUS VETERNUS)*
ZZZZ
REFLEX B:
GRAPSCH → AUA-AUA
(INOPINATA HEMICRANIA)**

*Plötzlich entstehende anfallsartige Schlafsucht

**überraschender einseitiger Kopfschmerz

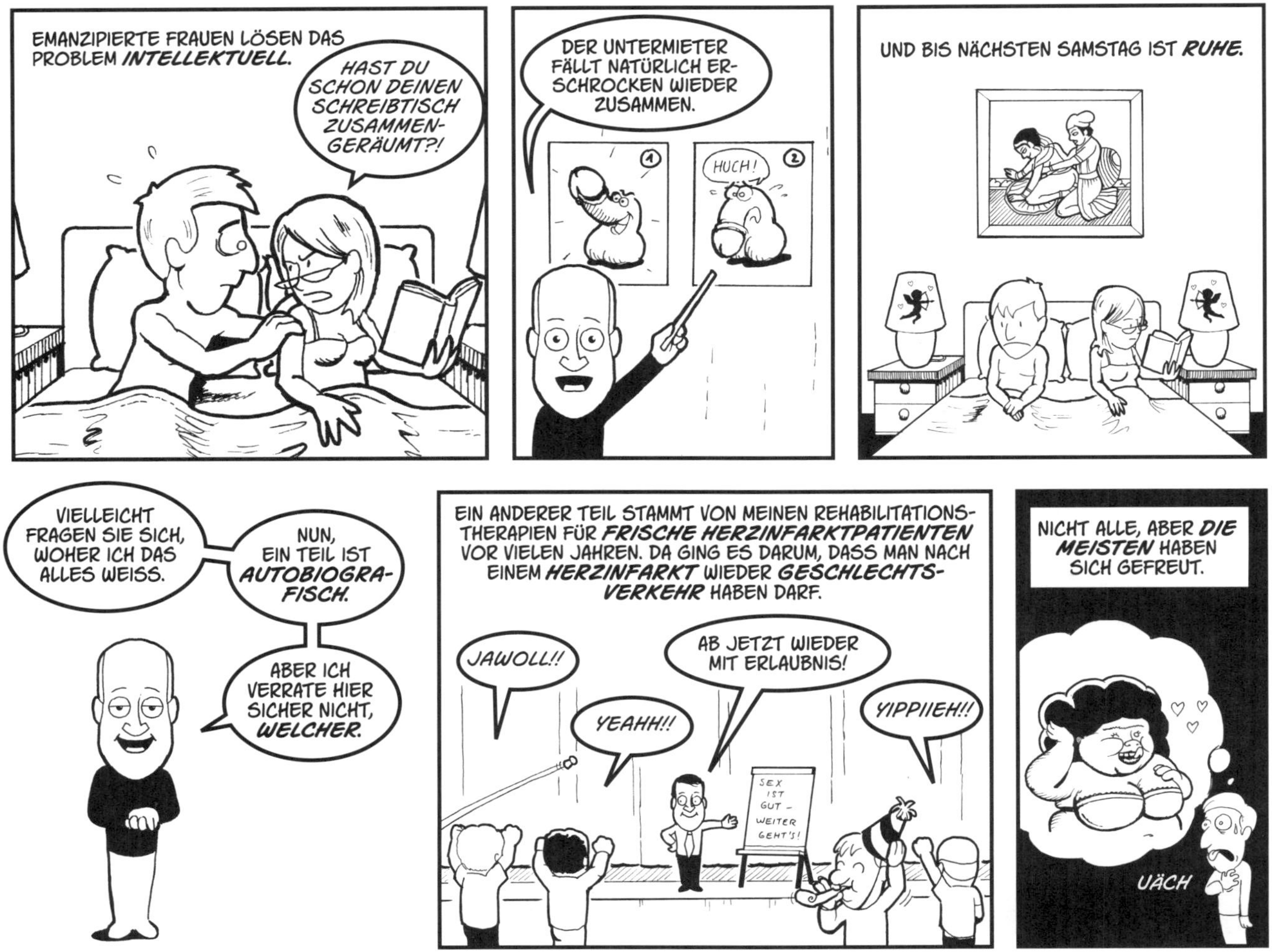

EMANZIPIERTE FRAUEN LÖSEN DAS PROBLEM *INTELLEKTUELL*.
HAST DU SCHON DEINEN SCHREIBTISCH ZUSAMMEN-GERÄUMT?!
DER UNTERMIETER FÄLLT NATÜRLICH ER-SCHROCKEN WIEDER ZUSAMMEN.
1
HUCH!
2
UND BIS NÄCHSTEN SAMSTAG IST ***RUHE***.
VIELLEICHT FRAGEN SIE SICH, WOHER ICH DAS ALLES WEISS.
NUN, EIN TEIL IST ***AUTOBIOGRA-FISCH***.
ABER ICH VERRATE HIER SICHER NICHT, ***WELCHER***.
EIN ANDERER TEIL STAMMT VON MEINEN REHABILITATIONS-THERAPIEN FÜR ***FRISCHE HERZINFARKTPATIENTEN*** VOR VIELEN JAHREN. DA GING ES DARUM, DASS MAN NACH EINEM ***HERZINFARKT*** WIEDER ***GESCHLECHTS-VERKEHR*** HABEN DARF.
JAWOLL!!
AB JETZT WIEDER MIT ERLAUBNIS!
YEAHH!!
YIPPIIEH!!
SEX IST GUT – WEITER GEHT'S!
NICHT ALLE, ABER ***DIE MEISTEN*** HABEN SICH GEFREUT.
UÄCH

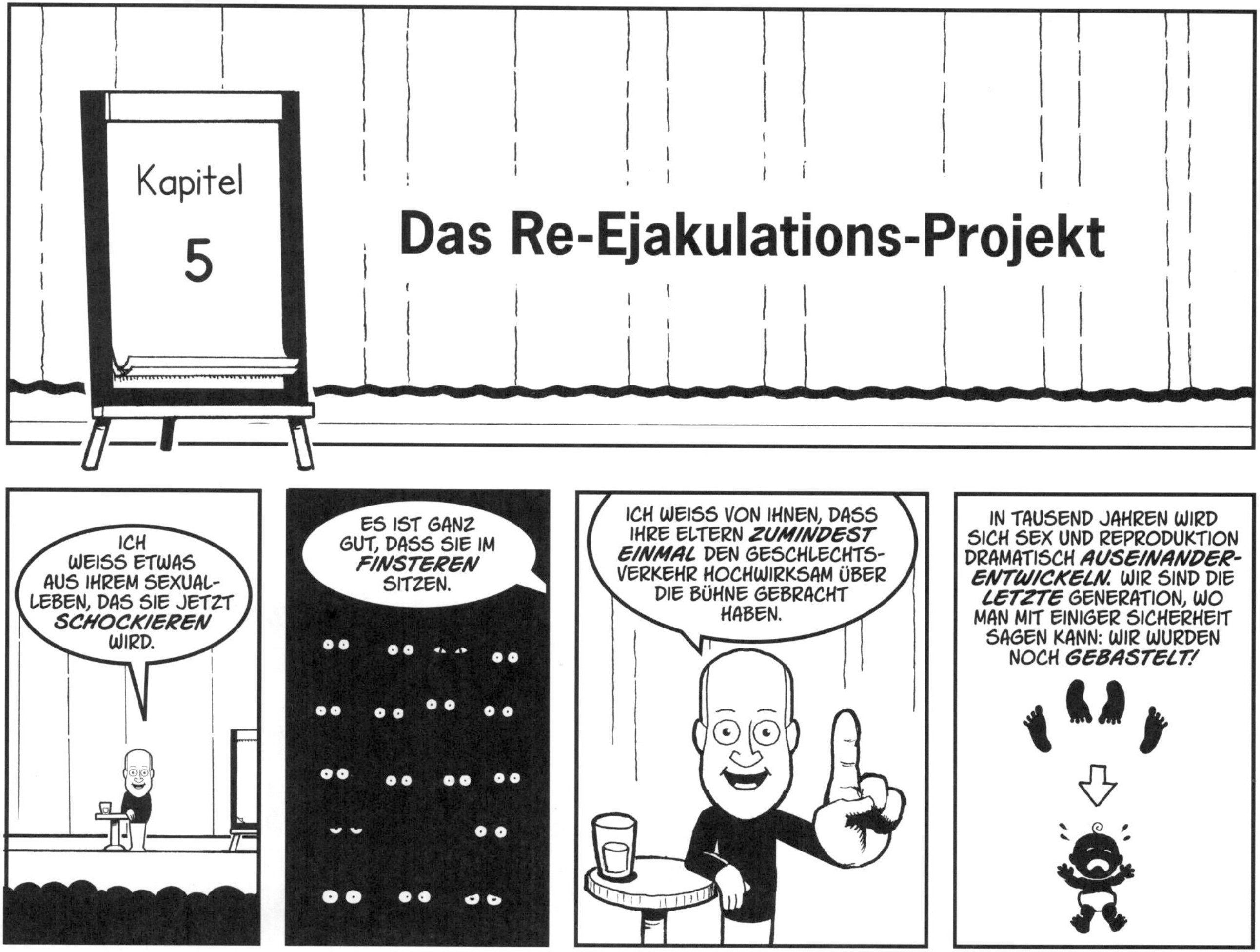
Kapitel
5
Das Re-Ejakulations-Projekt
ICH WEISS ETWAS AUS IHREM SEXUAL-LEBEN, DAS SIE JETZT SCHOCKIEREN WIRD.
ES IST GANZ GUT, DASS SIE IM FINSTEREN SITZEN.
ICH WEISS VON IHNEN, DASS IHRE ELTERN ZUMINDEST EINMAL DEN GESCHLECHTS-VERKEHR HOCHWIRKSAM ÜBER DIE BÜHNE GEBRACHT HABEN.
IN TAUSEND JAHREN WIRD SICH SEX UND REPRODUKTION DRAMATISCH AUSEINANDER-ENTWICKELN. WIR SIND DIE LETZTE GENERATION, WO MAN MIT EINIGER SICHERHEIT SAGEN KANN: WIR WURDEN NOCH GEBASTELT!

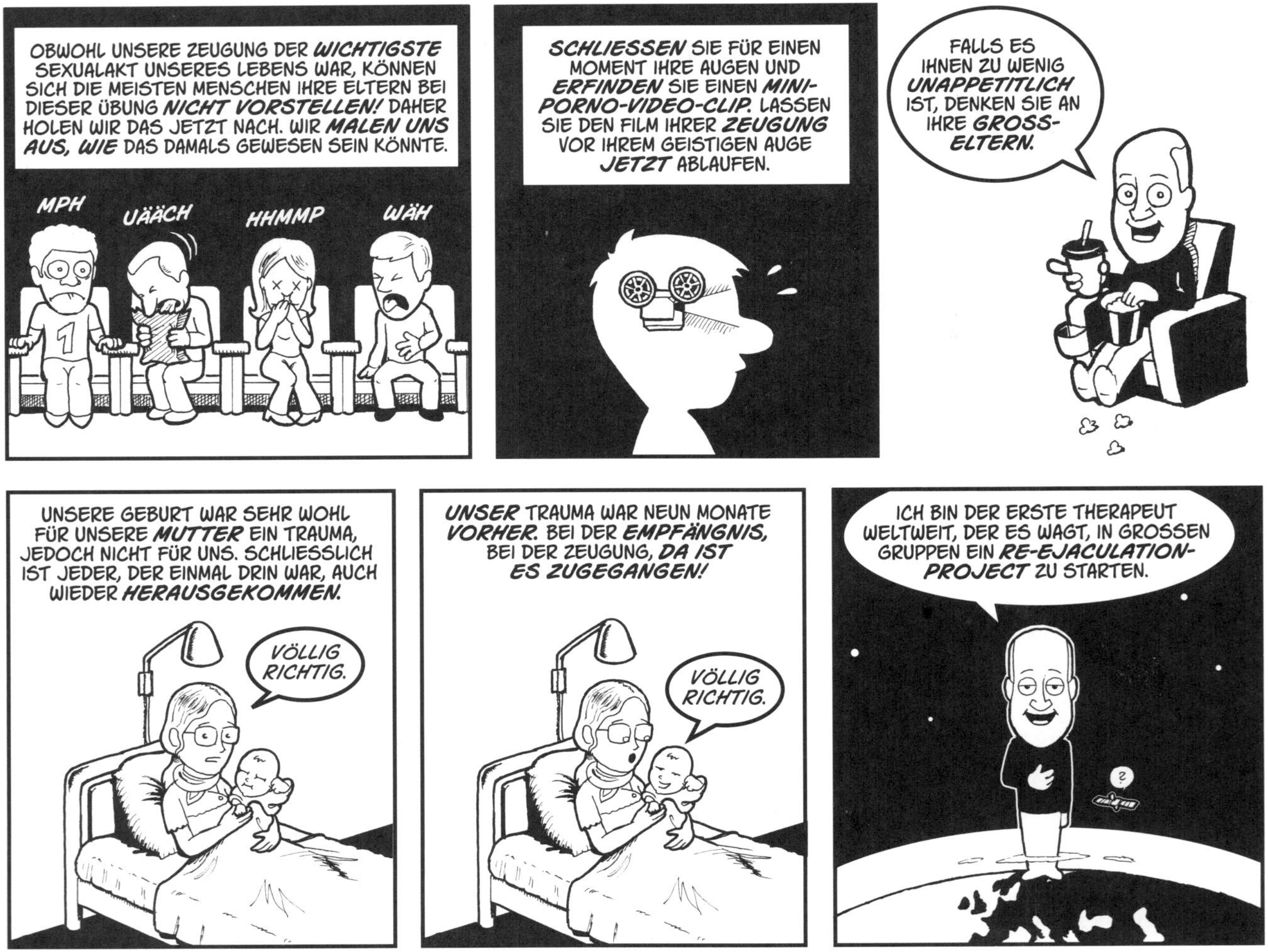
OBWOHL UNSERE ZEUGUNG DER WICHTIGSTE SEXUALAKT UNSERES LEBENS WAR, KÖNNEN SICH DIE MEISTEN MENSCHEN IHRE ELTERN BEI DIESER ÜBUNG NICHT VORSTELLEN! DAHER HOLEN WIR DAS JETZT NACH. WIR MALEN UNS AUS, WIE DAS DAMALS GEWESEN SEIN KÖNNTE.
MPH
UÄÄCH
HHMMP
WÄH
SCHLIESSEN SIE FÜR EINEN MOMENT IHRE AUGEN UND ERFINDEN SIE EINEN MINI-PORNO-VIDEO-CLIP. LASSEN SIE DEN FILM IHRER ZEUGUNG VOR IHREM GEISTIGEN AUGE JETZT ABLAUFEN.
FALLS ES IHNEN ZU WENIG UNAPPETITLICH IST, DENKEN SIE AN IHRE GROSS-ELTERN.
UNSERE GEBURT WAR SEHR WOHL FÜR UNSERE MUTTER EIN TRAUMA, JEDOCH NICHT FÜR UNS. SCHLIESSLICH IST JEDER, DER EINMAL DRIN WAR, AUCH WIEDER HERAUSGEKOMMEN.
VÖLLIG RICHTIG.
UNSER TRAUMA WAR NEUN MONATE VORHER. BEI DER EMPFÄNGNIS, BEI DER ZEUGUNG, DA IST ES ZUGEGANGEN!
VÖLLIG RICHTIG.
ICH BIN DER ERSTE THERAPEUT WELTWEIT, DER ES WAGT, IN GROSSEN GRUPPEN EIN RE-EJACULATION-PROJECT ZU STARTEN.

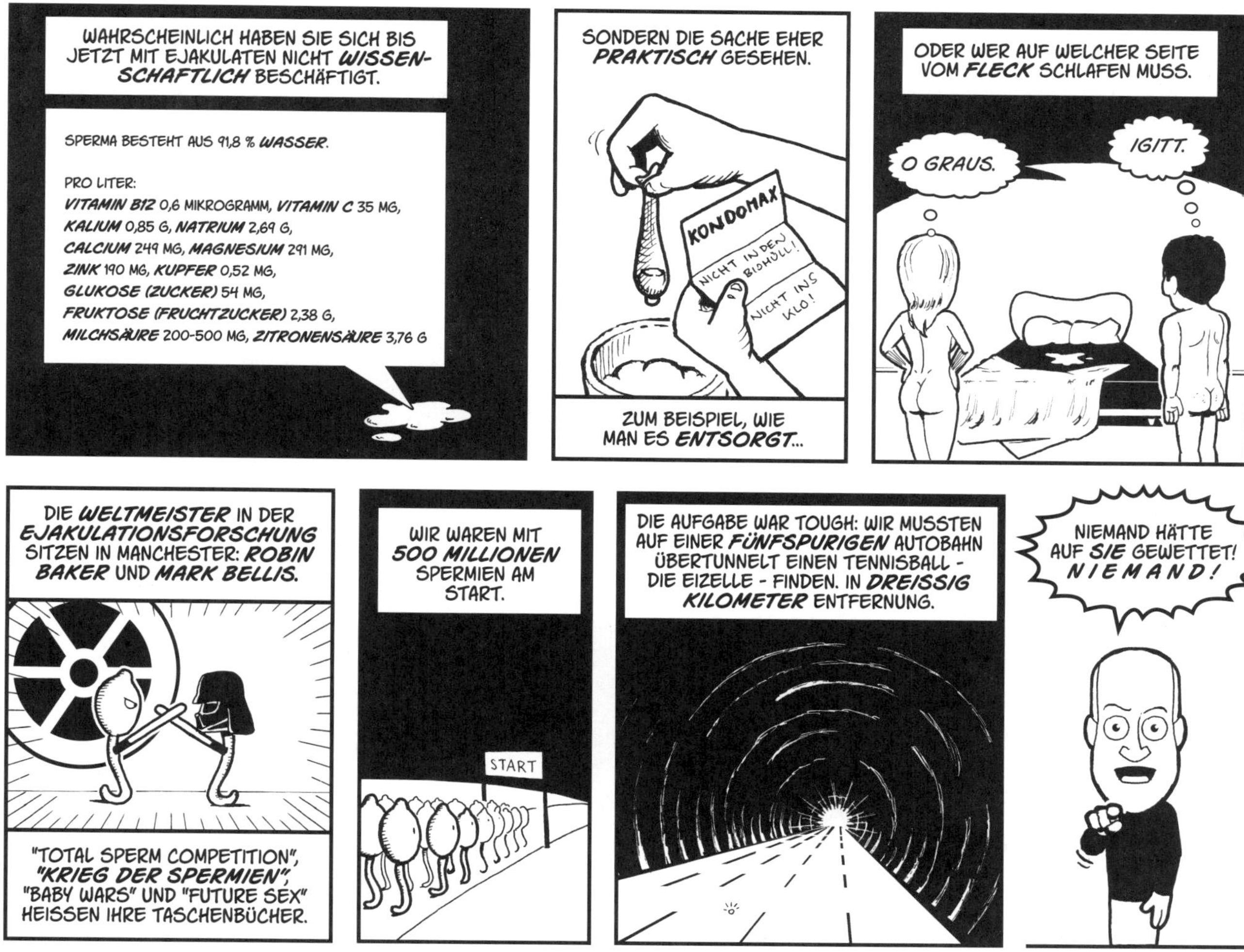

WAHRSCHEINLICH HABEN SIE SICH BIS JETZT MIT EJAKULATEN NICHT WISSENSCHAFTLICH BESCHÄFTIGT.
SPERMA BESTEHT AUS 91,8 % WASSER.
PRO LITER:
VITAMIN B12 0,6 MIKROGRAMM, VITAMIN C 35 MG, KALIUM 0,85 G, NATRIUM 2,69 G, CALCIUM 249 MG, MAGNESIUM 291 MG, ZINK 190 MG, KUPFER 0,52 MG, GLUKOSE (ZUCKER) 54 MG, FRUKTOSE (FRUCHTZUCKER) 2,38 G, MILCHSÄURE 200-500 MG, ZITRONENSÄURE 3,76 G
SONDERN DIE SACHE EHER PRAKTISCH GESEHEN.
KONDOMAX
NICHT IN DEN BIOMÜLL!
NICHT INS KLO!
ZUM BEISPIEL, WIE MAN ES ENTSORGT...
ODER WER AUF WELCHER SEITE VOM FLECK SCHLAFEN MUSS.
O GRAUS.
IGITT.
DIE WELTMEISTER IN DER EJAKULATIONSFORSCHUNG SITZEN IN MANCHESTER: ROBIN BAKER UND MARK BELLIS.
"TOTAL SPERM COMPETITION", "KRIEG DER SPERMIEN", "BABY WARS" UND "FUTURE SEX" HEISSEN IHRE TASCHENBÜCHER.
WIR WAREN MIT 500 MILLIONEN SPERMIEN AM START.
START
DIE AUFGABE WAR TOUGH: WIR MUSSTEN AUF EINER FÜNFSPURIGEN AUTOBAHN ÜBERTUNNELT EINEN TENNISBALL - DIE EIZELLE - FINDEN. IN DREISSIG KILOMETER ENTFERNUNG.
NIEMAND HÄTTE AUF SIE GEWETTET! NIEMAND!

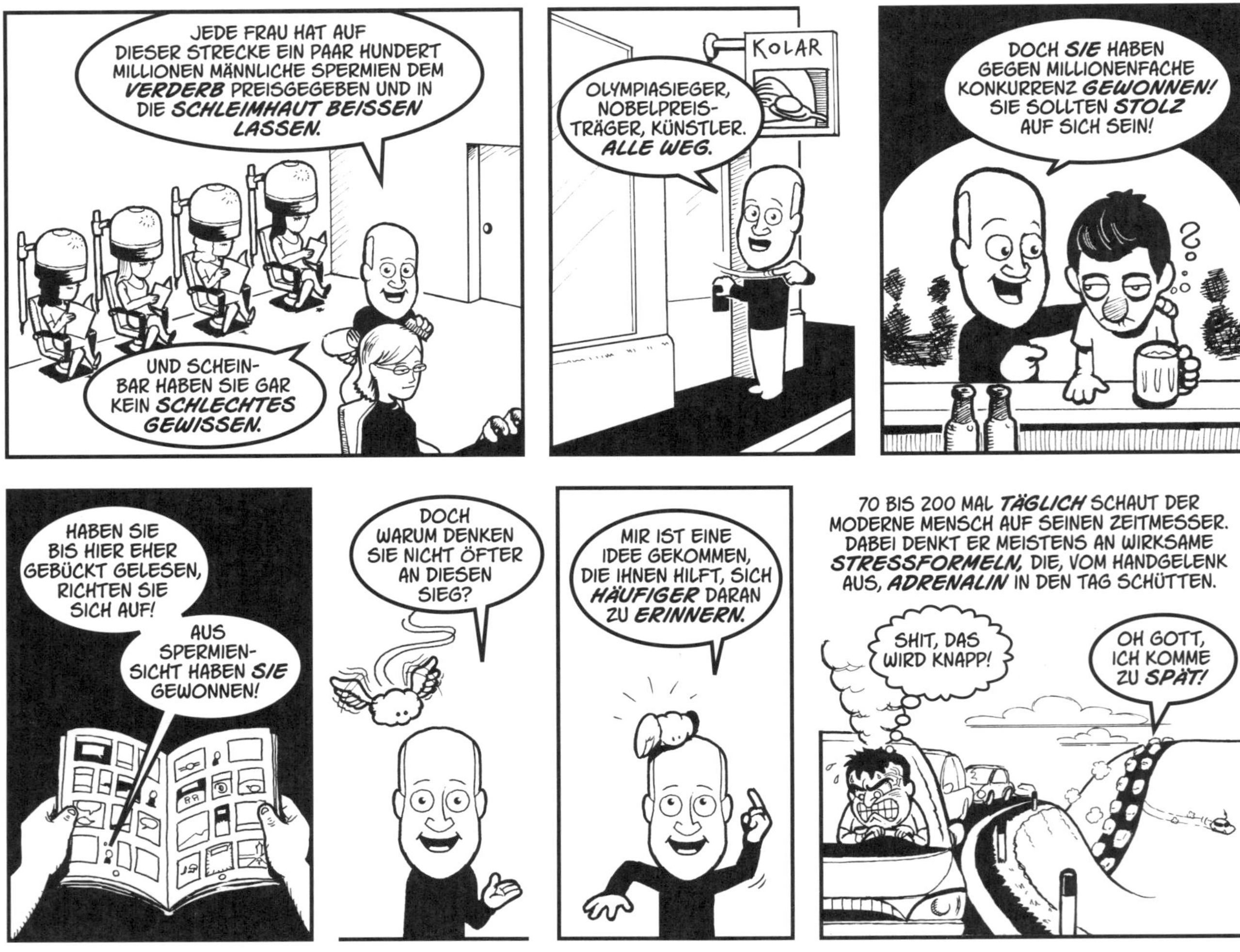

JEDE FRAU HAT AUF DIESER STRECKE EIN PAAR HUNDERT MILLIONEN MÄNNLICHE SPERMIEN DEM **VERDERB** PREISGEGEBEN UND IN DIE **SCHLEIMHAUT BEISSEN LASSEN.**
UND SCHEINBAR HABEN SIE GAR KEIN **SCHLECHTES GEWISSEN.**
KOLAR
OLYMPIASIEGER, NOBELPREISTRÄGER, KÜNSTLER. **ALLE WEG.**
DOCH **SIE** HABEN GEGEN MILLIONENFACHE KONKURRENZ **GEWONNEN!** SIE SOLLTEN **STOLZ** AUF SICH SEIN!
HABEN SIE BIS HIER EHER GEBÜCKT GELESEN, RICHTEN SIE SICH AUF!
AUS SPERMIEN-SICHT HABEN **SIE** GEWONNEN!
DOCH WARUM DENKEN SIE NICHT ÖFTER AN DIESEN SIEG?
MIR IST EINE IDEE GEKOMMEN, DIE IHNEN HILFT, SICH **HÄUFIGER** DARAN ZU **ERINNERN.**
70 BIS 200 MAL **TÄGLICH** SCHAUT DER MODERNE MENSCH AUF SEINEN ZEITMESSER. DABEI DENKT ER MEISTENS AN WIRKSAME **STRESSFORMELN,** DIE, VOM HANDGELENK AUS, **ADRENALIN** IN DEN TAG SCHÜTTEN.
SHIT, DAS WIRD KNAPP!
OH GOTT, ICH KOMME ZU **SPÄT!**

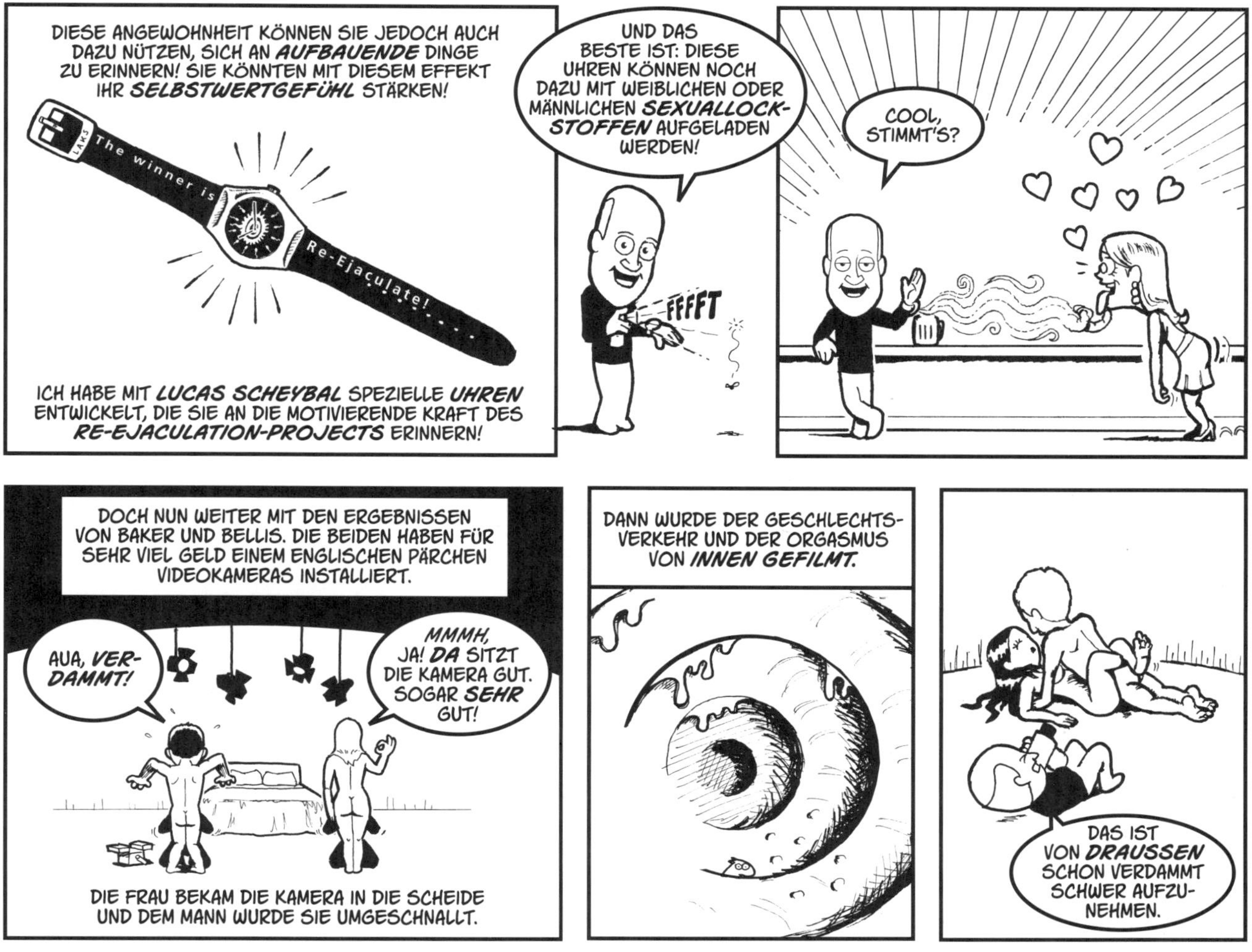
DIESE ANGEWOHNHEIT KÖNNEN SIE JEDOCH AUCH DAZU NÜTZEN, SICH AN *AUFBAUENDE* DINGE ZU ERINNERN! SIE KÖNNTEN MIT DIESEM EFFEKT IHR *SELBSTWERTGEFÜHL* STÄRKEN!
LAKS
The winner is
Re-Ejaculate!
ICH HABE MIT *LUCAS SCHEYBAL* SPEZIELLE *UHREN* ENTWICKELT, DIE SIE AN DIE MOTIVIERENDE KRAFT DES *RE-EJACULATION-PROJECTS* ERINNERN!
UND DAS BESTE IST: DIESE UHREN KÖNNEN NOCH DAZU MIT WEIBLICHEN ODER MÄNNLICHEN *SEXUALLOCK-STOFFEN* AUFGELADEN WERDEN!
FFFFT
COOL, STIMMT'S?
DOCH NUN WEITER MIT DEN ERGEBNISSEN VON BAKER UND BELLIS. DIE BEIDEN HABEN FÜR SEHR VIEL GELD EINEM ENGLISCHEN PÄRCHEN VIDEOKAMERAS INSTALLIERT.
AUA, *VER-DAMMT!*
MMMH, JA! *DA* SITZT DIE KAMERA GUT. SOGAR *SEHR* GUT!
DIE FRAU BEKAM DIE KAMERA IN DIE SCHEIDE UND DEM MANN WURDE SIE UMGESCHNALLT.
DANN WURDE DER GESCHLECHTS-VERKEHR UND DER ORGASMUS VON *INNEN GEFILMT.*
DAS IST VON *DRAUSSEN* SCHON VERDAMMT SCHWER AUFZU-NEHMEN.

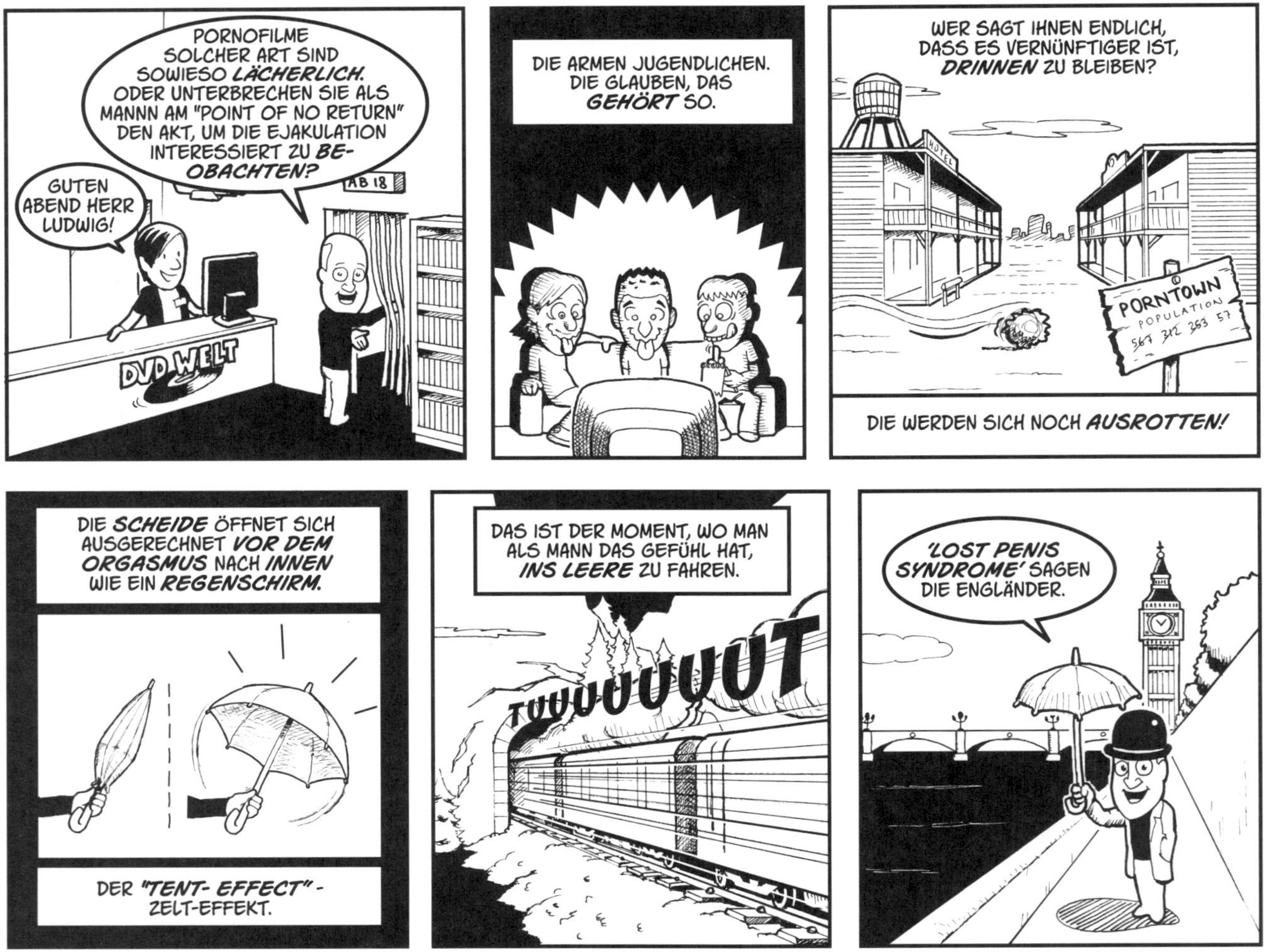

PORNOFILME SOLCHER ART SIND SOWIESO LÄCHERLICH. ODER UNTERBRECHEN SIE ALS MANN AM "POINT OF NO RETURN" DEN AKT, UM DIE EJAKULATION INTERESSIERT ZU BE-OBACHTEN?
GUTEN ABEND HERR LUDWIG!
AB 18
DVD WELT
DIE ARMEN JUGENDLICHEN. DIE GLAUBEN, DAS GEHÖRT SO.
WER SAGT IHNEN ENDLICH, DASS ES VERNÜNFTIGER IST, DRINNEN ZU BLEIBEN?
HOTEL
PORNTOWN
POPULATION
57
DIE WERDEN SICH NOCH AUSROTTEN!
DIE SCHEIDE ÖFFNET SICH AUSGERECHNET VOR DEM ORGASMUS NACH INNEN WIE EIN REGENSCHIRM.
DER "TENT- EFFECT" - ZELT-EFFEKT.
DAS IST DER MOMENT, WO MAN ALS MANN DAS GEFÜHL HAT, INS LEERE ZU FAHREN.
TUUUUUUUUT
'LOST PENIS SYNDROME' SAGEN DIE ENGLÄNDER.

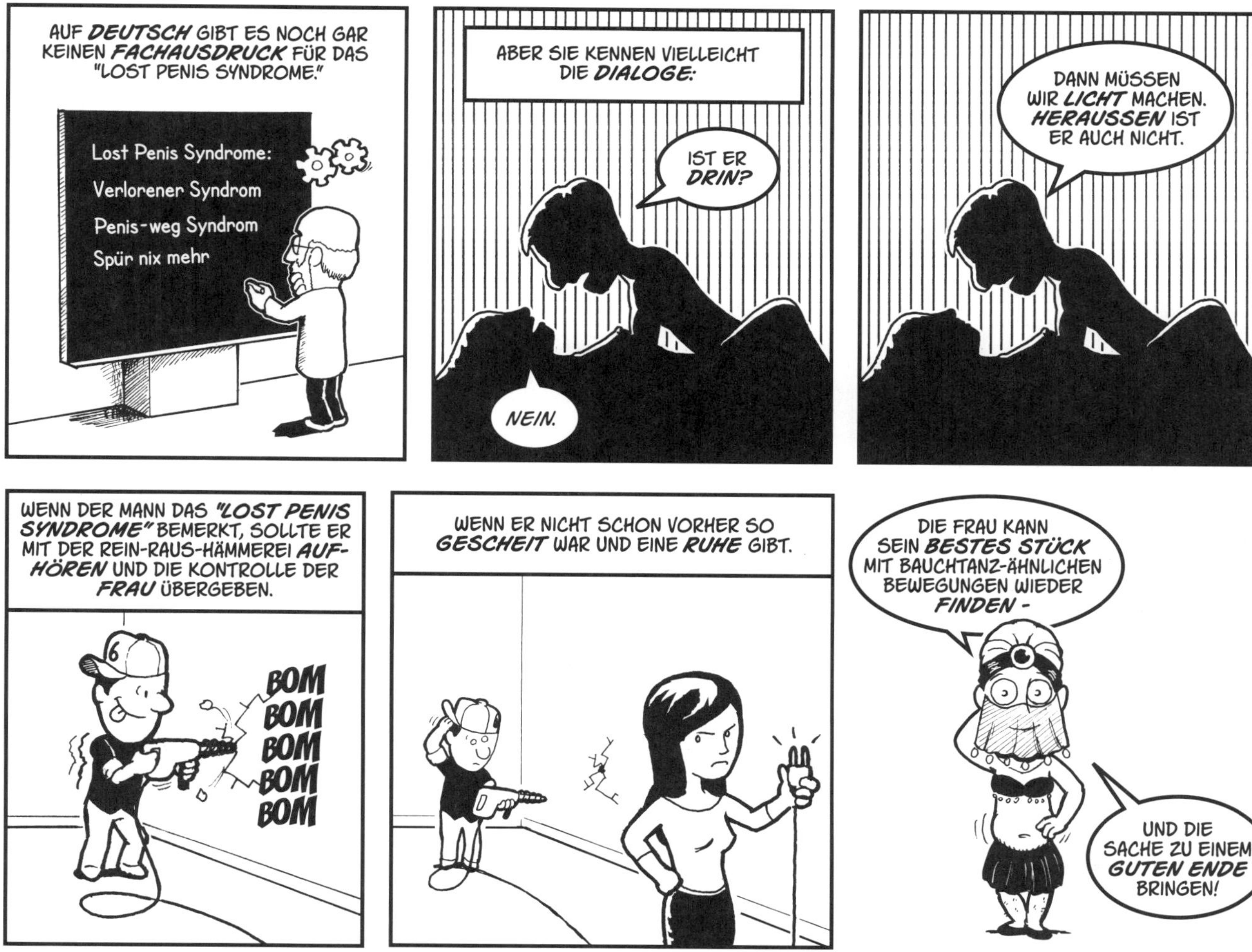

AUF DEUTSCH GIBT ES NOCH GAR KEINEN FACHAUSDRUCK FÜR DAS "LOST PENIS SYNDROME."
Lost Penis Syndrome:
Verlorener Syndrom
Penis-weg Syndrom
Spür nix mehr
ABER SIE KENNEN VIELLEICHT DIE DIALOGE:
IST ER DRIN?
NEIN.
DANN MÜSSEN WIR LICHT MACHEN. HERAUSSEN IST ER AUCH NICHT.
WENN DER MANN DAS "LOST PENIS SYNDROME" BEMERKT, SOLLTE ER MIT DER REIN-RAUS-HÄMMEREI AUFHÖREN UND DIE KONTROLLE DER FRAU ÜBERGEBEN.
6
BOM BOM BOM BOM BOM
WENN ER NICHT SCHON VORHER SO GESCHEIT WAR UND EINE RUHE GIBT.
DIE FRAU KANN SEIN BESTES STÜCK MIT BAUCHTANZ-ÄHNLICHEN BEWEGUNGEN WIEDER FINDEN -
UND DIE SACHE ZU EINEM GUTEN ENDE BRINGEN!

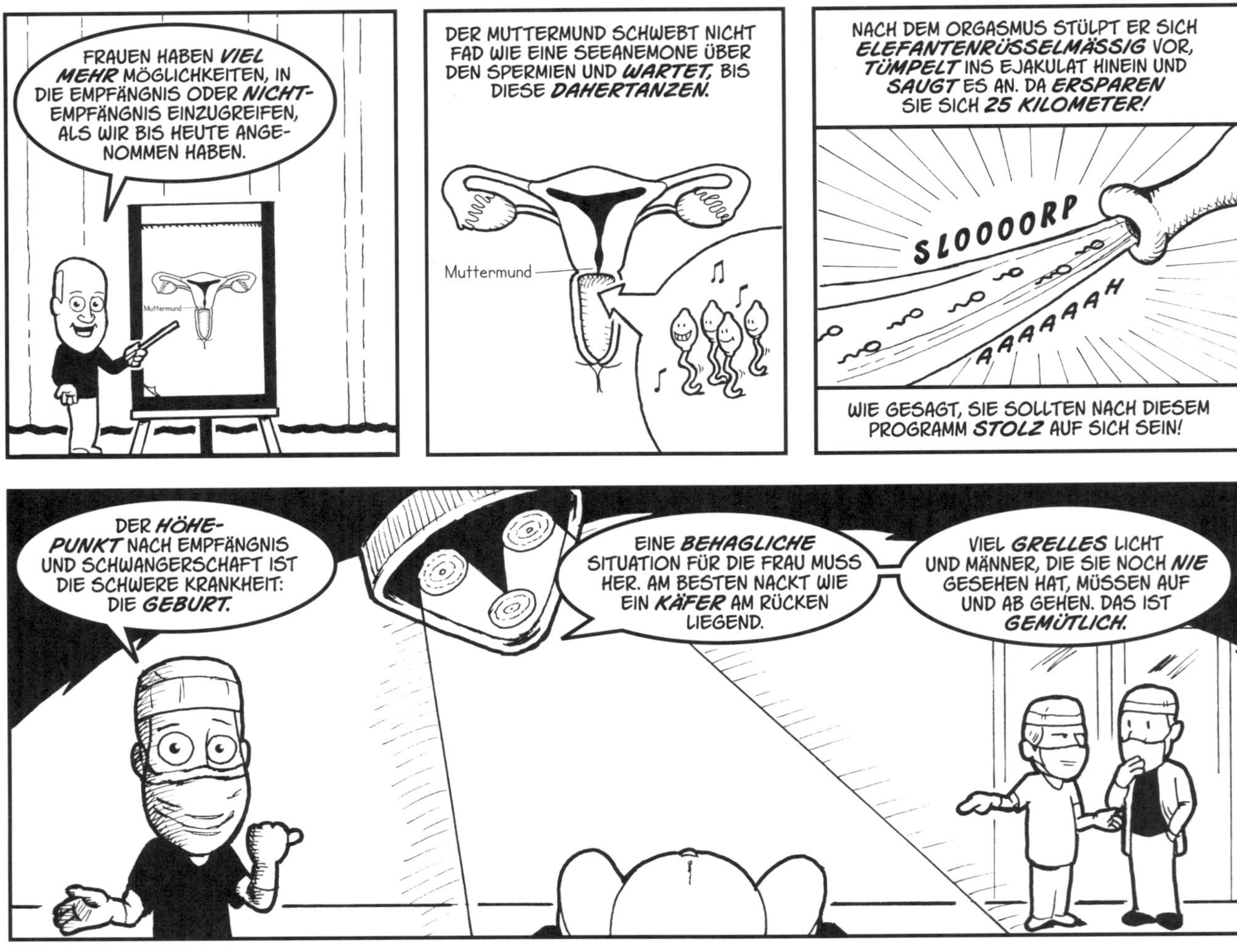
FRAUEN HABEN VIEL MEHR MÖGLICHKEITEN, IN DIE EMPFÄNGNIS ODER NICHT-EMPFÄNGNIS EINZUGREIFEN, ALS WIR BIS HEUTE ANGENOMMEN HABEN.
Muttermund
DER MUTTERMUND SCHWEBT NICHT FAD WIE EINE SEEANEMONE ÜBER DEN SPERMIEN UND WARTET, BIS DIESE DAHERTANZEN.
Muttermund
NACH DEM ORGASMUS STÜLPT ER SICH ELEFANTENRÜSSELMÄSSIG VOR, TÜMPELT INS EJAKULAT HINEIN UND SAUGT ES AN. DA ERSPAREN SIE SICH 25 KILOMETER!
SLOOOORP
AAAAAAAH
WIE GESAGT, SIE SOLLTEN NACH DIESEM PROGRAMM STOLZ AUF SICH SEIN!
DER HÖHEPUNKT NACH EMPFÄNGNIS UND SCHWANGERSCHAFT IST DIE SCHWERE KRANKHEIT: DIE GEBURT.
EINE BEHAGLICHE SITUATION FÜR DIE FRAU MUSS HER. AM BESTEN NACKT WIE EIN KÄFER AM RÜCKEN LIEGEND.
VIEL GRELLES LICHT UND MÄNNER, DIE SIE NOCH NIE GESEHEN HAT, MÜSSEN AUF UND AB GEHEN. DAS IST GEMÜTLICH.

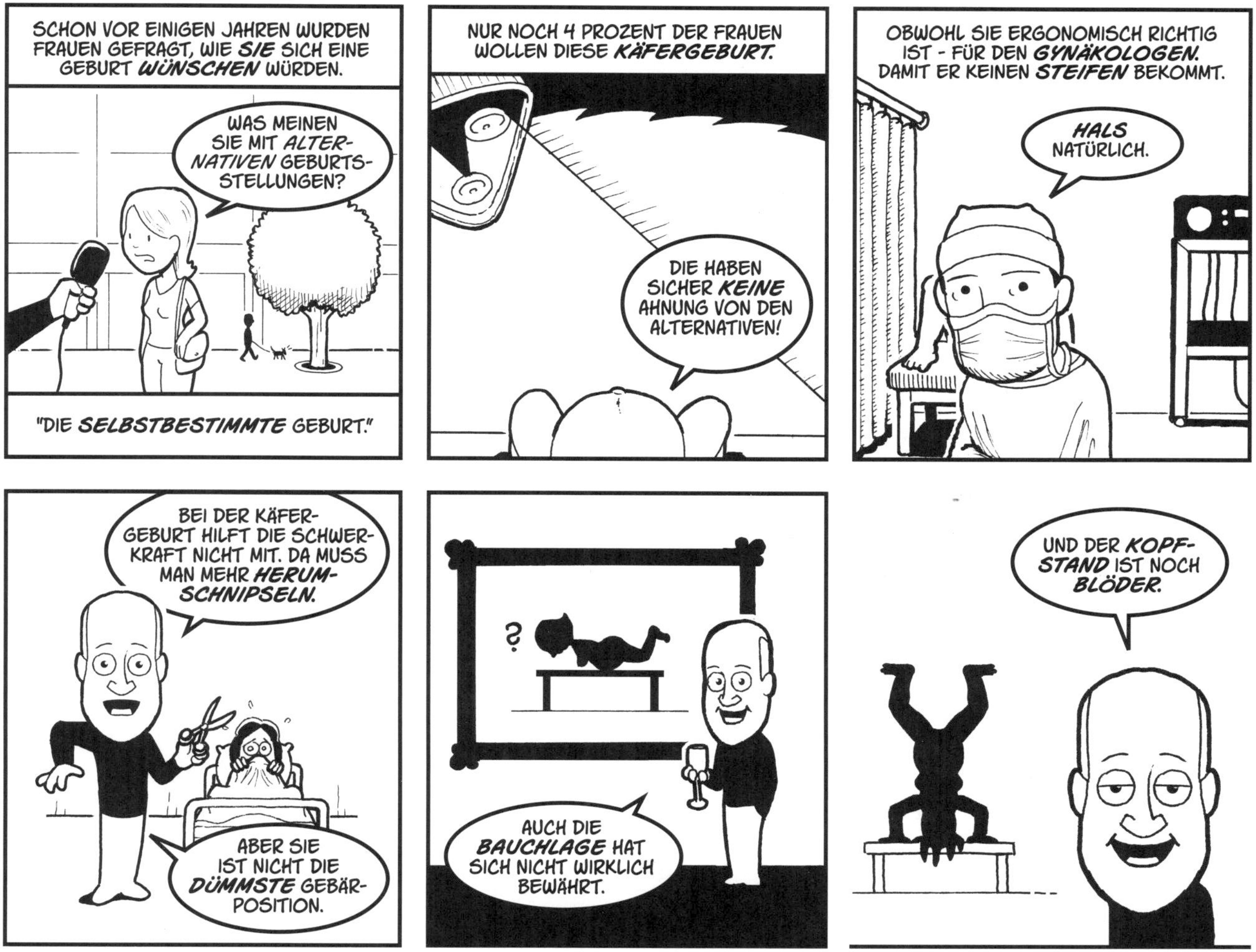
SCHON VOR EINIGEN JAHREN WURDEN FRAUEN GEFRAGT, WIE *SIE* SICH EINE GEBURT *WÜNSCHEN* WÜRDEN.
WAS MEINEN SIE MIT *ALTERNATIVEN* GEBURTSSTELLUNGEN?
"DIE *SELBSTBESTIMMTE* GEBURT."
NUR NOCH 4 PROZENT DER FRAUEN WOLLEN DIESE *KÄFERGEBURT.*
DIE HABEN SICHER *KEINE* AHNUNG VON DEN ALTERNATIVEN!
OBWOHL SIE ERGONOMISCH RICHTIG IST - FÜR DEN *GYNÄKOLOGEN.* DAMIT ER KEINEN *STEIFEN* BEKOMMT.
HALS NATÜRLICH.
BEI DER KÄFERGEBURT HILFT DIE SCHWERKRAFT NICHT MIT. DA MUSS MAN MEHR *HERUMSCHNIPSELN.*
ABER SIE IST NICHT DIE *DÜMMSTE* GEBÄRPOSITION.
?
AUCH DIE *BAUCHLAGE* HAT SICH NICHT WIRKLICH BEWÄHRT.
UND DER *KOPFSTAND* IST NOCH *BLÖDER.*

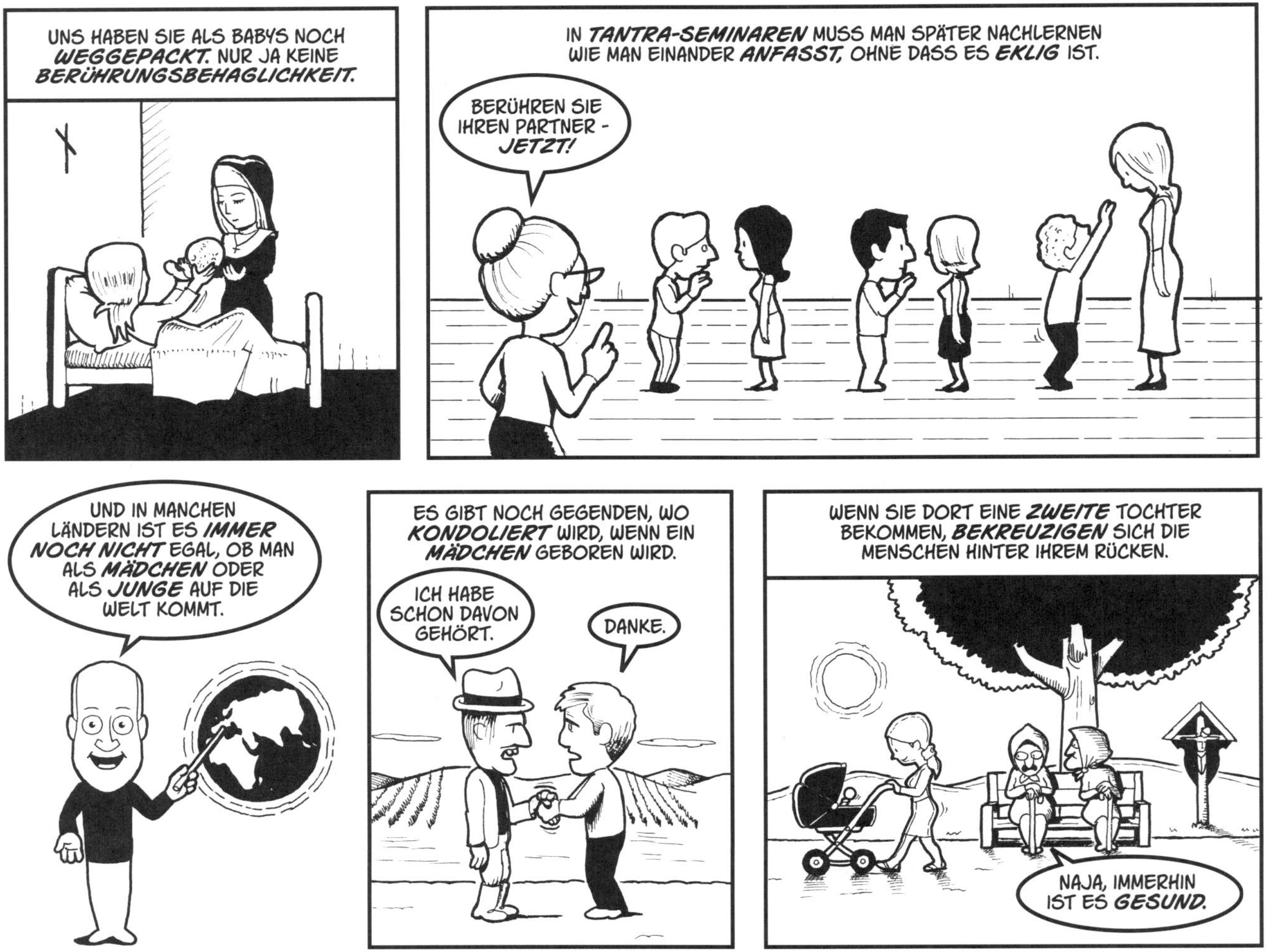
UNS HABEN SIE ALS BABYS NOCH *WEGGEPACKT.* NUR JA KEINE *BERÜHRUNGSBEHAGLICHKEIT.*
IN *TANTRA-SEMINAREN* MUSS MAN SPÄTER NACHLERNEN WIE MAN EINANDER *ANFASST,* OHNE DASS ES *EKLIG* IST.
BERÜHREN SIE IHREN PARTNER - *JETZT!*
UND IN MANCHEN LÄNDERN IST ES *IMMER NOCH NICHT* EGAL, OB MAN ALS *MÄDCHEN* ODER ALS *JUNGE* AUF DIE WELT KOMMT.
ES GIBT NOCH GEGENDEN, WO *KONDOLIERT* WIRD, WENN EIN *MÄDCHEN* GEBOREN WIRD.
ICH HABE SCHON DAVON GEHÖRT.
DANKE.
WENN SIE DORT EINE *ZWEITE* TOCHTER BEKOMMEN, *BEKREUZIGEN* SICH DIE MENSCHEN HINTER IHREM RÜCKEN.
NAJA, IMMERHIN IST ES *GESUND.*

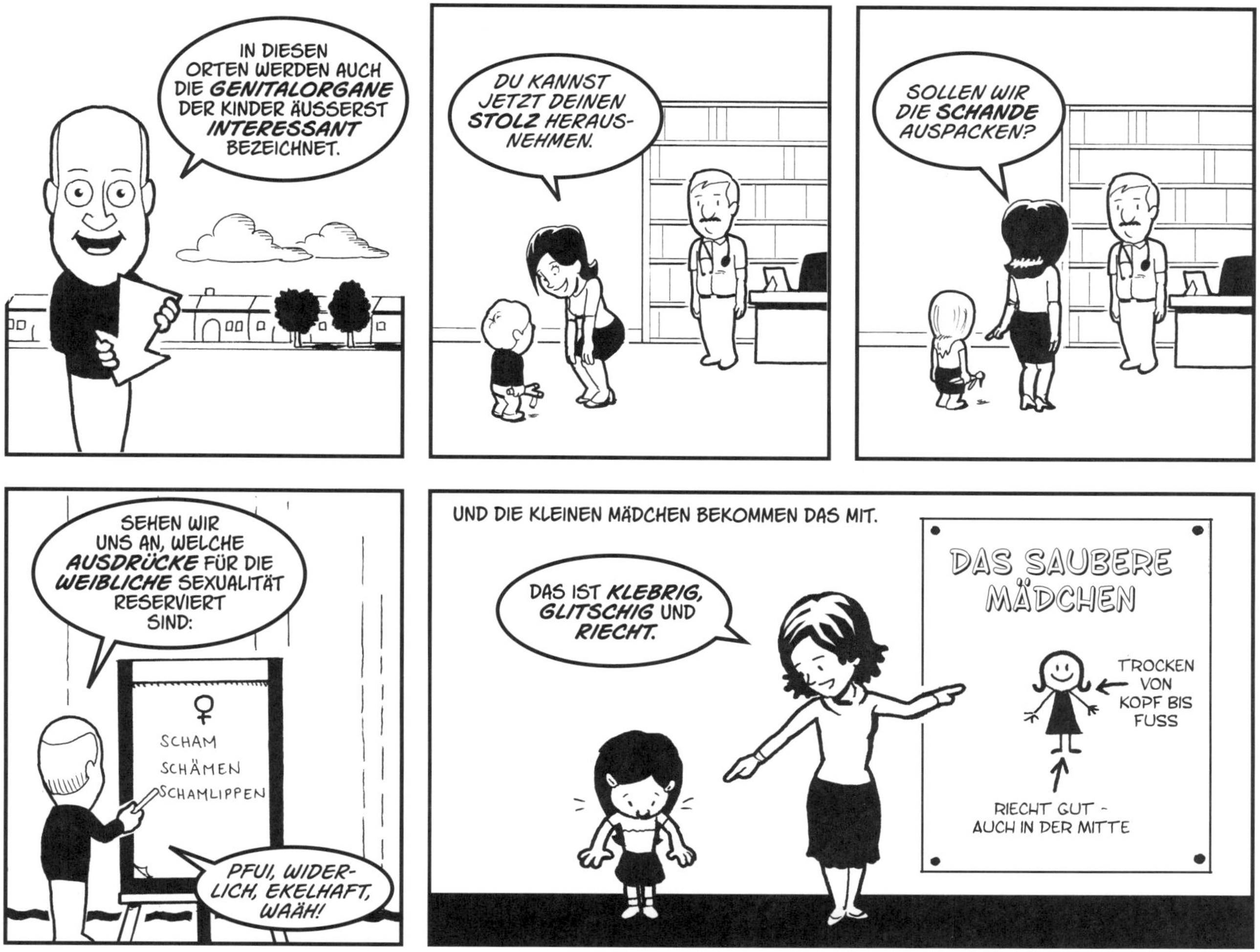
IN DIESEN ORTEN WERDEN AUCH DIE GENITALORGANE DER KINDER ÄUSSERST INTERESSANT BEZEICHNET.
DU KANNST JETZT DEINEN STOLZ HERAUS-NEHMEN.
SOLLEN WIR DIE SCHANDE AUSPACKEN?
SEHEN WIR UNS AN, WELCHE AUSDRÜCKE FÜR DIE WEIBLICHE SEXUALITÄT RESERVIERT SIND:
♀
SCHAM
SCHÄMEN
SCHAMLIPPEN
PFUI, WIDER-LICH, EKELHAFT, WAÄH!
UND DIE KLEINEN MÄDCHEN BEKOMMEN DAS MIT.
DAS IST KLEBRIG, GLITSCHIG UND RIECHT.
DAS SAUBERE MÄDCHEN
TROCKEN VON KOPF BIS FUSS
RIECHT GUT - AUCH IN DER MITTE

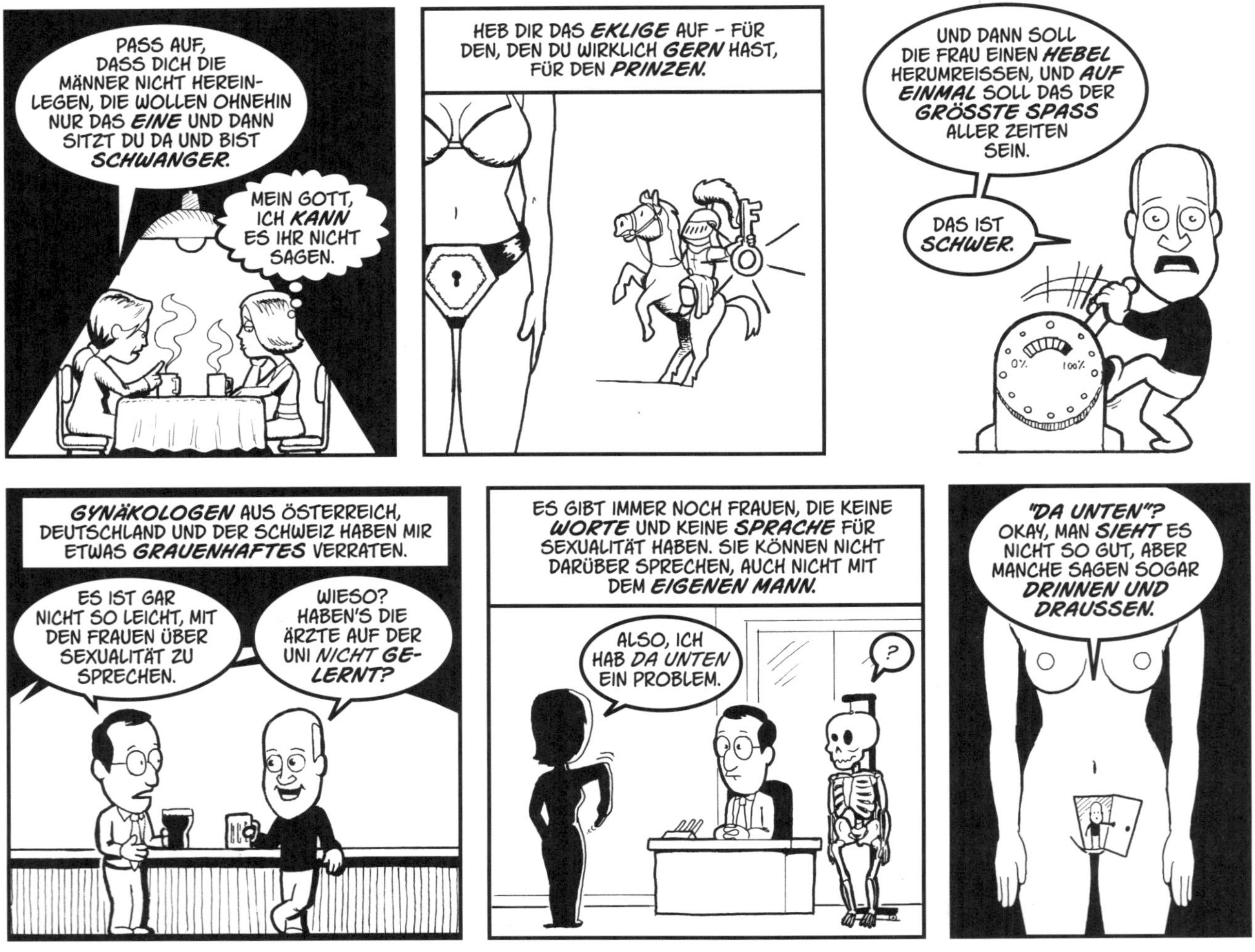

PASS AUF, DASS DICH DIE MÄNNER NICHT HEREINLEGEN, DIE WOLLEN OHNEHIN NUR DAS *EINE* UND DANN SITZT DU DA UND BIST *SCHWANGER.*
MEIN GOTT, ICH *KANN* ES IHR NICHT SAGEN.
HEB DIR DAS *EKLIGE* AUF – FÜR DEN, DEN DU WIRKLICH *GERN* HAST, FÜR DEN *PRINZEN.*
UND DANN SOLL DIE FRAU EINEN *HEBEL* HERUMREISSEN, UND *AUF EINMAL* SOLL DAS DER *GRÖSSTE SPASS* ALLER ZEITEN SEIN.
DAS IST *SCHWER.*
0%
100%
GYNÄKOLOGEN AUS ÖSTERREICH, DEUTSCHLAND UND DER SCHWEIZ HABEN MIR ETWAS *GRAUENHAFTES* VERRATEN.
ES IST GAR NICHT SO LEICHT, MIT DEN FRAUEN ÜBER SEXUALITÄT ZU SPRECHEN.
WIESO? HABEN'S DIE ÄRZTE AUF DER UNI *NICHT GELERNT?*
ES GIBT IMMER NOCH FRAUEN, DIE KEINE *WORTE* UND KEINE *SPRACHE* FÜR SEXUALITÄT HABEN. SIE KÖNNEN NICHT DARÜBER SPRECHEN, AUCH NICHT MIT DEM *EIGENEN MANN.*
ALSO, ICH HAB *DA UNTEN* EIN PROBLEM.
?
"DA UNTEN"? OKAY, MAN *SIEHT* ES NICHT SO GUT, ABER MANCHE SAGEN SOGAR *DRINNEN UND DRAUSSEN.*

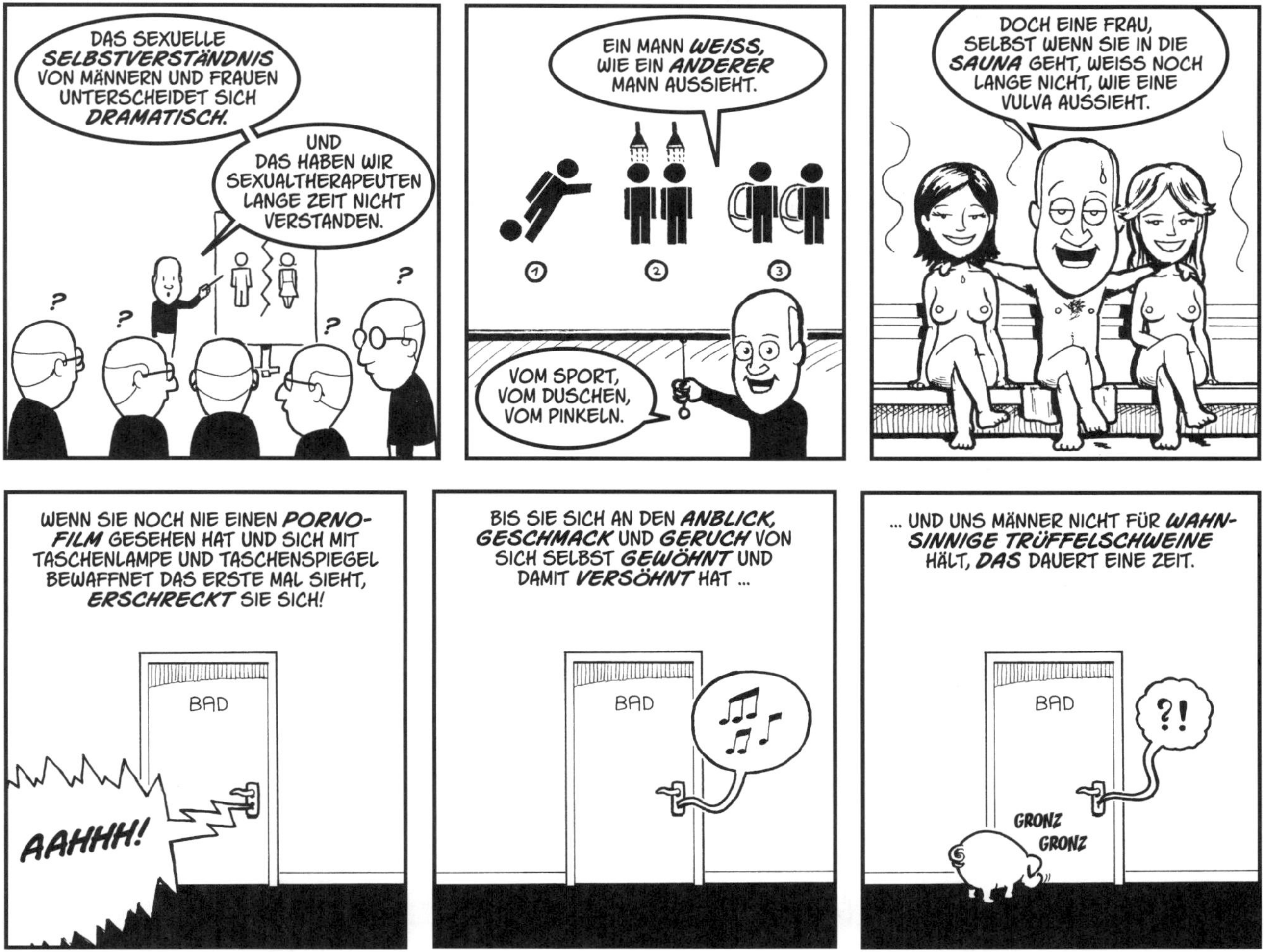
DAS SEXUELLE SELBSTVERSTÄNDNIS VON MÄNNERN UND FRAUEN UNTERSCHEIDET SICH DRAMATISCH.
UND DAS HABEN WIR SEXUALTHERAPEUTEN LANGE ZEIT NICHT VERSTANDEN.
?
?
?
?
EIN MANN WEISS, WIE EIN ANDERER MANN AUSSIEHT.
1
2
3
VOM SPORT, VOM DUSCHEN, VOM PINKELN.
DOCH EINE FRAU, SELBST WENN SIE IN DIE SAUNA GEHT, WEISS NOCH LANGE NICHT, WIE EINE VULVA AUSSIEHT.
WENN SIE NOCH NIE EINEN PORNOFILM GESEHEN HAT UND SICH MIT TASCHENLAMPE UND TASCHENSPIEGEL BEWAFFNET DAS ERSTE MAL SIEHT, ERSCHRECKT SIE SICH!
BAD
AAHHH!
BIS SIE SICH AN DEN ANBLICK, GESCHMACK UND GERUCH VON SICH SELBST GEWÖHNT UND DAMIT VERSÖHNT HAT …
BAD
… UND UNS MÄNNER NICHT FÜR WAHNSINNIGE TRÜFFELSCHWEINE HÄLT, DAS DAUERT EINE ZEIT.
BAD
?!
GRONZ
GRONZ

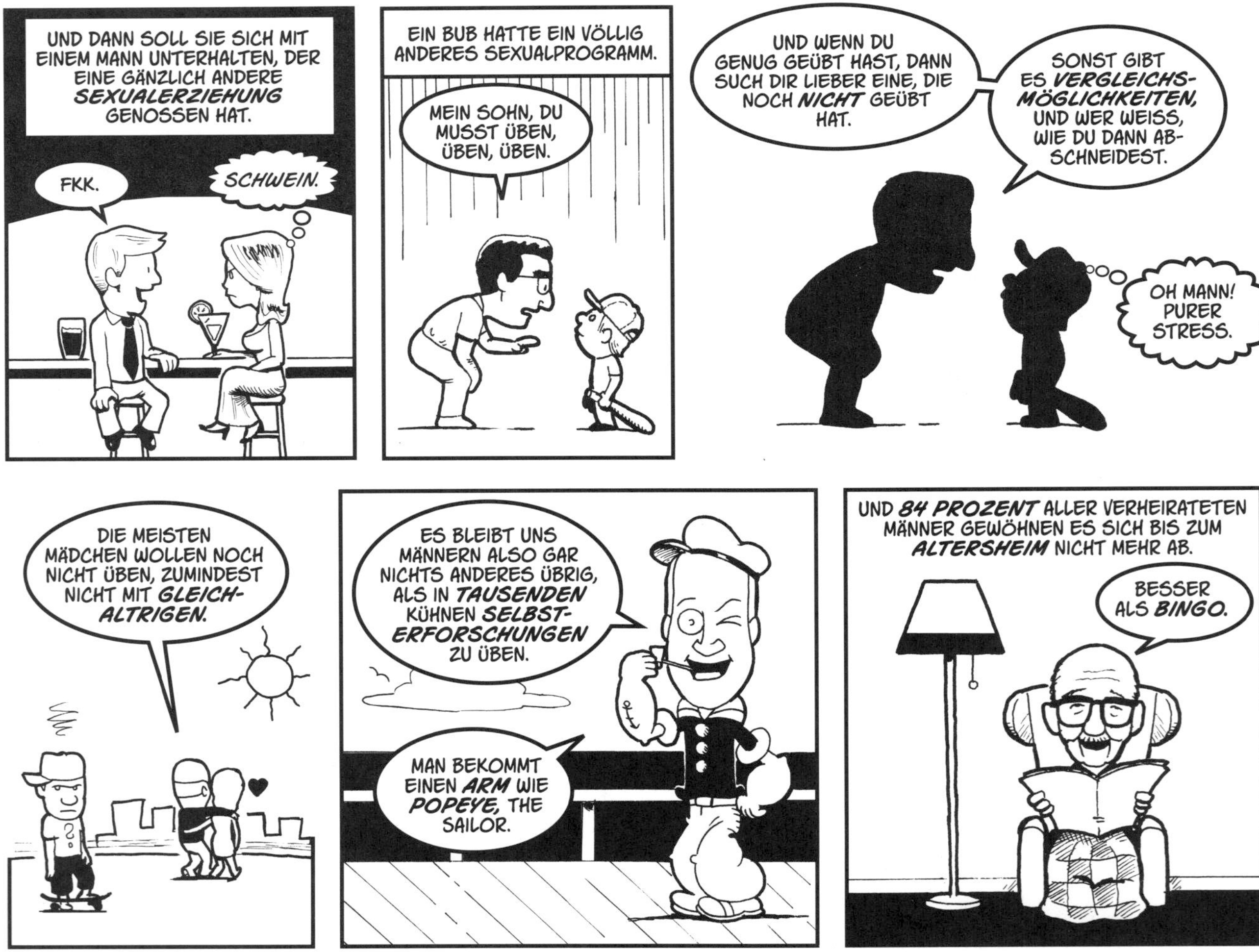
UND DANN SOLL SIE SICH MIT EINEM MANN UNTERHALTEN, DER EINE GÄNZLICH ANDERE *SEXUALERZIEHUNG* GENOSSEN HAT.
FKK.
SCHWEIN.
EIN BUB HATTE EIN VÖLLIG ANDERES SEXUALPROGRAMM.
MEIN SOHN, DU MUSST ÜBEN, ÜBEN, ÜBEN.
UND WENN DU GENUG GEÜBT HAST, DANN SUCH DIR LIEBER EINE, DIE NOCH *NICHT* GEÜBT HAT.
SONST GIBT ES *VERGLEICHS-MÖGLICHKEITEN,* UND WER WEISS, WIE DU DANN AB-SCHNEIDEST.
OH MANN! PURER STRESS.
DIE MEISTEN MÄDCHEN WOLLEN NOCH NICHT ÜBEN, ZUMINDEST NICHT MIT *GLEICH-ALTRIGEN.*
ES BLEIBT UNS MÄNNERN ALSO GAR NICHTS ANDERES ÜBRIG, ALS IN *TAUSENDEN* KÜHNEN *SELBST-ERFORSCHUNGEN* ZU ÜBEN.
MAN BEKOMMT EINEN *ARM* WIE *POPEYE,* THE SAILOR.
UND *84 PROZENT* ALLER VERHEIRATETEN MÄNNER GEWÖHNEN ES SICH BIS ZUM *ALTERSHEIM* NICHT MEHR AB.
BESSER ALS *BINGO.*

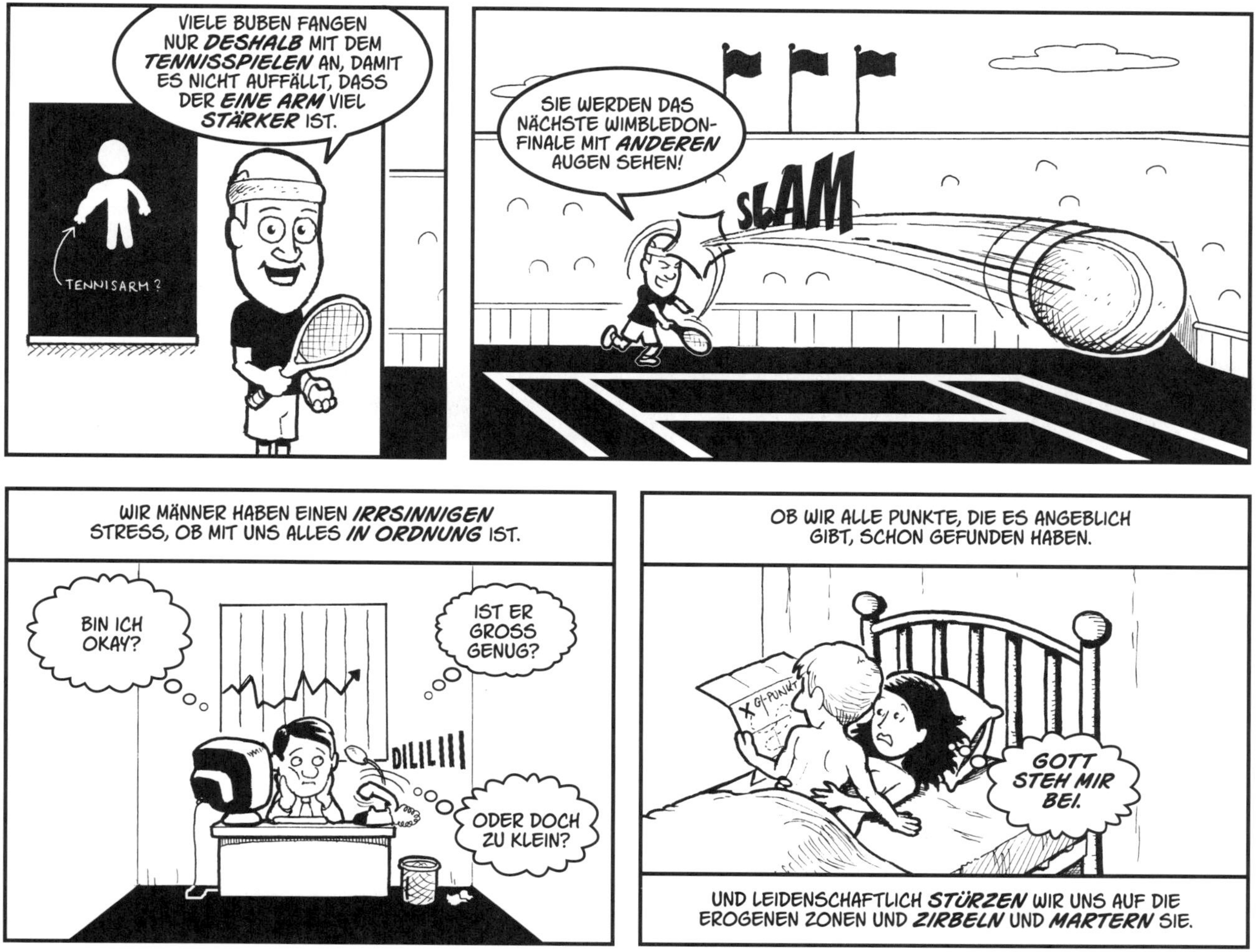
VIELE BUBEN FANGEN NUR DESHALB MIT DEM TENNISSPIELEN AN, DAMIT ES NICHT AUFFÄLLT, DASS DER EINE ARM VIEL STÄRKER IST.
TENNISARM ?
SIE WERDEN DAS NÄCHSTE WIMBLEDON-FINALE MIT ANDEREN AUGEN SEHEN!
SLAM
WIR MÄNNER HABEN EINEN IRRSINNIGEN STRESS, OB MIT UNS ALLES IN ORDNUNG IST.
BIN ICH OKAY?
IST ER GROSS GENUG?
DILILI
ODER DOCH ZU KLEIN?
OB WIR ALLE PUNKTE, DIE ES ANGEBLICH GIBT, SCHON GEFUNDEN HABEN.
G-PUNKT
GOTT STEH MIR BEI.
UND LEIDENSCHAFTLICH STÜRZEN WIR UNS AUF DIE EROGENEN ZONEN UND ZIRBELN UND MARTERN SIE.

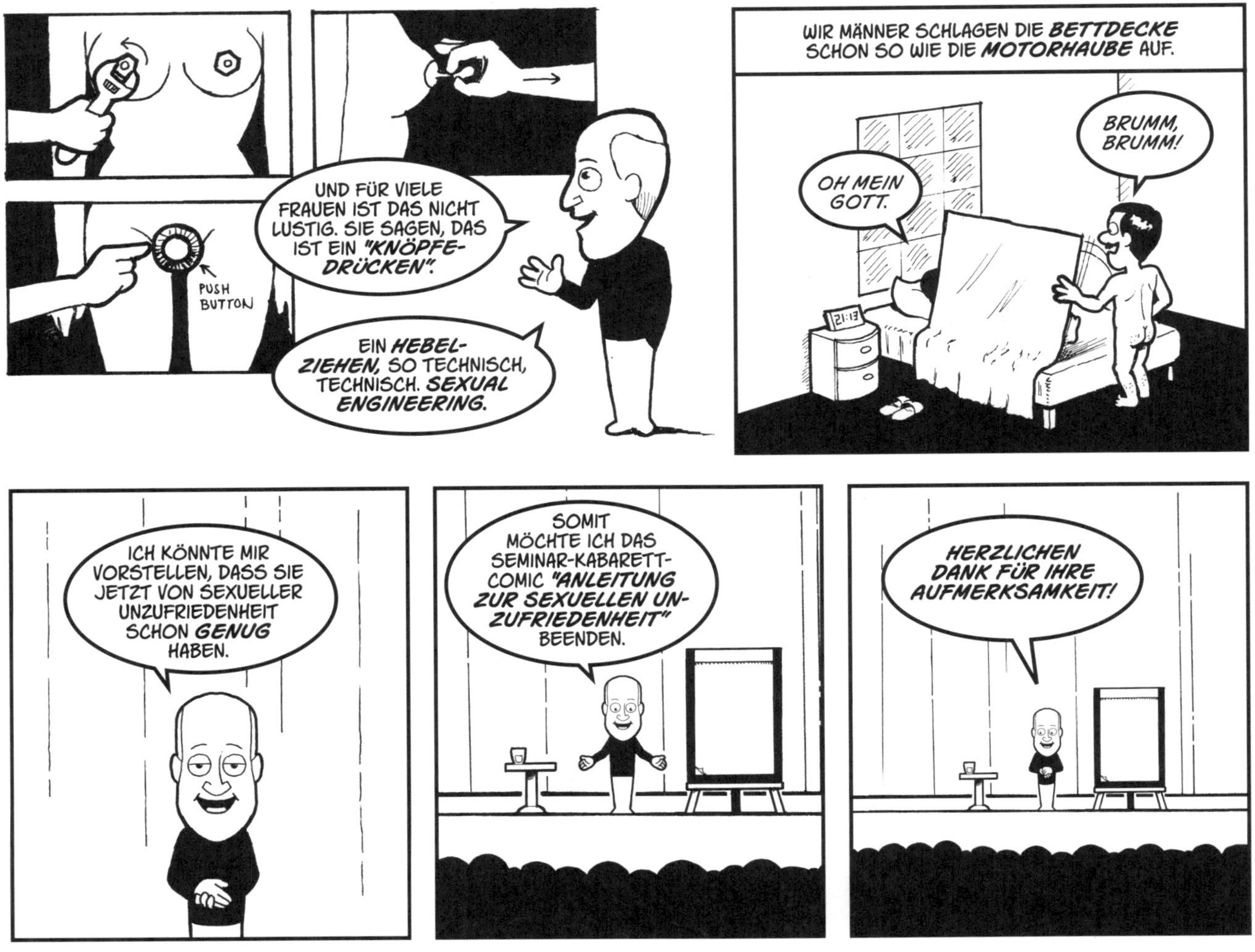
PUSH BUTTON
UND FÜR VIELE FRAUEN IST DAS NICHT LUSTIG. SIE SAGEN, DAS IST EIN "KNÖPFE-DRÜCKEN".
EIN HEBEL-ZIEHEN, SO TECHNISCH, TECHNISCH. SEXUAL ENGINEERING.
WIR MÄNNER SCHLAGEN DIE BETTDECKE SCHON SO WIE DIE MOTORHAUBE AUF.
OH MEIN GOTT.
BRUMM, BRUMM!
ICH KÖNNTE MIR VORSTELLEN, DASS SIE JETZT VON SEXUELLER UNZUFRIEDENHEIT SCHON GENUG HABEN.
SOMIT MÖCHTE ICH DAS SEMINAR-KABARETT-COMIC "ANLEITUNG ZUR SEXUELLEN UNZUFRIEDENHEIT" BEENDEN.
HERZLICHEN DANK FÜR IHRE AUFMERKSAMKEIT!

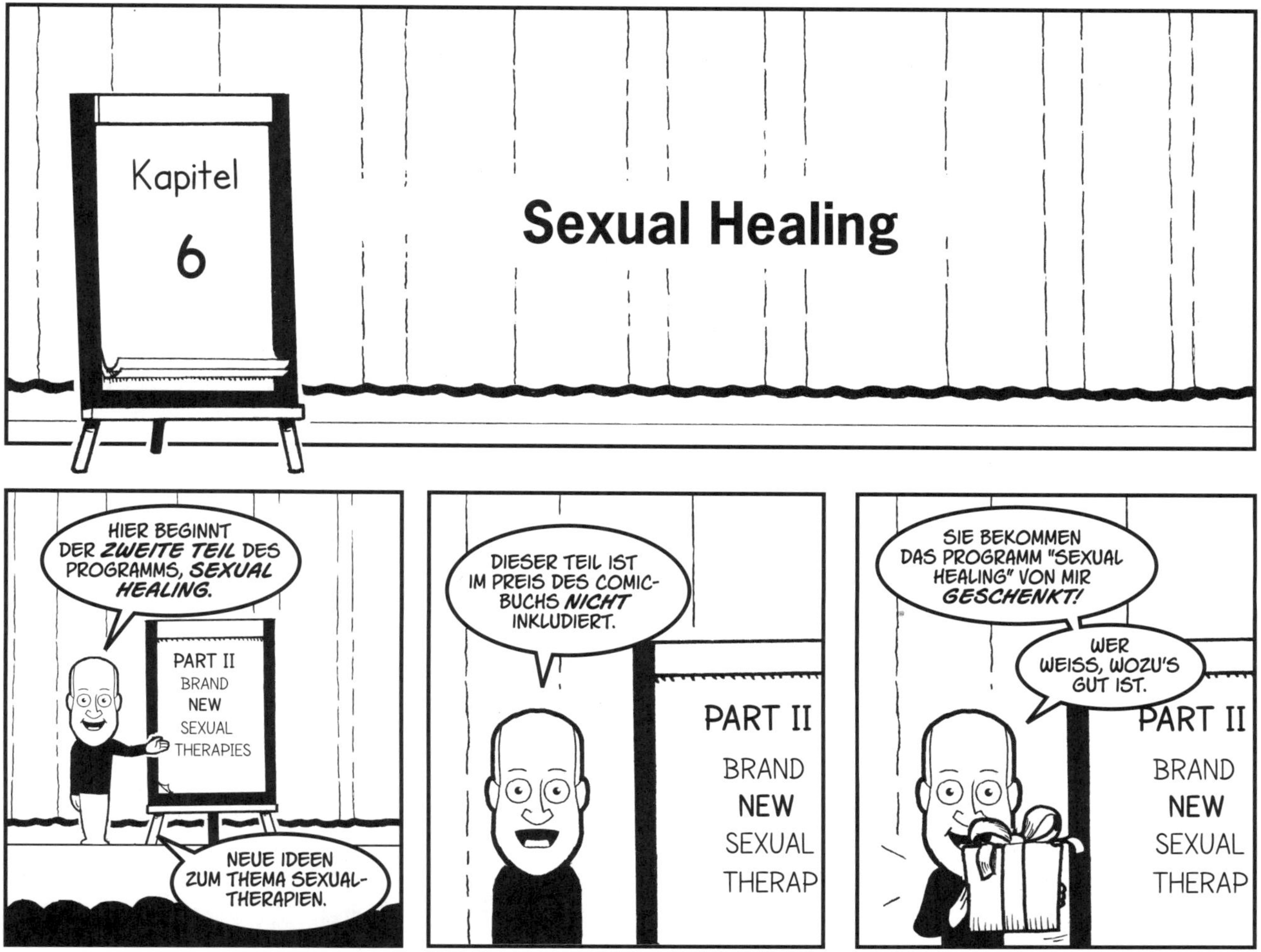
Kapitel 6
Sexual Healing
HIER BEGINNT DER ZWEITE TEIL DES PROGRAMMS, SEXUAL HEALING.
PART II BRAND NEW SEXUAL THERAPIES
NEUE IDEEN ZUM THEMA SEXUAL-THERAPIEN.
DIESER TEIL IST IM PREIS DES COMIC-BUCHS NICHT INKLUDIERT.
PART II BRAND NEW SEXUAL THERAP
SIE BEKOMMEN DAS PROGRAMM "SEXUAL HEALING" VON MIR GESCHENKT!
WER WEISS, WOZU'S GUT IST.
PART II BRAND NEW SEXUAL THERAP

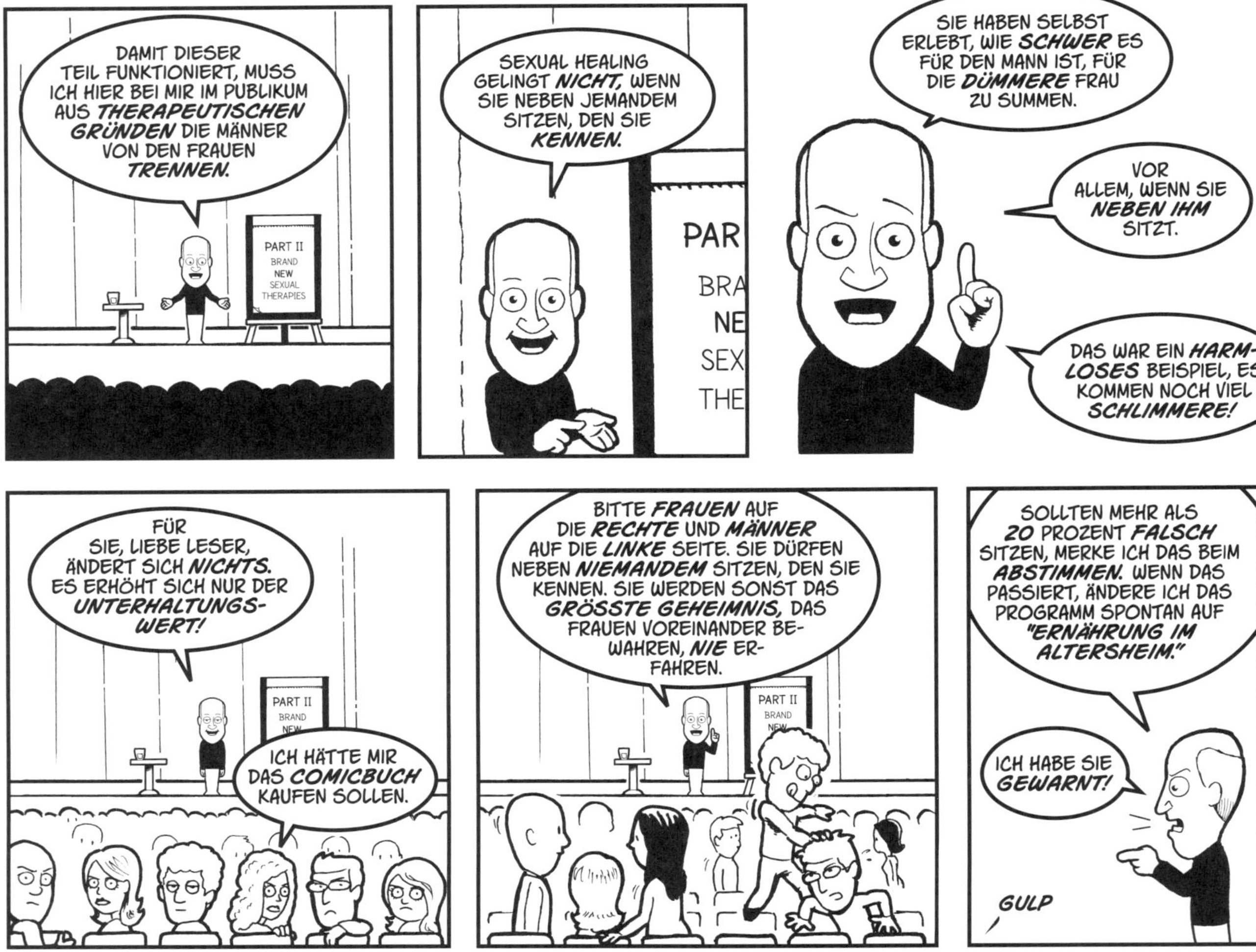
DAMIT DIESER TEIL FUNKTIONIERT, MUSS ICH HIER BEI MIR IM PUBLIKUM AUS THERAPEUTISCHEN GRÜNDEN DIE MÄNNER VON DEN FRAUEN TRENNEN.
PART II BRAND NEW SEXUAL THERAPIES
SEXUAL HEALING GELINGT NICHT, WENN SIE NEBEN JEMANDEM SITZEN, DEN SIE KENNEN.
SIE HABEN SELBST ERLEBT, WIE SCHWER ES FÜR DEN MANN IST, FÜR DIE DÜMMERE FRAU ZU SUMMEN.
VOR ALLEM, WENN SIE NEBEN IHM SITZT.
DAS WAR EIN HARMLOSES BEISPIEL, ES KOMMEN NOCH VIEL SCHLIMMERE!
FÜR SIE, LIEBE LESER, ÄNDERT SICH NICHTS. ES ERHÖHT SICH NUR DER UNTERHALTUNGSWERT!
PART II BRAND NEW
ICH HÄTTE MIR DAS COMICBUCH KAUFEN SOLLEN.
BITTE FRAUEN AUF DIE RECHTE UND MÄNNER AUF DIE LINKE SEITE. SIE DÜRFEN NEBEN NIEMANDEM SITZEN, DEN SIE KENNEN. SIE WERDEN SONST DAS GRÖSSTE GEHEIMNIS, DAS FRAUEN VOREINANDER BEWAHREN, NIE ERFAHREN.
PART II BRAND NEW
SOLLTEN MEHR ALS 20 PROZENT FALSCH SITZEN, MERKE ICH DAS BEIM ABSTIMMEN. WENN DAS PASSIERT, ÄNDERE ICH DAS PROGRAMM SPONTAN AUF "ERNÄHRUNG IM ALTERSHEIM."
ICH HABE SIE GEWARNT!
GULP

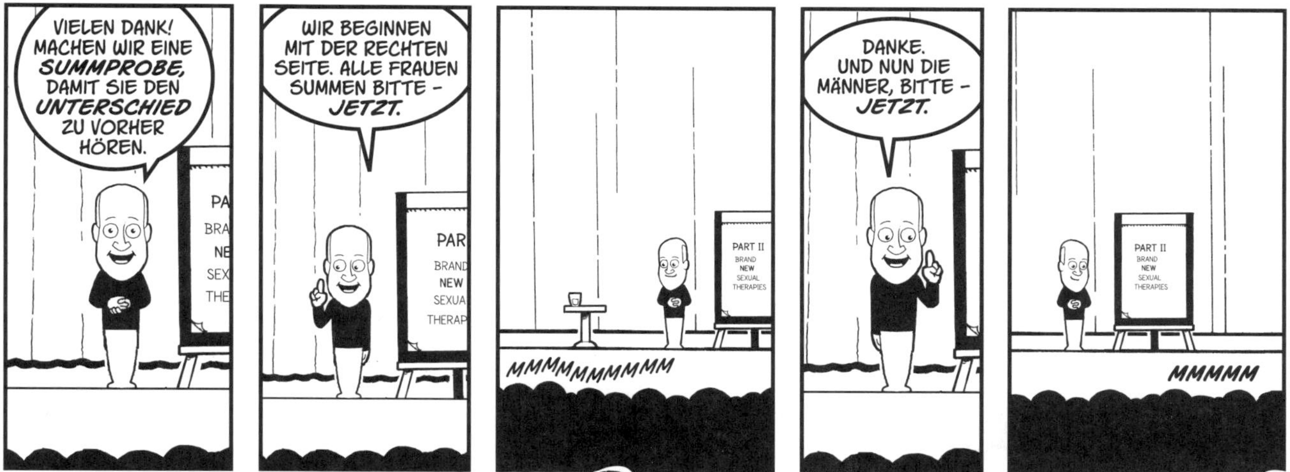
VIELEN DANK! MACHEN WIR EINE SUMMPROBE, DAMIT SIE DEN UNTERSCHIED ZU VORHER HÖREN.
WIR BEGINNEN MIT DER RECHTEN SEITE. ALLE FRAUEN SUMMEN BITTE – JETZT.
MMMMMMMMMMM
PART II
BRAND
NEW
SEXUAL
THERAPIES
DANKE. UND NUN DIE MÄNNER, BITTE – JETZT.
MMMMM

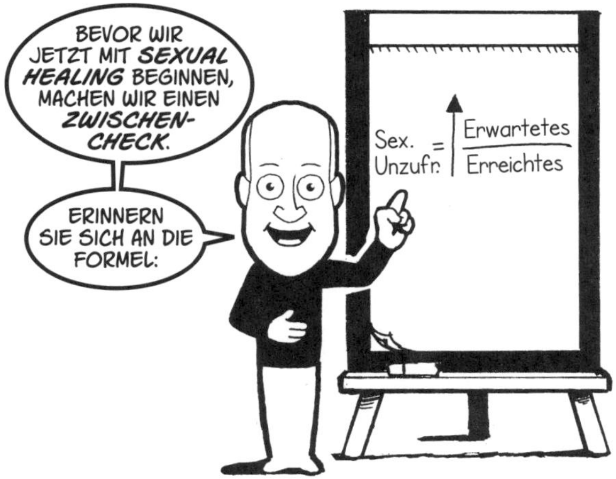
BEVOR WIR JETZT MIT SEXUAL HEALING BEGINNEN, MACHEN WIR EINEN ZWISCHEN-CHECK.
ERINNERN SIE SICH AN DIE FORMEL:
Sex. Unzufr. = Erwartetes / Erreichtes

CHECKLIST:

	JA	NEIN
Haben Sie Ihre Erwartungen zu hoch geschraubt?	○	○
Sind Sie in die Medienfalle getappt?	○	○
Vergleichen Sie sich als Frau mit pubertierenden Magersüchtigen auf Plakatwänden, deren Beine dank Computer barbiegerecht verlängert wurden?	○	○

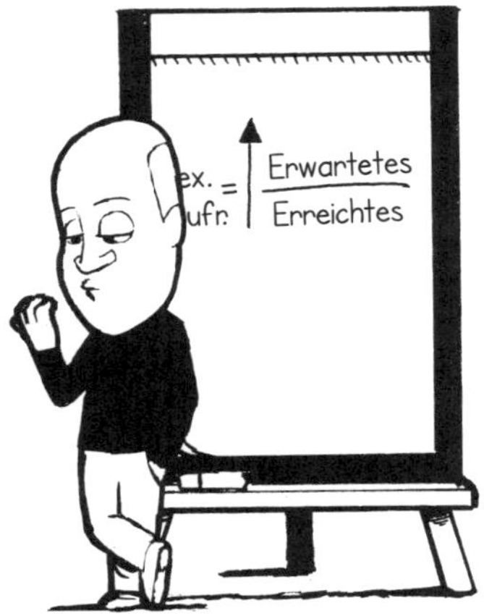

Erwartetes
Erreichtes

CHECKLIST:

	JA	NEIN
Vergleichen Sie sich als Mann oder Jüngling mit den vorselektionierten, steif gespritzten Porno-Hengsten: länger, härter, besser?	○	○
Haben Sie Ihre seltsame, sündhafte selbst befleckende ekelhafte Sexualerziehung in Ihrer Formel bedacht?	○	○
Haben Sie geglaubt, dass Partnerwahl leicht und das Zusammenleben ein Kinderspiel ist?	○	○

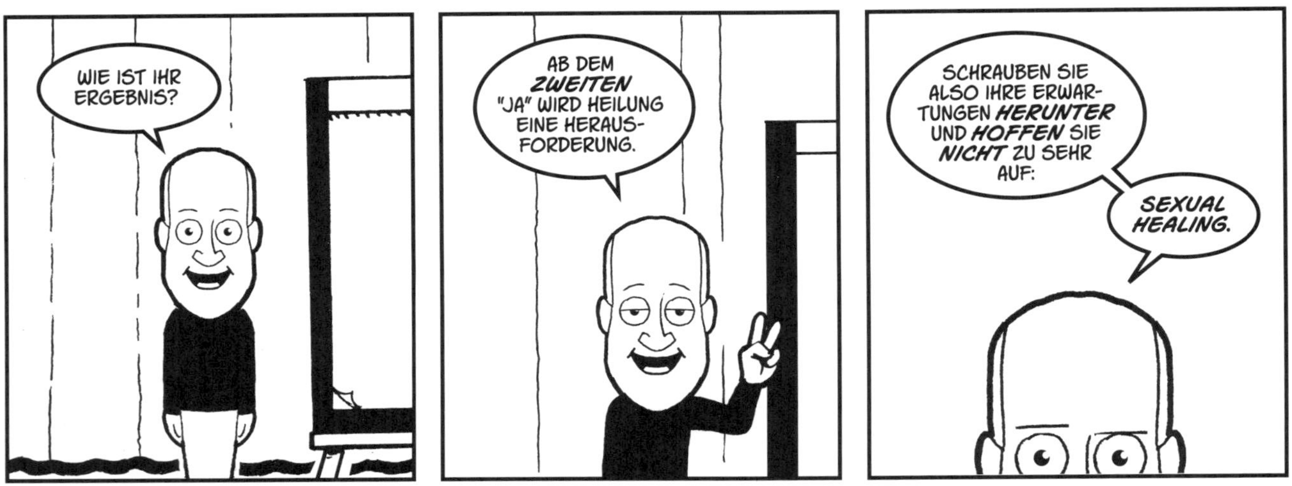

WIE IST IHR ERGEBNIS?
AB DEM *ZWEITEN* "JA" WIRD HEILUNG EINE HERAUSFORDERUNG.
SCHRAUBEN SIE ALSO IHRE ERWARTUNGEN *HERUNTER* UND *HOFFEN* SIE *NICHT* ZU SEHR AUF:
SEXUAL HEALING.

Kapitel 7

Sex-Probleme weggelacht

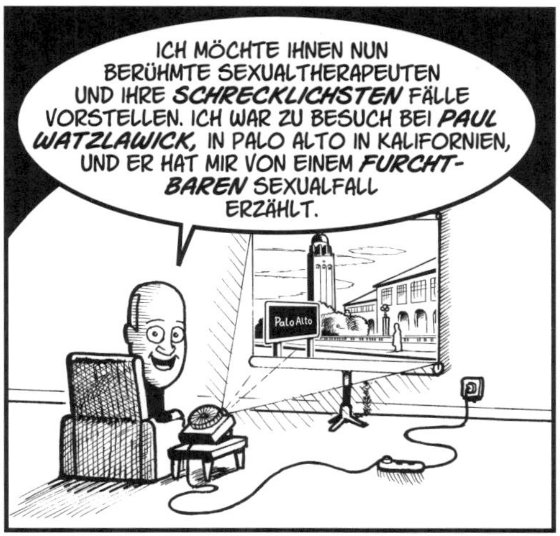
ICH MÖCHTE IHNEN NUN BERÜHMTE SEXUALTHERAPEUTEN UND IHRE *SCHRECKLICHSTEN* FÄLLE VORSTELLEN. ICH WAR ZU BESUCH BEI *PAUL WATZLAWICK,* IN PALO ALTO IN KALIFORNIEN, UND ER HAT MIR VON EINEM *FURCHTBAREN* SEXUALFALL ERZÄHLT.
Palo Alto

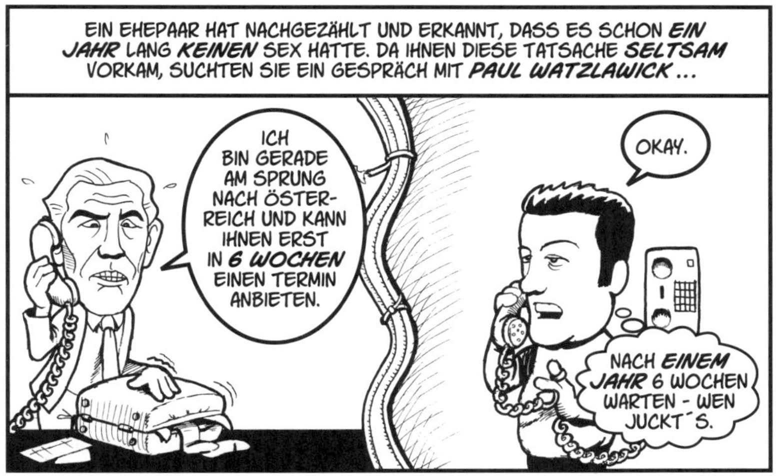
EIN EHEPAAR HAT NACHGEZÄHLT UND ERKANNT, DASS ES SCHON *EIN JAHR* LANG *KEINEN* SEX HATTE. DA IHNEN DIESE TATSACHE *SELTSAM* VORKAM, SUCHTEN SIE EIN GESPRÄCH MIT *PAUL WATZLAWICK* …
ICH BIN GERADE AM SPRUNG NACH ÖSTERREICH UND KANN IHNEN ERST IN *6 WOCHEN* EINEN TERMIN ANBIETEN.
OKAY.
NACH *EINEM JAHR* 6 WOCHEN WARTEN - WEN JUCKT´S.

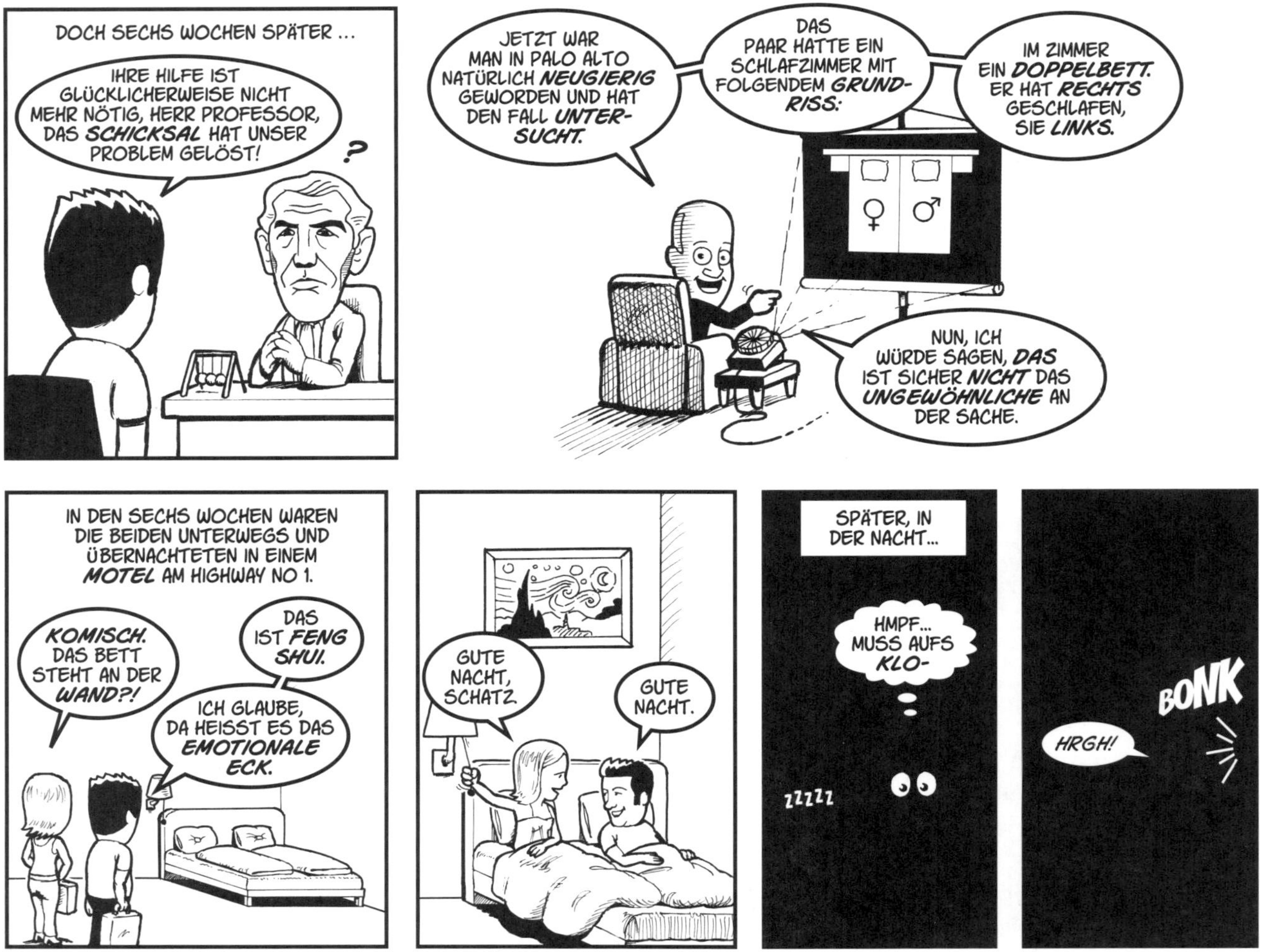

DOCH SECHS WOCHEN SPÄTER ...
IHRE HILFE IST GLÜCKLICHERWEISE NICHT MEHR NÖTIG, HERR PROFESSOR, DAS *SCHICKSAL* HAT UNSER PROBLEM GELÖST!
?
JETZT WAR MAN IN PALO ALTO NATÜRLICH *NEUGIERIG* GEWORDEN UND HAT DEN FALL *UNTERSUCHT.*
DAS PAAR HATTE EIN SCHLAFZIMMER MIT FOLGENDEM *GRUNDRISS:*
IM ZIMMER EIN *DOPPELBETT.* ER HAT *RECHTS* GESCHLAFEN, SIE *LINKS.*
♀ ♂
NUN, ICH WÜRDE SAGEN, *DAS* IST SICHER *NICHT* DAS *UNGEWÖHNLICHE* AN DER SACHE.
IN DEN SECHS WOCHEN WAREN DIE BEIDEN UNTERWEGS UND ÜBERNACHTETEN IN EINEM *MOTEL* AM HIGHWAY NO 1.
KOMISCH. DAS BETT STEHT AN DER *WAND?!*
DAS IST *FENG SHUI.*
ICH GLAUBE, DA HEISST ES DAS *EMOTIONALE ECK.*
GUTE NACHT, SCHATZ.
GUTE NACHT.
SPÄTER, IN DER NACHT...
HMPF... MUSS AUFS *KLO-*
ZZZZZ
BONK
HRGH!

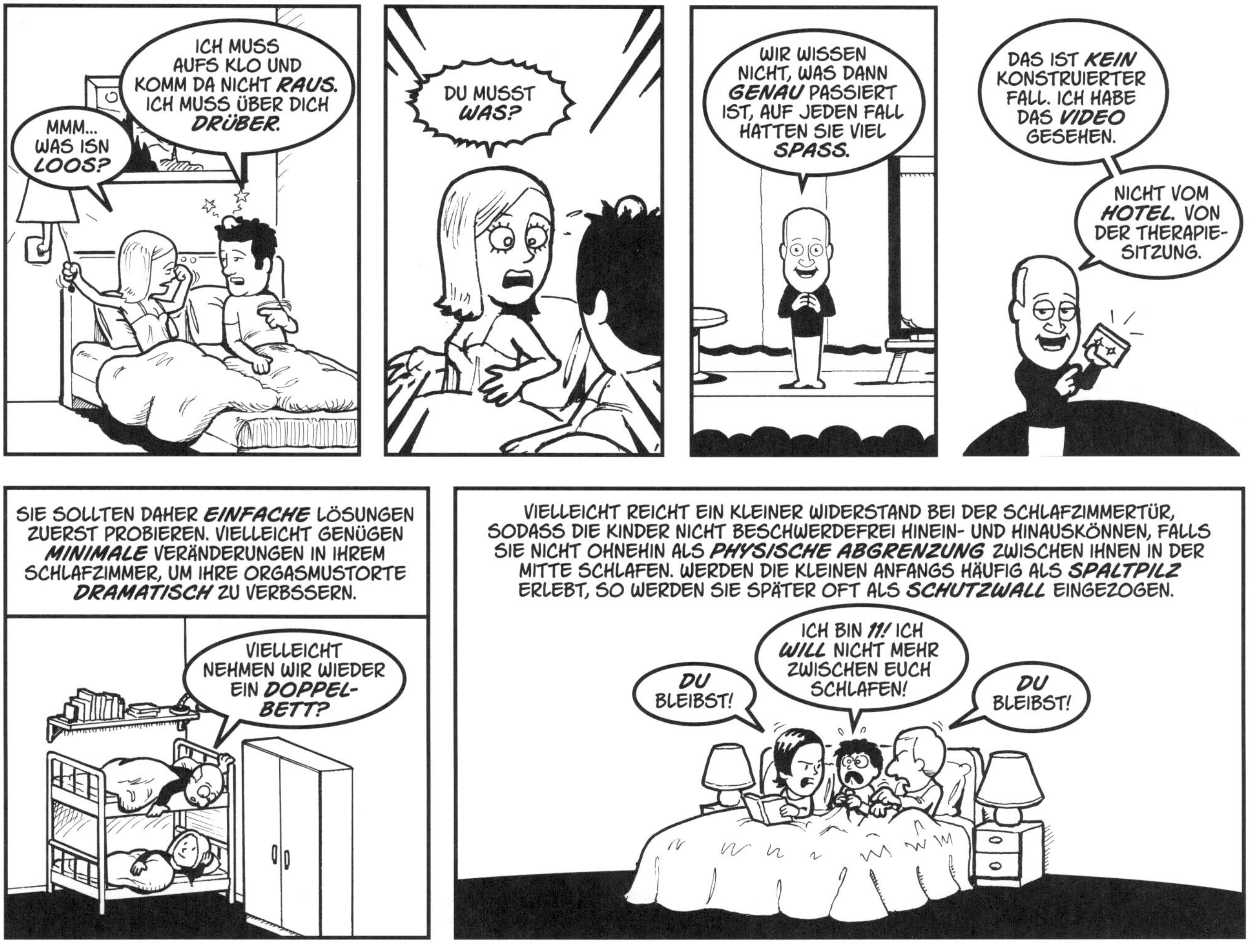
MMM... WAS ISN LOOS?
ICH MUSS AUFS KLO UND KOMM DA NICHT RAUS. ICH MUSS ÜBER DICH DRÜBER.
DU MUSST WAS?
WIR WISSEN NICHT, WAS DANN GENAU PASSIERT IST, AUF JEDEN FALL HATTEN SIE VIEL SPASS.
DAS IST KEIN KONSTRUIERTER FALL. ICH HABE DAS VIDEO GESEHEN.
NICHT VOM HOTEL. VON DER THERAPIE-SITZUNG.
SIE SOLLTEN DAHER EINFACHE LÖSUNGEN ZUERST PROBIEREN. VIELLEICHT GENÜGEN MINIMALE VERÄNDERUNGEN IN IHREM SCHLAFZIMMER, UM IHRE ORGASMUSTORTE DRAMATISCH ZU VERBSSERN.
VIELLEICHT NEHMEN WIR WIEDER EIN DOPPEL-BETT?
VIELLEICHT REICHT EIN KLEINER WIDERSTAND BEI DER SCHLAFZIMMERTÜR, SODASS DIE KINDER NICHT BESCHWERDEFREI HINEIN- UND HINAUSKÖNNEN, FALLS SIE NICHT OHNEHIN ALS PHYSISCHE ABGRENZUNG ZWISCHEN IHNEN IN DER MITTE SCHLAFEN. WERDEN DIE KLEINEN ANFANGS HÄUFIG ALS SPALTPILZ ERLEBT, SO WERDEN SIE SPÄTER OFT ALS SCHUTZWALL EINGEZOGEN.
DU BLEIBST!
ICH BIN 11! ICH WILL NICHT MEHR ZWISCHEN EUCH SCHLAFEN!
DU BLEIBST!

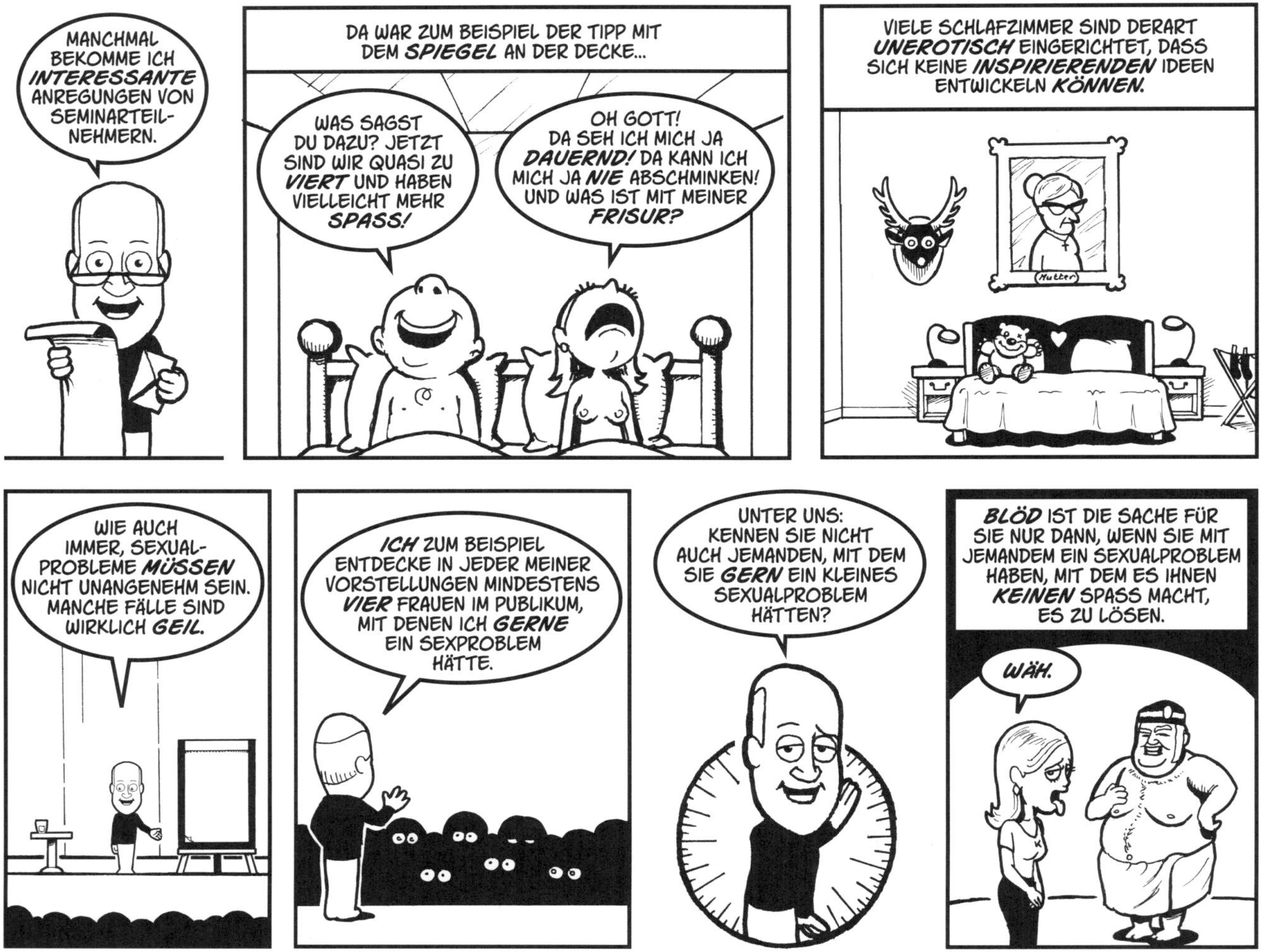
MANCHMAL BEKOMME ICH *INTERESSANTE* ANREGUNGEN VON SEMINARTEIL-NEHMERN.
DA WAR ZUM BEISPIEL DER TIPP MIT DEM *SPIEGEL* AN DER DECKE...
WAS SAGST DU DAZU? JETZT SIND WIR QUASI ZU *VIERT* UND HABEN VIELLEICHT MEHR *SPASS!*
OH GOTT! DA SEH ICH MICH JA *DAUERND!* DA KANN ICH MICH JA *NIE* ABSCHMINKEN! UND WAS IST MIT MEINER *FRISUR?*
VIELE SCHLAFZIMMER SIND DERART *UNEROTISCH* EINGERICHTET, DASS SICH KEINE *INSPIRIERENDEN* IDEEN ENTWICKELN *KÖNNEN.*
Mutter
WIE AUCH IMMER, SEXUAL-PROBLEME *MÜSSEN* NICHT UNANGENEHM SEIN. MANCHE FÄLLE SIND WIRKLICH *GEIL.*
ICH ZUM BEISPIEL ENTDECKE IN JEDER MEINER VORSTELLUNGEN MINDESTENS *VIER* FRAUEN IM PUBLIKUM, MIT DENEN ICH *GERNE* EIN SEXPROBLEM HÄTTE.
UNTER UNS: KENNEN SIE NICHT AUCH JEMANDEN, MIT DEM SIE *GERN* EIN KLEINES SEXUALPROBLEM HÄTTEN?
BLÖD IST DIE SACHE FÜR SIE NUR DANN, WENN SIE MIT JEMANDEM EIN SEXUALPROBLEM HABEN, MIT DEM ES IHNEN *KEINEN* SPASS MACHT, ES ZU LÖSEN.
WÄH.

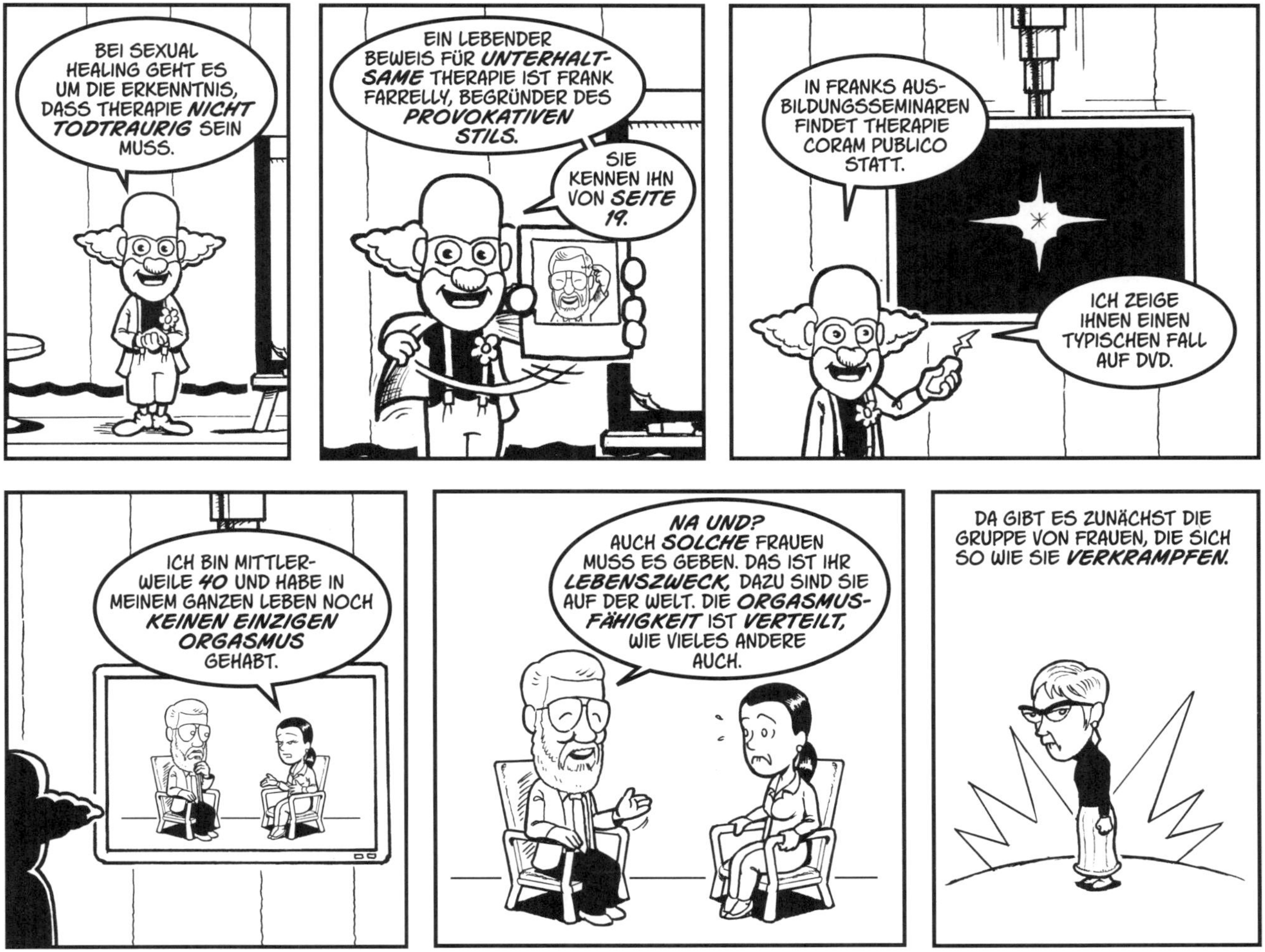
BEI SEXUAL HEALING GEHT ES UM DIE ERKENNTNIS, DASS THERAPIE NICHT TODTRAURIG SEIN MUSS.
EIN LEBENDER BEWEIS FÜR UNTERHALTSAME THERAPIE IST FRANK FARRELLY, BEGRÜNDER DES PROVOKATIVEN STILS.
SIE KENNEN IHN VON SEITE 19.
IN FRANKS AUSBILDUNGSSEMINAREN FINDET THERAPIE CORAM PUBLICO STATT.
ICH ZEIGE IHNEN EINEN TYPISCHEN FALL AUF DVD.
ICH BIN MITTLERWEILE 40 UND HABE IN MEINEM GANZEN LEBEN NOCH KEINEN EINZIGEN ORGASMUS GEHABT.
NA UND? AUCH SOLCHE FRAUEN MUSS ES GEBEN. DAS IST IHR LEBENSZWECK, DAZU SIND SIE AUF DER WELT. DIE ORGASMUSFÄHIGKEIT IST VERTEILT, WIE VIELES ANDERE AUCH.
DA GIBT ES ZUNÄCHST DIE GRUPPE VON FRAUEN, DIE SICH SO WIE SIE VERKRAMPFEN.

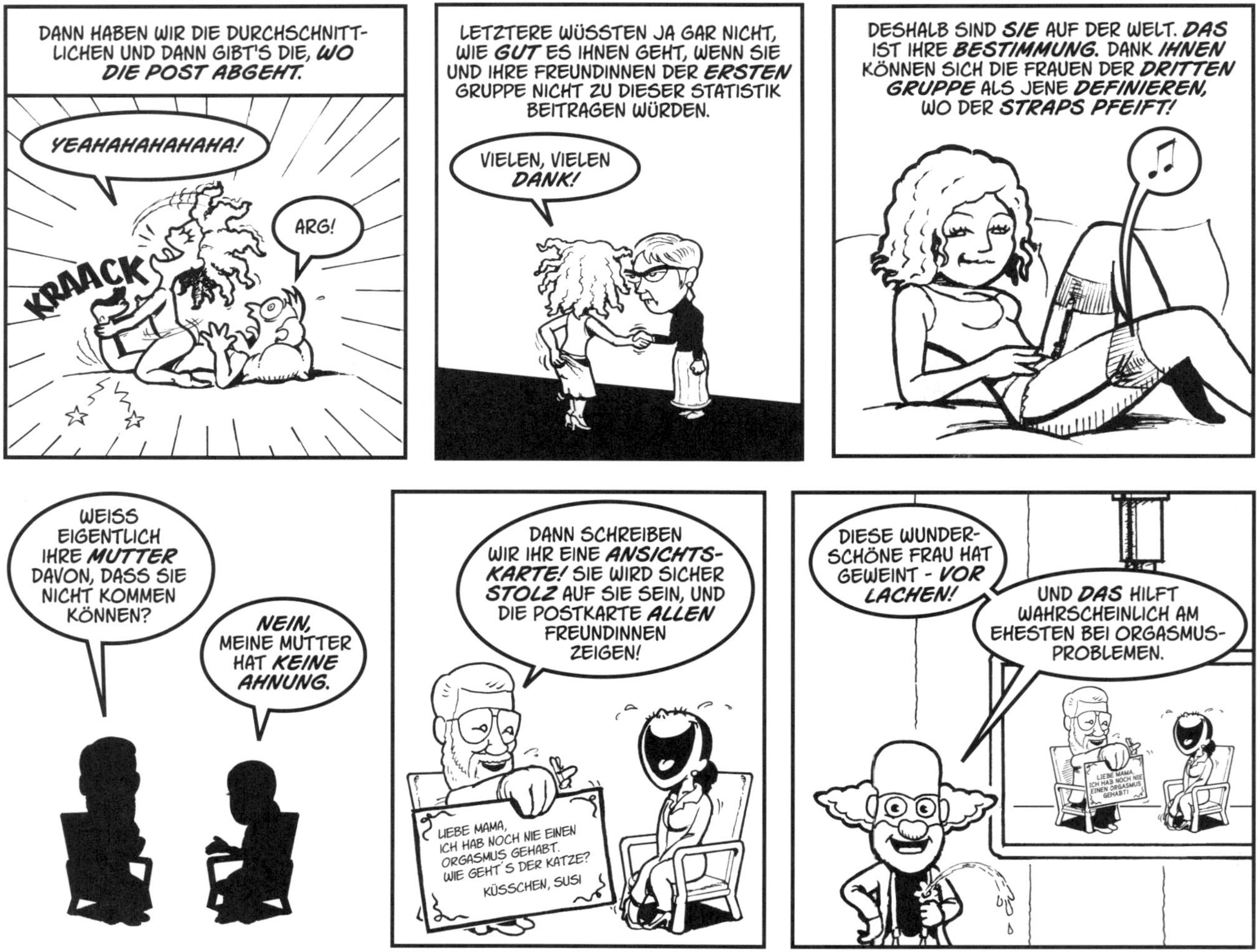
DANN HABEN WIR DIE DURCHSCHNITTLICHEN UND DANN GIBT'S DIE, WO DIE POST ABGEHT.
YEAHAHAHAHAHAHA!
KRAACK
ARG!
LETZTERE WÜSSTEN JA GAR NICHT, WIE GUT ES IHNEN GEHT, WENN SIE UND IHRE FREUNDINNEN DER ERSTEN GRUPPE NICHT ZU DIESER STATISTIK BEITRAGEN WÜRDEN.
VIELEN, VIELEN DANK!
DESHALB SIND SIE AUF DER WELT. DAS IST IHRE BESTIMMUNG. DANK IHNEN KÖNNEN SICH DIE FRAUEN DER DRITTEN GRUPPE ALS JENE DEFINIEREN, WO DER STRAPS PFEIFT!
WEISS EIGENTLICH IHRE MUTTER DAVON, DASS SIE NICHT KOMMEN KÖNNEN?
NEIN, MEINE MUTTER HAT KEINE AHNUNG.
DANN SCHREIBEN WIR IHR EINE ANSICHTSKARTE! SIE WIRD SICHER STOLZ AUF SIE SEIN, UND DIE POSTKARTE ALLEN FREUNDINNEN ZEIGEN!
LIEBE MAMA, ICH HAB NOCH NIE EINEN ORGASMUS GEHABT. WIE GEHT'S DER KATZE? KÜSSCHEN, SUSI
DIESE WUNDERSCHÖNE FRAU HAT GEWEINT - VOR LACHEN!
UND DAS HILFT WAHRSCHEINLICH AM EHESTEN BEI ORGASMUSPROBLEMEN.
LIEBE MAMA, ICH HAB NOCH NIE EINEN ORGASMUS GEHABT!

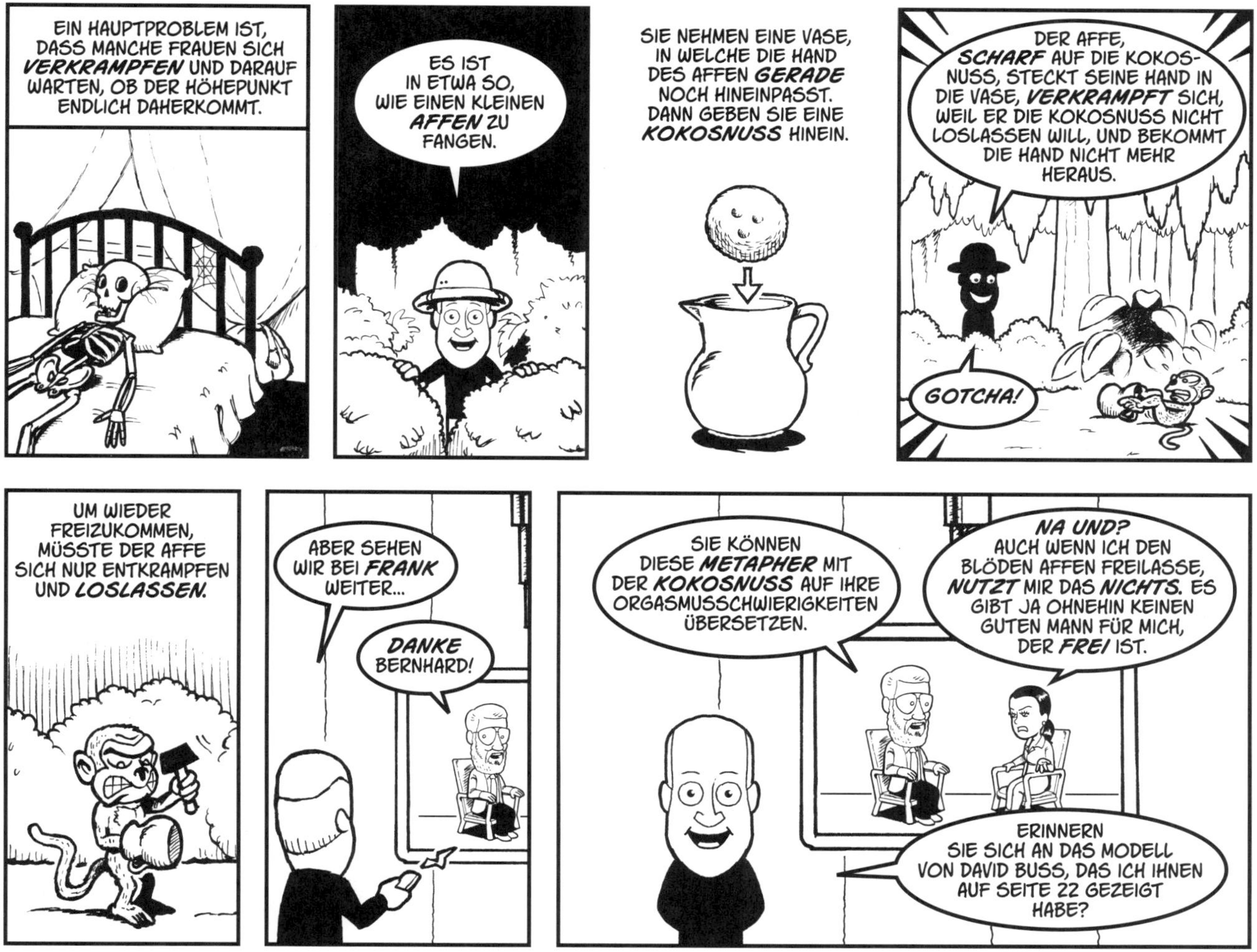

EIN HAUPTPROBLEM IST, DASS MANCHE FRAUEN SICH *VERKRAMPFEN* UND DARAUF WARTEN, OB DER HÖHEPUNKT ENDLICH DAHERKOMMT.
ES IST IN ETWA SO, WIE EINEN KLEINEN *AFFEN* ZU FANGEN.
SIE NEHMEN EINE VASE, IN WELCHE DIE HAND DES AFFEN *GERADE* NOCH HINEINPASST. DANN GEBEN SIE EINE *KOKOSNUSS* HINEIN.
DER AFFE, *SCHARF* AUF DIE KOKOSNUSS, STECKT SEINE HAND IN DIE VASE, *VERKRAMPFT* SICH, WEIL ER DIE KOKOSNUSS NICHT LOSLASSEN WILL, UND BEKOMMT DIE HAND NICHT MEHR HERAUS.
GOTCHA!
UM WIEDER FREIZUKOMMEN, MÜSSTE DER AFFE SICH NUR ENTKRAMPFEN UND *LOSLASSEN.*
ABER SEHEN WIR BEI *FRANK* WEITER…
DANKE BERNHARD!
SIE KÖNNEN DIESE *METAPHER* MIT DER *KOKOSNUSS* AUF IHRE ORGASMUSSCHWIERIGKEITEN ÜBERSETZEN.
NA UND? AUCH WENN ICH DEN BLÖDEN AFFEN FREILASSE, *NUTZT* MIR DAS *NICHTS.* ES GIBT JA OHNEHIN KEINEN GUTEN MANN FÜR MICH, DER *FREI* IST.
ERINNERN SIE SICH AN DAS MODELL VON DAVID BUSS, DAS ICH IHNEN AUF SEITE 22 GEZEIGT HABE?

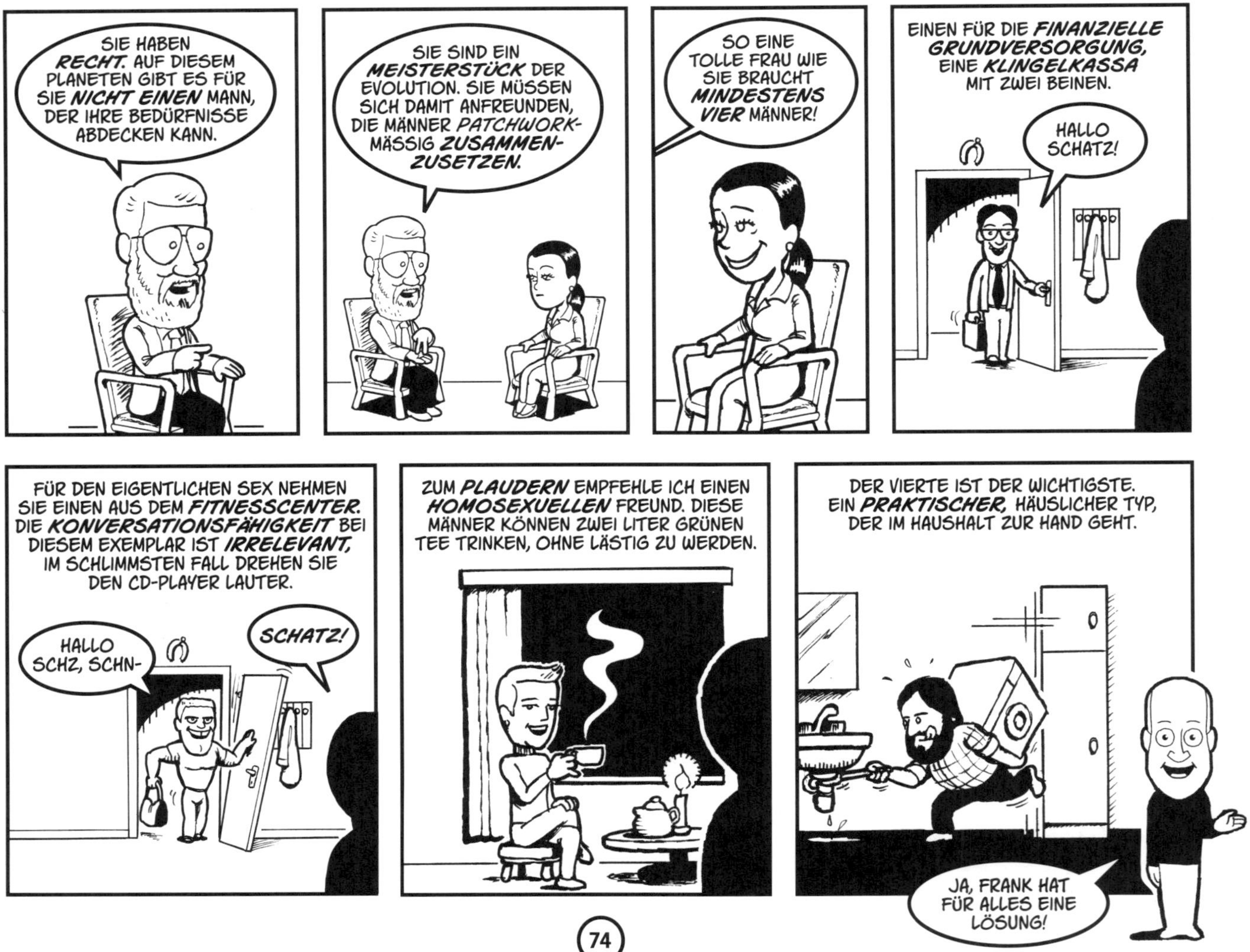
SIE HABEN RECHT. AUF DIESEM PLANETEN GIBT ES FÜR SIE NICHT EINEN MANN, DER IHRE BEDÜRFNISSE ABDECKEN KANN.
SIE SIND EIN MEISTERSTÜCK DER EVOLUTION. SIE MÜSSEN SICH DAMIT ANFREUNDEN, DIE MÄNNER PATCHWORK-MÄSSIG ZUSAMMEN-ZUSETZEN.
SO EINE TOLLE FRAU WIE SIE BRAUCHT MINDESTENS VIER MÄNNER!
EINEN FÜR DIE FINANZIELLE GRUNDVERSORGUNG, EINE KLINGELKASSA MIT ZWEI BEINEN.
HALLO SCHATZ!
FÜR DEN EIGENTLICHEN SEX NEHMEN SIE EINEN AUS DEM FITNESSCENTER. DIE KONVERSATIONSFÄHIGKEIT BEI DIESEM EXEMPLAR IST IRRELEVANT, IM SCHLIMMSTEN FALL DREHEN SIE DEN CD-PLAYER LAUTER.
HALLO SCHZ, SCHN-
SCHATZ!
ZUM PLAUDERN EMPFEHLE ICH EINEN HOMOSEXUELLEN FREUND. DIESE MÄNNER KÖNNEN ZWEI LITER GRÜNEN TEE TRINKEN, OHNE LÄSTIG ZU WERDEN.
DER VIERTE IST DER WICHTIGSTE. EIN PRAKTISCHER, HÄUSLICHER TYP, DER IM HAUSHALT ZUR HAND GEHT.
JA, FRANK HAT FÜR ALLES EINE LÖSUNG!

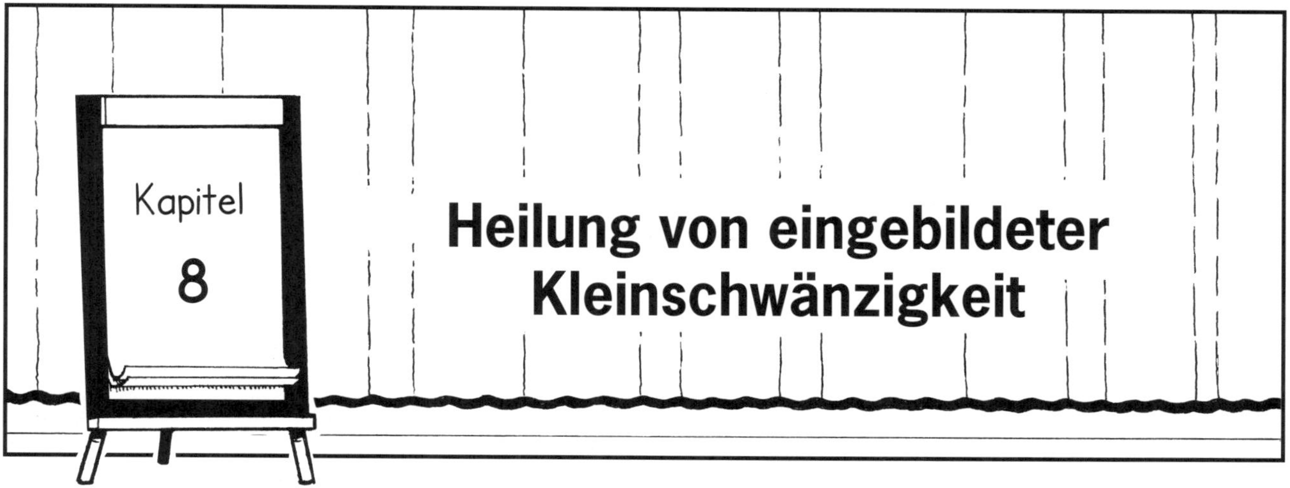

Heilung von eingebildeter Kleinschwänzigkeit

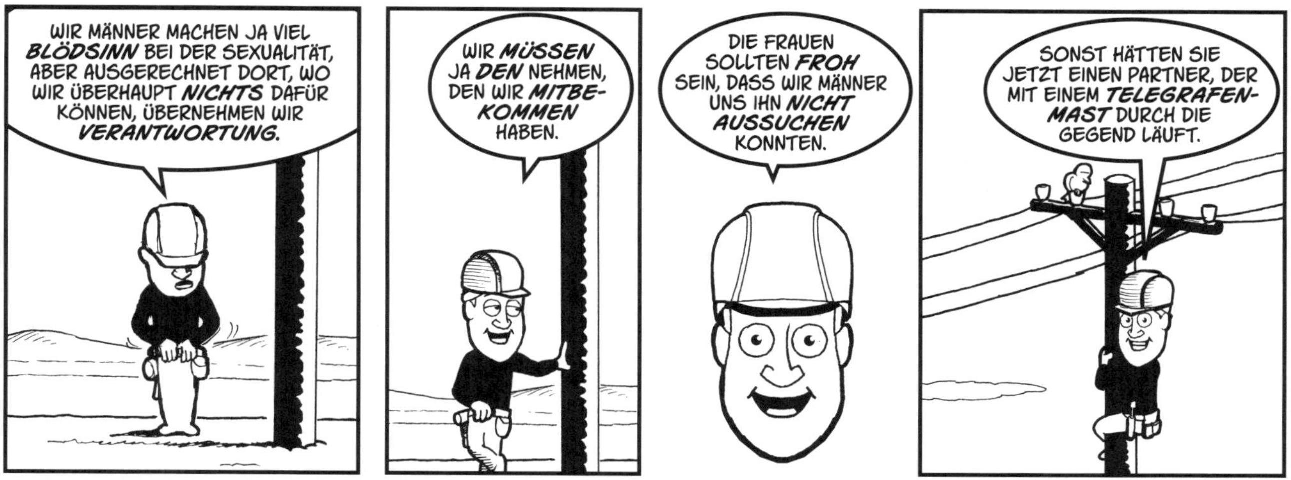
WIR MÄNNER MACHEN JA VIEL BLÖDSINN BEI DER SEXUALITÄT, ABER AUSGERECHNET DORT, WO WIR ÜBERHAUPT NICHTS DAFÜR KÖNNEN, ÜBERNEHMEN WIR VERANTWORTUNG.
WIR MÜSSEN JA DEN NEHMEN, DEN WIR MITBEKOMMEN HABEN.
DIE FRAUEN SOLLTEN FROH SEIN, DASS WIR MÄNNER UNS IHN NICHT AUSSUCHEN KONNTEN.
SONST HÄTTEN SIE JETZT EINEN PARTNER, DER MIT EINEM TELEGRAFENMAST DURCH DIE GEGEND LÄUFT.

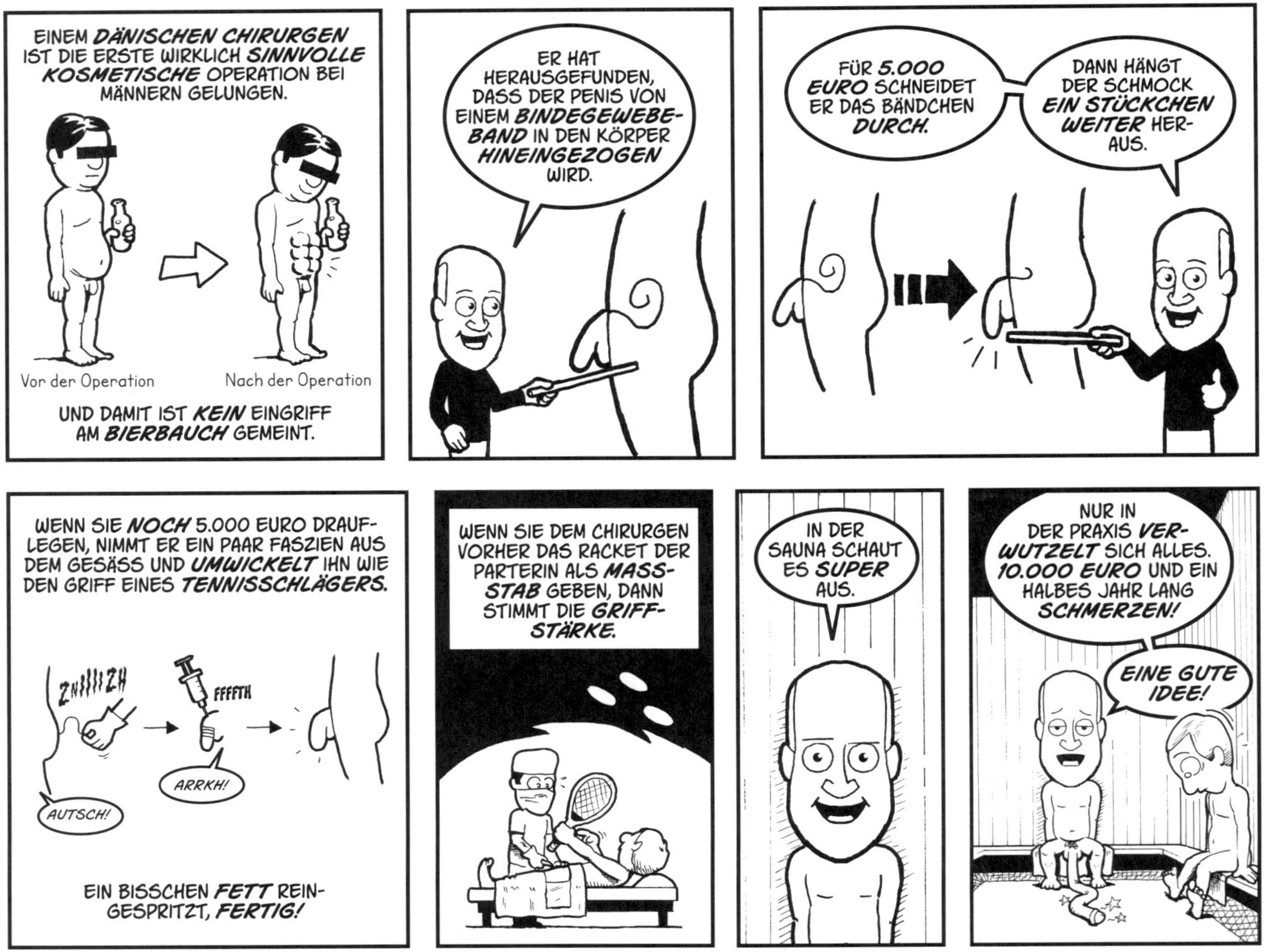
EINEM DÄNISCHEN CHIRURGEN IST DIE ERSTE WIRKLICH SINNVOLLE KOSMETISCHE OPERATION BEI MÄNNERN GELUNGEN.
Vor der Operation
Nach der Operation
UND DAMIT IST KEIN EINGRIFF AM BIERBAUCH GEMEINT.
ER HAT HERAUSGEFUNDEN, DASS DER PENIS VON EINEM BINDEGEWEBE-BAND IN DEN KÖRPER HINEINGEZOGEN WIRD.
FÜR 5.000 EURO SCHNEIDET ER DAS BÄNDCHEN DURCH.
DANN HÄNGT DER SCHMOCK EIN STÜCKCHEN WEITER HER-AUS.
WENN SIE NOCH 5.000 EURO DRAUF-LEGEN, NIMMT ER EIN PAAR FASZIEN AUS DEM GESÄSS UND UMWICKELT IHN WIE DEN GRIFF EINES TENNISSCHLÄGERS.
AUTSCH!
ARRKH!
FFFFTH
EIN BISSCHEN FETT REIN-GESPRITZT, FERTIG!
WENN SIE DEM CHIRURGEN VORHER DAS RACKET DER PARTERIN ALS MASS-STAB GEBEN, DANN STIMMT DIE GRIFF-STÄRKE.
IN DER SAUNA SCHAUT ES SUPER AUS.
NUR IN DER PRAXIS VER-WUTZELT SICH ALLES. 10.000 EURO UND EIN HALBES JAHR LANG SCHMERZEN!
EINE GUTE IDEE!

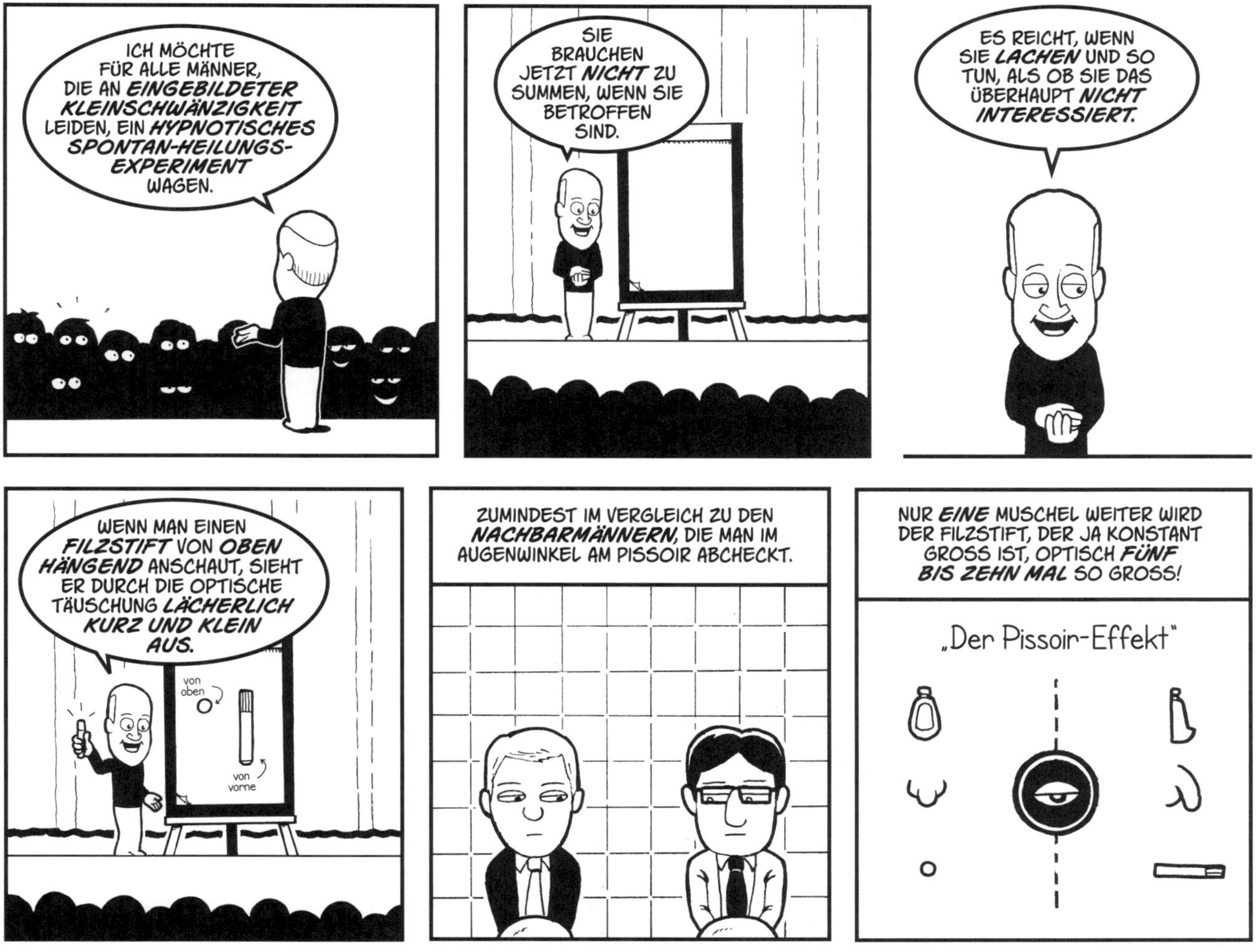
ICH MÖCHTE FÜR ALLE MÄNNER, DIE AN EINGEBILDETER KLEINSCHWÄNZIGKEIT LEIDEN, EIN HYPNOTISCHES SPONTAN-HEILUNGS-EXPERIMENT WAGEN.
SIE BRAUCHEN JETZT NICHT ZU SUMMEN, WENN SIE BETROFFEN SIND.
ES REICHT, WENN SIE LACHEN UND SO TUN, ALS OB SIE DAS ÜBERHAUPT NICHT INTERESSIERT.
WENN MAN EINEN FILZSTIFT VON OBEN HÄNGEND ANSCHAUT, SIEHT ER DURCH DIE OPTISCHE TÄUSCHUNG LÄCHERLICH KURZ UND KLEIN AUS.
von oben
von vorne
ZUMINDEST IM VERGLEICH ZU DEN NACHBARMÄNNERN, DIE MAN IM AUGENWINKEL AM PISSOIR ABCHECKT.
NUR EINE MUSCHEL WEITER WIRD DER FILZSTIFT, DER JA KONSTANT GROSS IST, OPTISCH FÜNF BIS ZEHN MAL SO GROSS!
„Der Pissoir-Effekt"

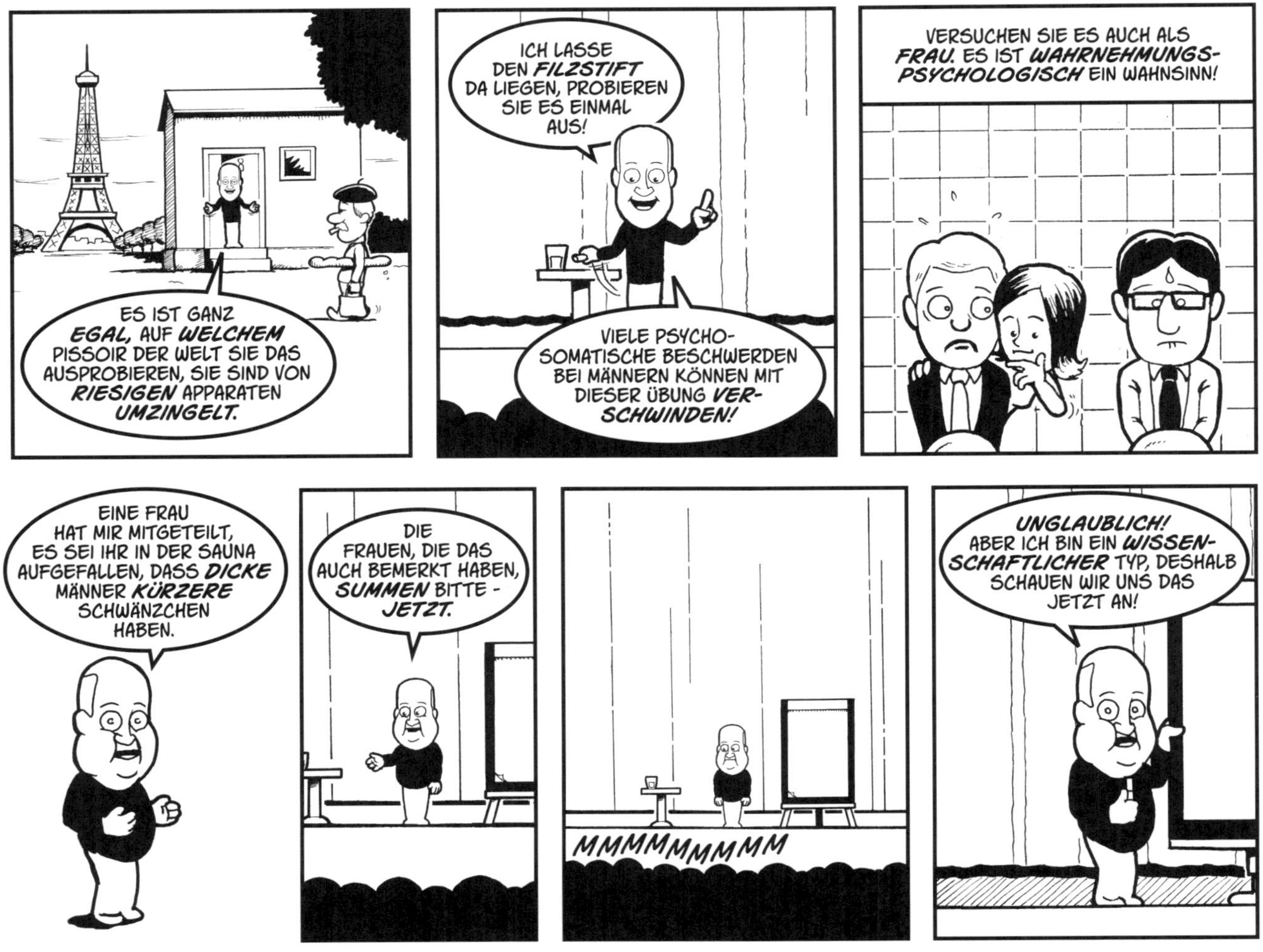
ES IST GANZ EGAL, AUF WELCHEM PISSOIR DER WELT SIE DAS AUSPROBIEREN, SIE SIND VON RIESIGEN APPARATEN UMZINGELT.
ICH LASSE DEN FILZSTIFT DA LIEGEN, PROBIEREN SIE ES EINMAL AUS!
VIELE PSYCHOSOMATISCHE BESCHWERDEN BEI MÄNNERN KÖNNEN MIT DIESER ÜBUNG VERSCHWINDEN!
VERSUCHEN SIE ES AUCH ALS FRAU. ES IST WAHRNEHMUNGSPSYCHOLOGISCH EIN WAHNSINN!
EINE FRAU HAT MIR MITGETEILT, ES SEI IHR IN DER SAUNA AUFGEFALLEN, DASS DICKE MÄNNER KÜRZERE SCHWÄNZCHEN HABEN.
DIE FRAUEN, DIE DAS AUCH BEMERKT HABEN, SUMMEN BITTE - JETZT.
MMMMMMMMM
UNGLAUBLICH! ABER ICH BIN EIN WISSENSCHAFTLICHER TYP, DESHALB SCHAUEN WIR UNS DAS JETZT AN!

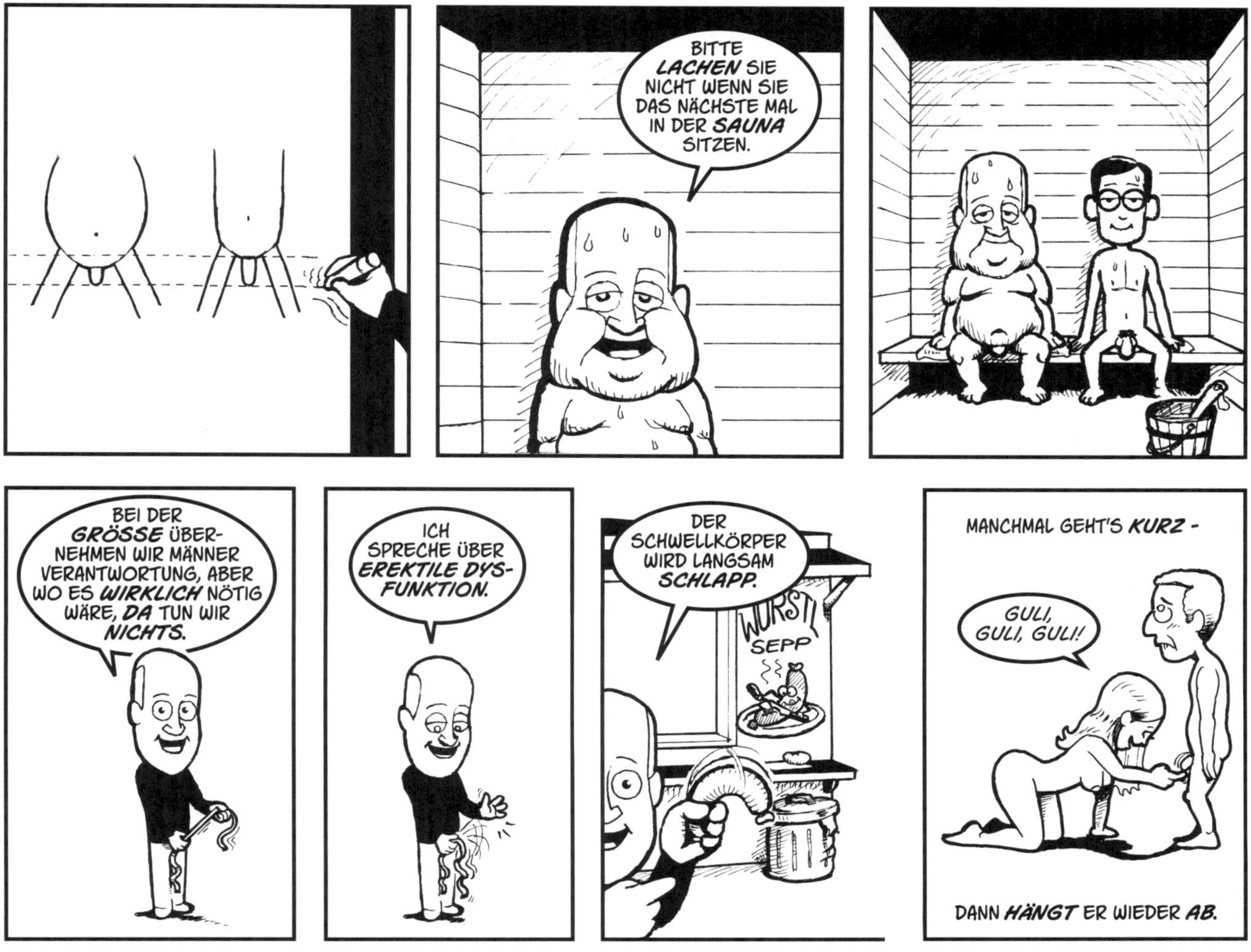
BITTE LACHEN SIE NICHT WENN SIE DAS NÄCHSTE MAL IN DER SAUNA SITZEN.
BEI DER GRÖSSE ÜBERNEHMEN WIR MÄNNER VERANTWORTUNG, ABER WO ES WIRKLICH NÖTIG WÄRE, DA TUN WIR NICHTS.
ICH SPRECHE ÜBER EREKTILE DYSFUNKTION.
DER SCHWELLKÖRPER WIRD LANGSAM SCHLAPP.
WURSTL SEPP
MANCHMAL GEHT'S KURZ -
GULI, GULI, GULI!
DANN HÄNGT ER WIEDER AB.

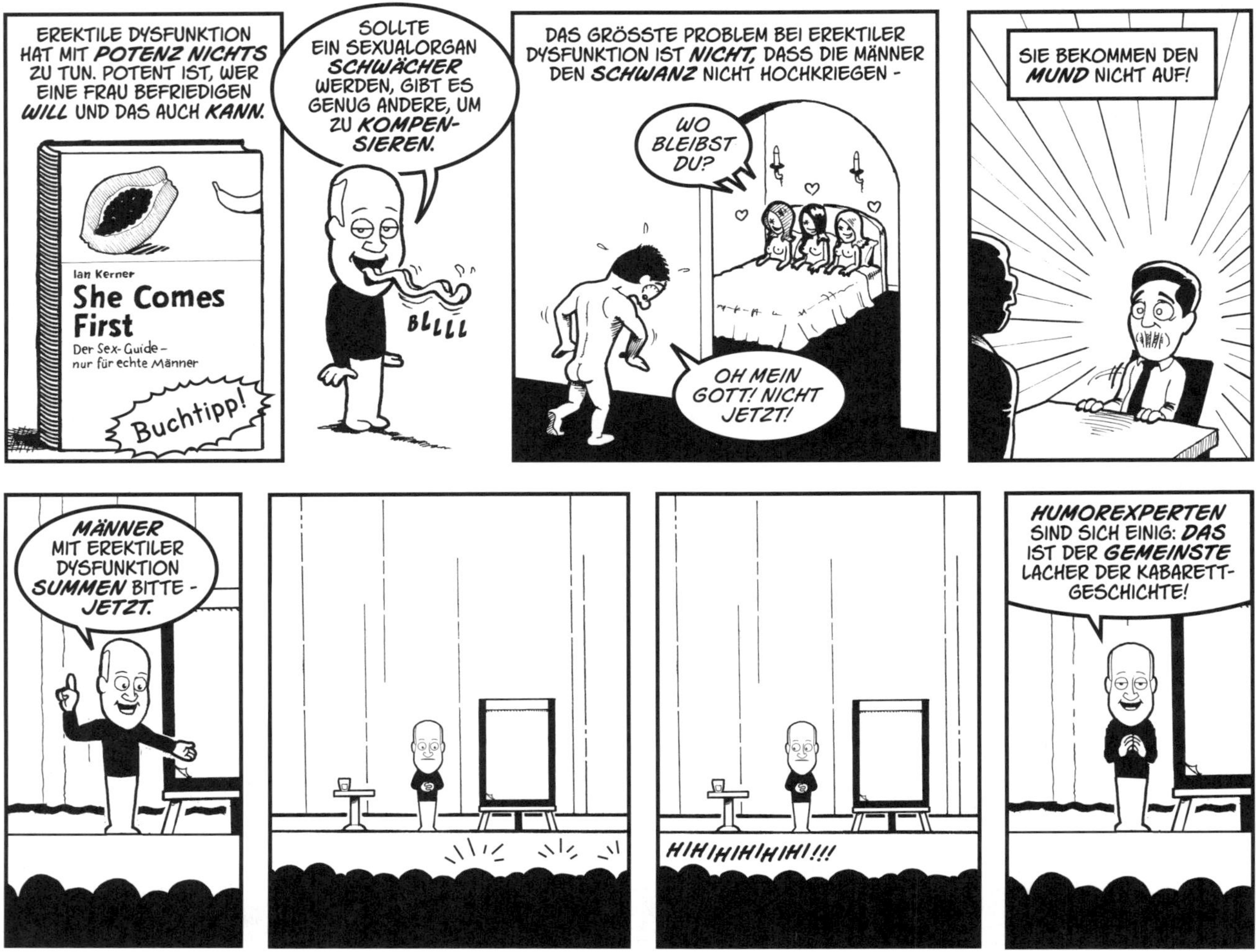
ERERKTILE DYSFUNKTION HAT MIT POTENZ NICHTS ZU TUN. POTENT IST, WER EINE FRAU BEFRIEDIGEN WILL UND DAS AUCH KANN.
Ian Kerner
She Comes First
Der Sex-Guide – nur für echte Männer
Buchtipp!
SOLLTE EIN SEXUALORGAN SCHWÄCHER WERDEN, GIBT ES GENUG ANDERE, UM ZU KOMPENSIEREN.
BLLLL
DAS GRÖSSTE PROBLEM BEI EREKTILER DYSFUNKTION IST NICHT, DASS DIE MÄNNER DEN SCHWANZ NICHT HOCHKRIEGEN -
WO BLEIBST DU?
OH MEIN GOTT! NICHT JETZT!
SIE BEKOMMEN DEN MUND NICHT AUF!
MÄNNER MIT EREKTILER DYSFUNKTION SUMMEN BITTE - JETZT.
HIHIHIHIHIHI!!!
HUMOREXPERTEN SIND SICH EINIG: DAS IST DER GEMEINSTE LACHER DER KABARETT-GESCHICHTE!

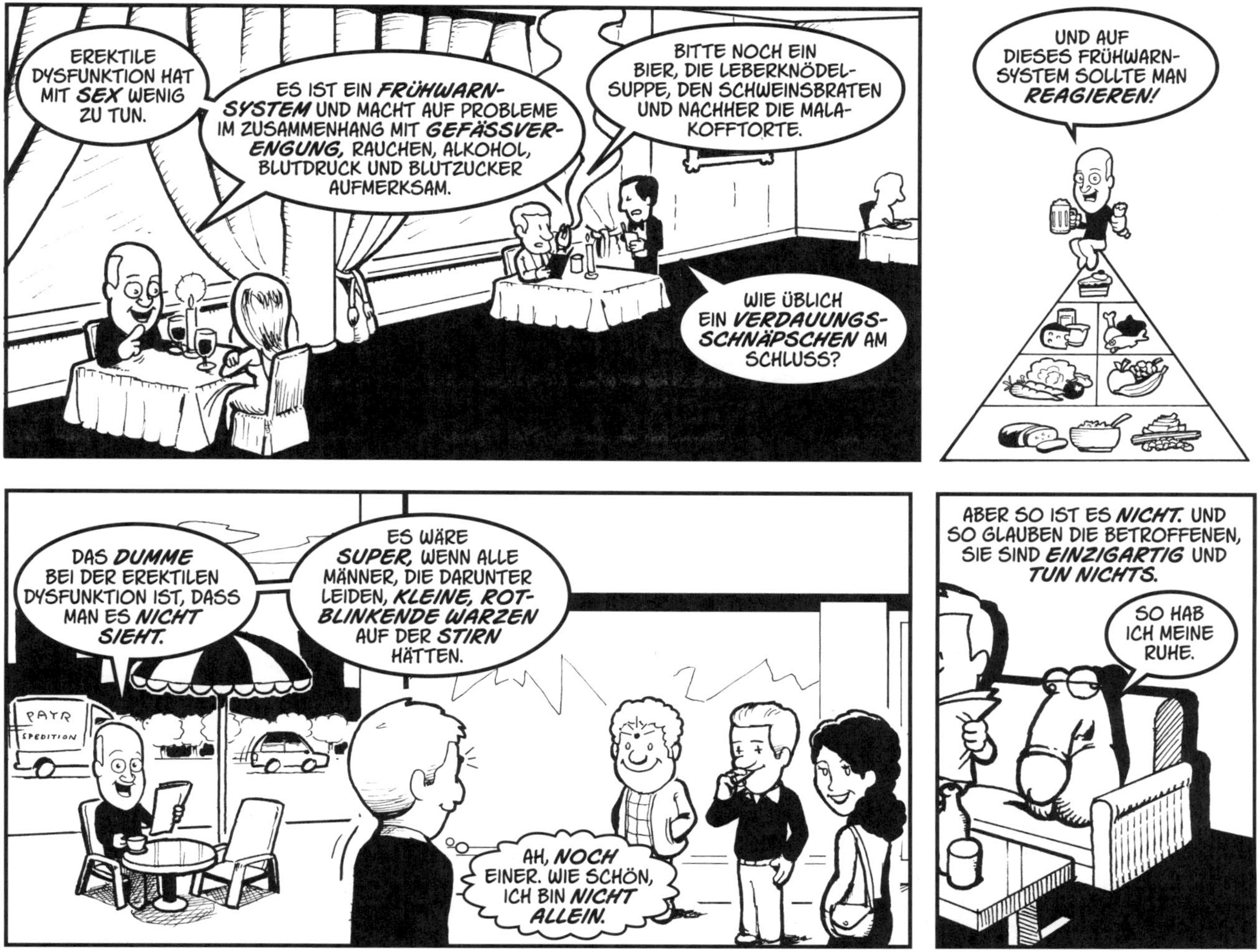
ERKTILE DYSFUNKTION HAT MIT SEX WENIG ZU TUN.
ES IST EIN FRÜHWARN-SYSTEM UND MACHT AUF PROBLEME IM ZUSAMMENHANG MIT GEFÄSSVER-ENGUNG, RAUCHEN, ALKOHOL, BLUTDRUCK UND BLUTZUCKER AUFMERKSAM.
BITTE NOCH EIN BIER, DIE LEBERKNÖDEL-SUPPE, DEN SCHWEINSBRATEN UND NACHHER DIE MALA-KOFFTORTE.
WIE ÜBLICH EIN VERDAUUNGS-SCHNÄPSCHEN AM SCHLUSS?
UND AUF DIESES FRÜHWARN-SYSTEM SOLLTE MAN REAGIEREN!
DAS DUMME BEI DER EREKTILEN DYSFUNKTION IST, DASS MAN ES NICHT SIEHT.
ES WÄRE SUPER, WENN ALLE MÄNNER, DIE DARUNTER LEIDEN, KLEINE, ROT-BLINKENDE WARZEN AUF DER STIRN HÄTTEN.
PAYR SPEDITION
AH, NOCH EINER. WIE SCHÖN, ICH BIN NICHT ALLEIN.
ABER SO IST ES NICHT. UND SO GLAUBEN DIE BETROFFENEN, SIE SIND EINZIGARTIG UND TUN NICHTS.
SO HAB ICH MEINE RUHE.

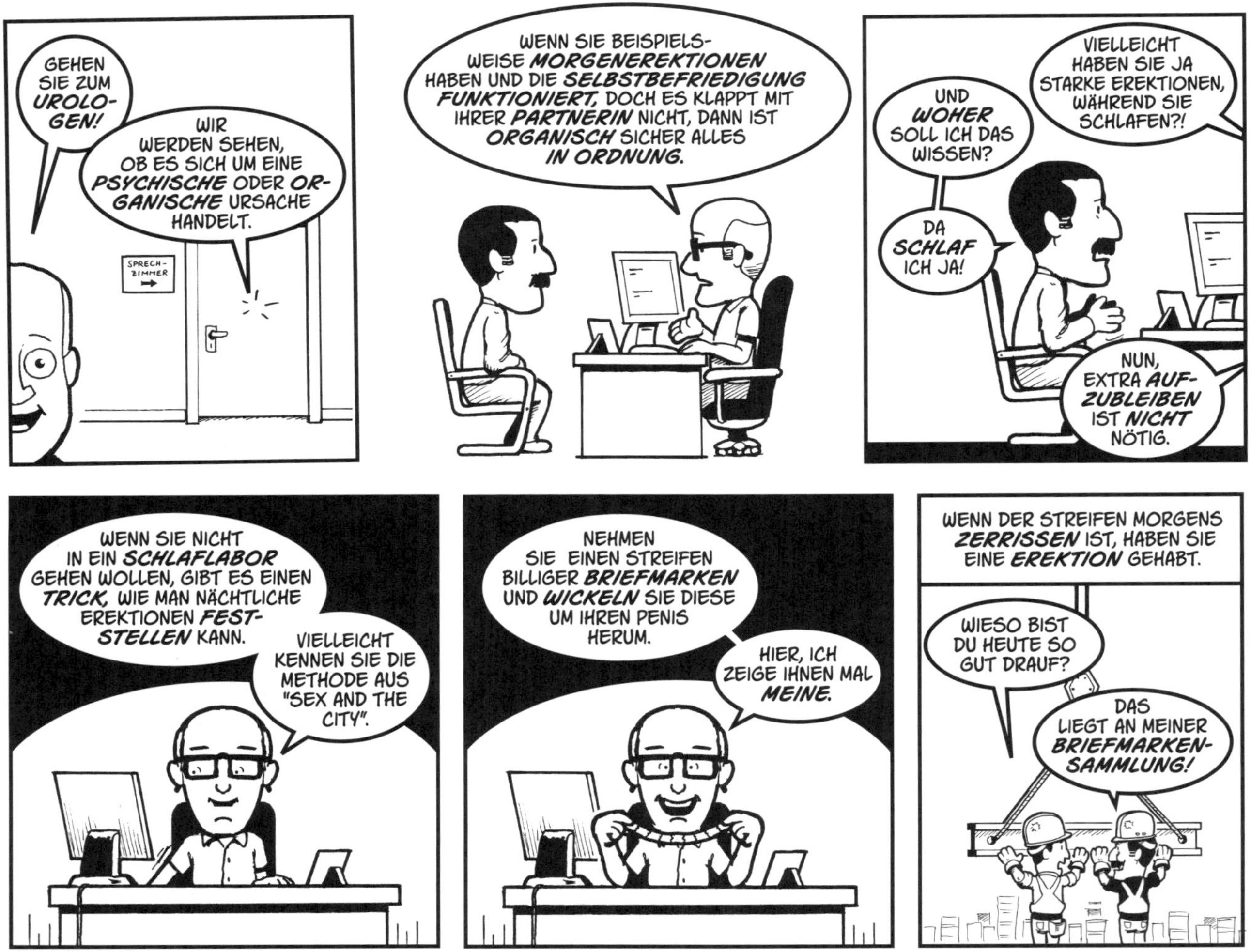
GEHEN SIE ZUM UROLOGEN!
WIR WERDEN SEHEN, OB ES SICH UM EINE PSYCHISCHE ODER ORGANISCHE URSACHE HANDELT.
SPRECHZIMMER
WENN SIE BEISPIELSWEISE MORGENEREKTIONEN HABEN UND DIE SELBSTBEFRIEDIGUNG FUNKTIONIERT, DOCH ES KLAPPT MIT IHRER PARTNERIN NICHT, DANN IST ORGANISCH SICHER ALLES IN ORDNUNG.
VIELLEICHT HABEN SIE JA STARKE EREKTIONEN, WÄHREND SIE SCHLAFEN?!
UND WOHER SOLL ICH DAS WISSEN?
DA SCHLAF ICH JA!
NUN, EXTRA AUFZUBLEIBEN IST NICHT NÖTIG.
WENN SIE NICHT IN EIN SCHLAFLABOR GEHEN WOLLEN, GIBT ES EINEN TRICK, WIE MAN NÄCHTLICHE EREKTIONEN FESTSTELLEN KANN.
VIELLEICHT KENNEN SIE DIE METHODE AUS "SEX AND THE CITY".
NEHMEN SIE EINEN STREIFEN BILLIGER BRIEFMARKEN UND WICKELN SIE DIESE UM IHREN PENIS HERUM.
HIER, ICH ZEIGE IHNEN MAL MEINE.
WENN DER STREIFEN MORGENS ZERRISSEN IST, HABEN SIE EINE EREKTION GEHABT.
WIESO BIST DU HEUTE SO GUT DRAUF?
DAS LIEGT AN MEINER BRIEFMARKENSAMMLUNG!

Kapitel 9

Zupacken mit dem PC

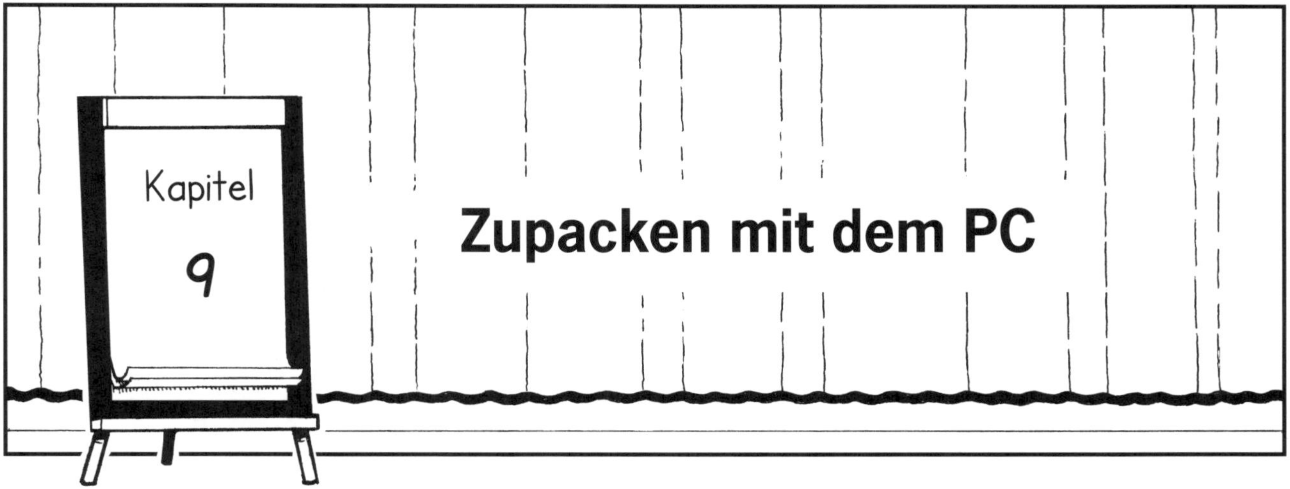

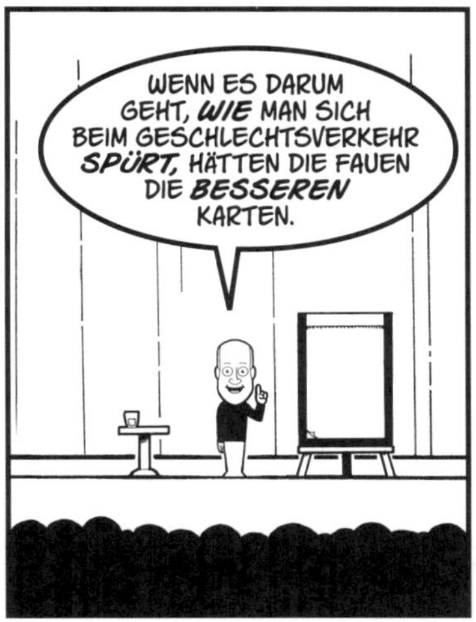

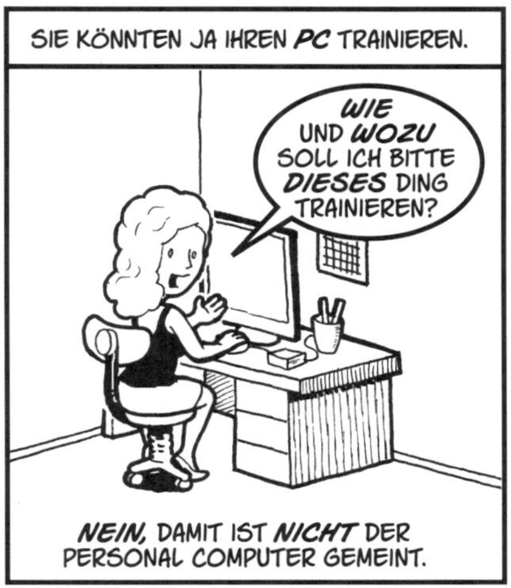

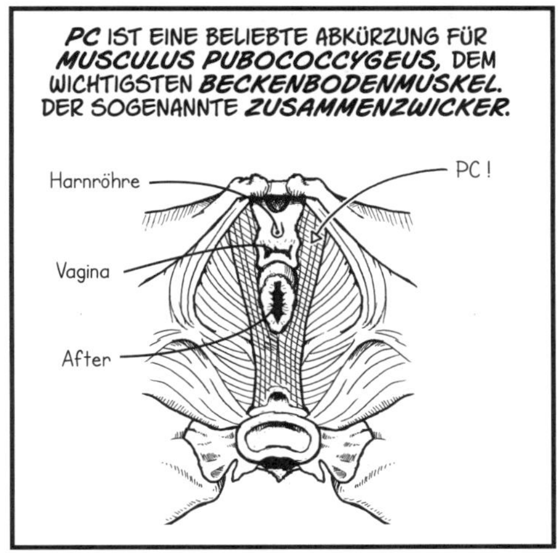

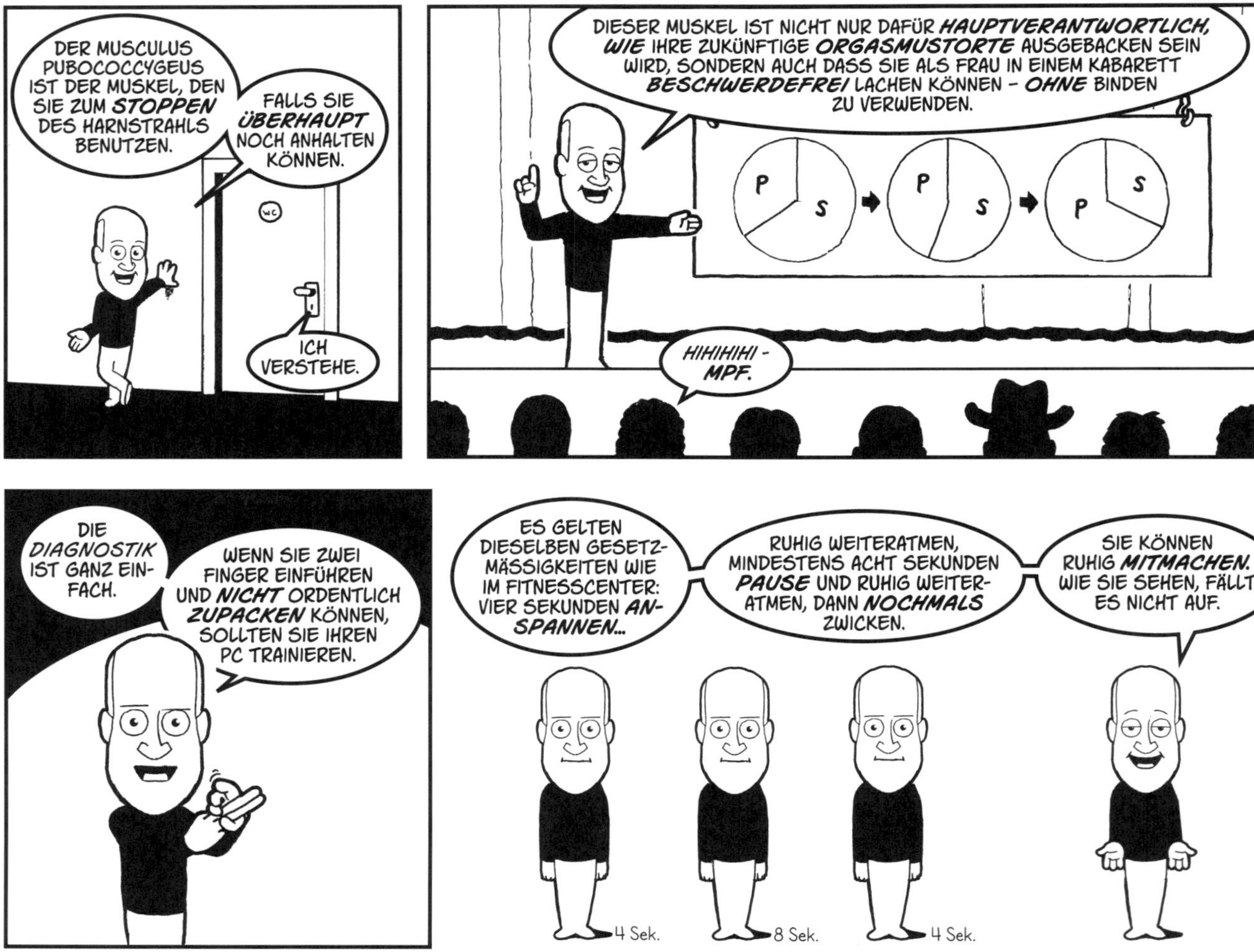
DER MUSCULUS PUBOCOCCYGEUS IST DER MUSKEL, DEN SIE ZUM STOPPEN DES HARNSTRAHLS BENUTZEN.
FALLS SIE ÜBERHAUPT NOCH ANHALTEN KÖNNEN.
WC
ICH VERSTEHE.
DIESER MUSKEL IST NICHT NUR DAFÜR HAUPTVERANTWORTLICH, WIE IHRE ZUKÜNFTIGE ORGASMUSTORTE AUSGEBACKEN SEIN WIRD, SONDERN AUCH DASS SIE ALS FRAU IN EINEM KABARETT BESCHWERDEFREI LACHEN KÖNNEN – OHNE BINDEN ZU VERWENDEN.
P S
P S
P S
HIHIHIHI – MPF.
DIE DIAGNOSTIK IST GANZ EINFACH.
WENN SIE ZWEI FINGER EINFÜHREN UND NICHT ORDENTLICH ZUPACKEN KÖNNEN, SOLLTEN SIE IHREN PC TRAINIEREN.
ES GELTEN DIESELBEN GESETZMÄSSIGKEITEN WIE IM FITNESSCENTER: VIER SEKUNDEN ANSPANNEN…
RUHIG WEITERATMEN, MINDESTENS ACHT SEKUNDEN PAUSE UND RUHIG WEITERATMEN, DANN NOCHMALS ZWICKEN.
SIE KÖNNEN RUHIG MITMACHEN. WIE SIE SEHEN, FÄLLT ES NICHT AUF.
4 Sek.
8 Sek.
4 Sek.

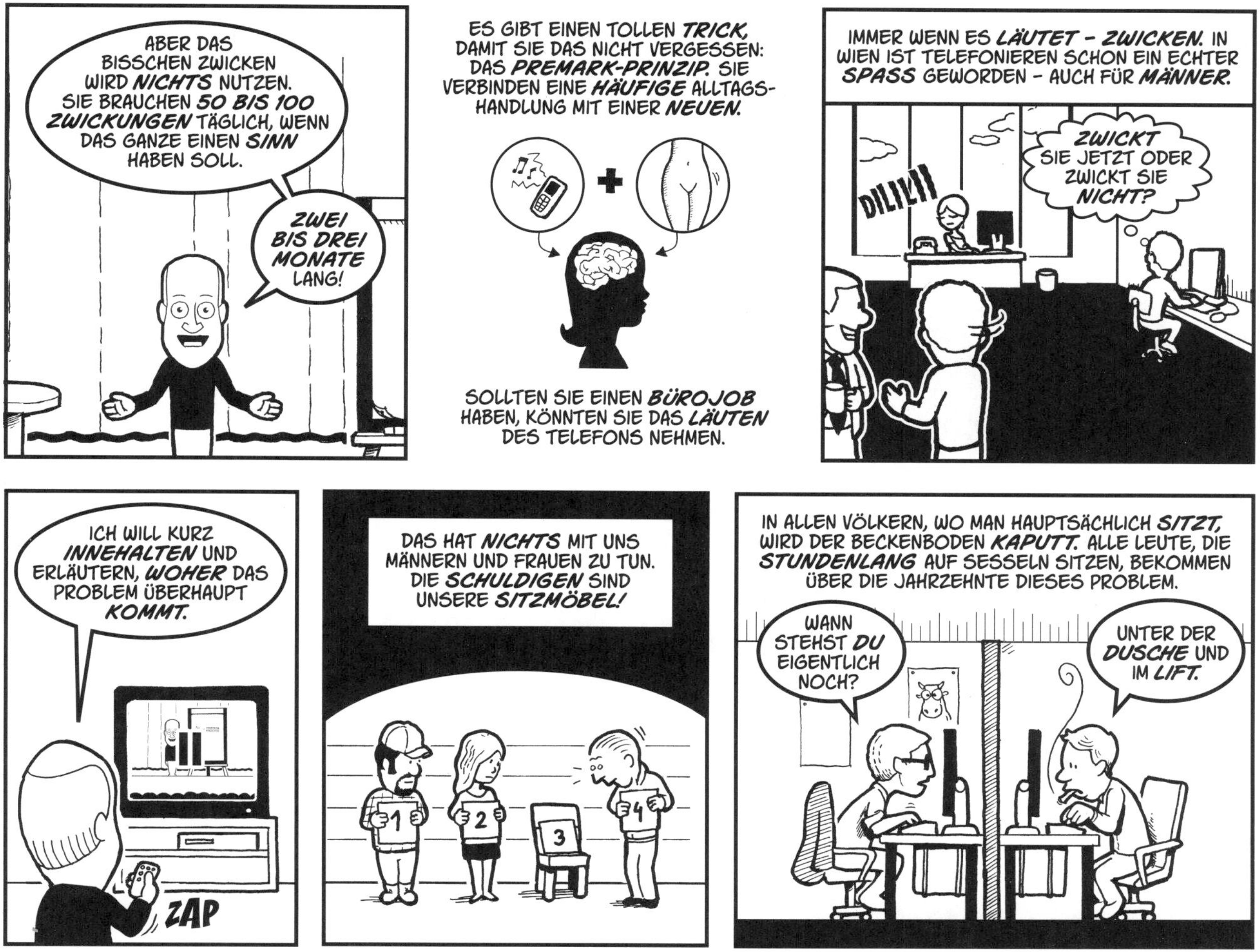

ABER DAS BISSCHEN ZWICKEN WIRD NICHTS NUTZEN. SIE BRAUCHEN 50 BIS 100 ZWICKUNGEN TÄGLICH, WENN DAS GANZE EINEN SINN HABEN SOLL.
ZWEI BIS DREI MONATE LANG!
ES GIBT EINEN TOLLEN TRICK, DAMIT SIE DAS NICHT VERGESSEN: DAS PREMARK-PRINZIP. SIE VERBINDEN EINE HÄUFIGE ALLTAGSHANDLUNG MIT EINER NEUEN.
SOLLTEN SIE EINEN BÜROJOB HABEN, KÖNNTEN SIE DAS LÄUTEN DES TELEFONS NEHMEN.
IMMER WENN ES LÄUTET – ZWICKEN. IN WIEN IST TELEFONIEREN SCHON EIN ECHTER SPASS GEWORDEN – AUCH FÜR MÄNNER.
ZWICKT SIE JETZT ODER ZWICKT SIE NICHT?
ICH WILL KURZ INNEHALTEN UND ERLÄUTERN, WOHER DAS PROBLEM ÜBERHAUPT KOMMT.
ZAP
DAS HAT NICHTS MIT UNS MÄNNERN UND FRAUEN ZU TUN. DIE SCHULDIGEN SIND UNSERE SITZMÖBEL!
1
2
3
4
IN ALLEN VÖLKERN, WO MAN HAUPTSÄCHLICH SITZT, WIRD DER BECKENBODEN KAPUTT. ALLE LEUTE, DIE STUNDENLANG AUF SESSELN SITZEN, BEKOMMEN ÜBER DIE JAHRZEHNTE DIESES PROBLEM.
WANN STEHST DU EIGENTLICH NOCH?
UNTER DER DUSCHE UND IM LIFT.

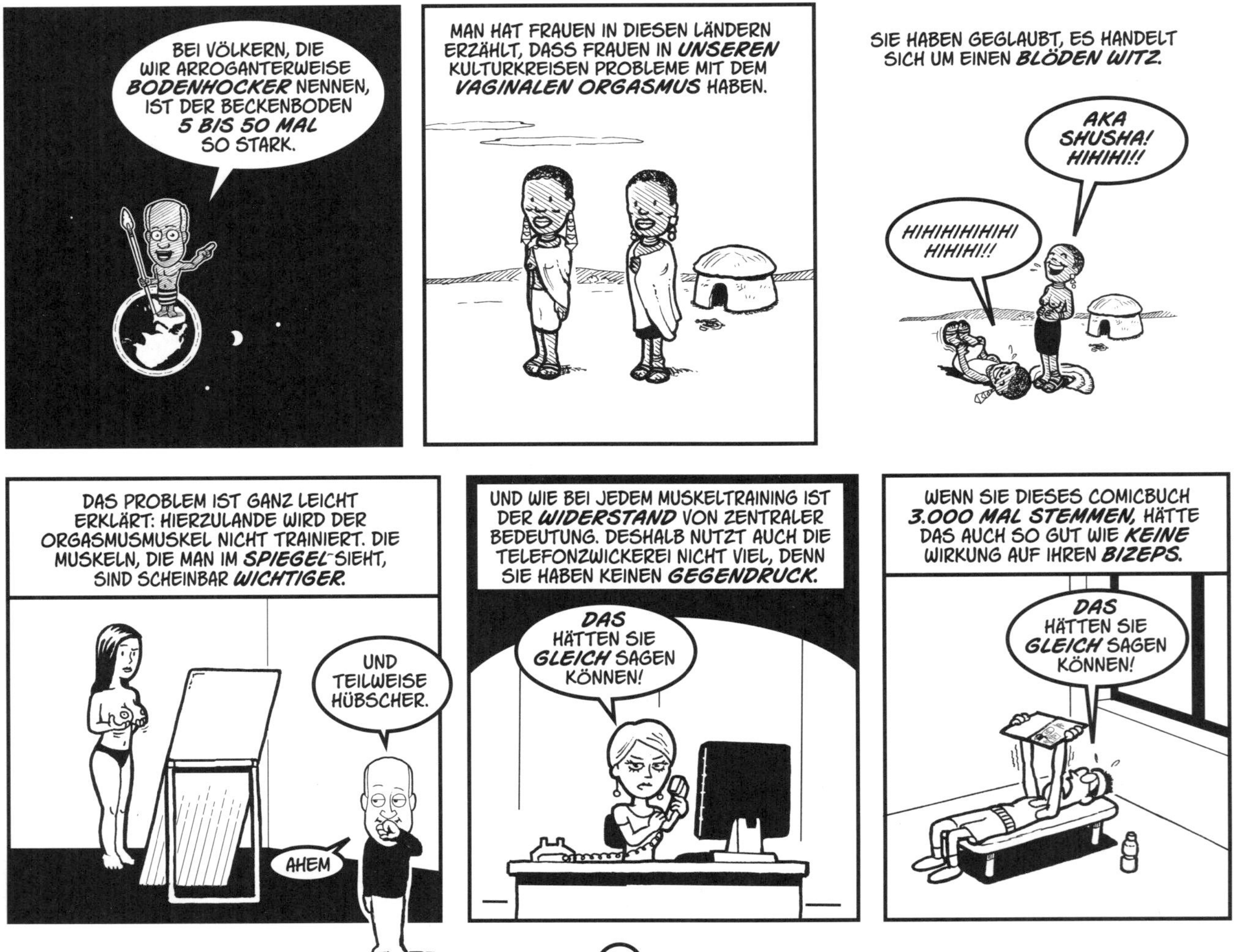

BEI VÖLKERN, DIE WIR ARROGANTERWEISE BODENHOCKER NENNEN, IST DER BECKENBODEN 5 BIS 50 MAL SO STARK.
MAN HAT FRAUEN IN DIESEN LÄNDERN ERZÄHLT, DASS FRAUEN IN UNSEREN KULTURKREISEN PROBLEME MIT DEM VAGINALEN ORGASMUS HABEN.
SIE HABEN GEGLAUBT, ES HANDELT SICH UM EINEN BLÖDEN WITZ.
AKA SHUSHA! HIHIHI!!
HIHIHIHIHIHI HIHIHI!!
DAS PROBLEM IST GANZ LEICHT ERKLÄRT: HIERZULANDE WIRD DER ORGASMUSMUSKEL NICHT TRAINIERT. DIE MUSKELN, DIE MAN IM SPIEGEL SIEHT, SIND SCHEINBAR WICHTIGER.
UND TEILWEISE HÜBSCHER.
AHEM
UND WIE BEI JEDEM MUSKELTRAINING IST DER WIDERSTAND VON ZENTRALER BEDEUTUNG. DESHALB NUTZT AUCH DIE TELEFONZWICKEREI NICHT VIEL, DENN SIE HABEN KEINEN GEGENDRUCK.
DAS HÄTTEN SIE GLEICH SAGEN KÖNNEN!
WENN SIE DIESES COMICBUCH 3.000 MAL STEMMEN, HÄTTE DAS AUCH SO GUT WIE KEINE WIRKUNG AUF IHREN BIZEPS.
DAS HÄTTEN SIE GLEICH SAGEN KÖNNEN!

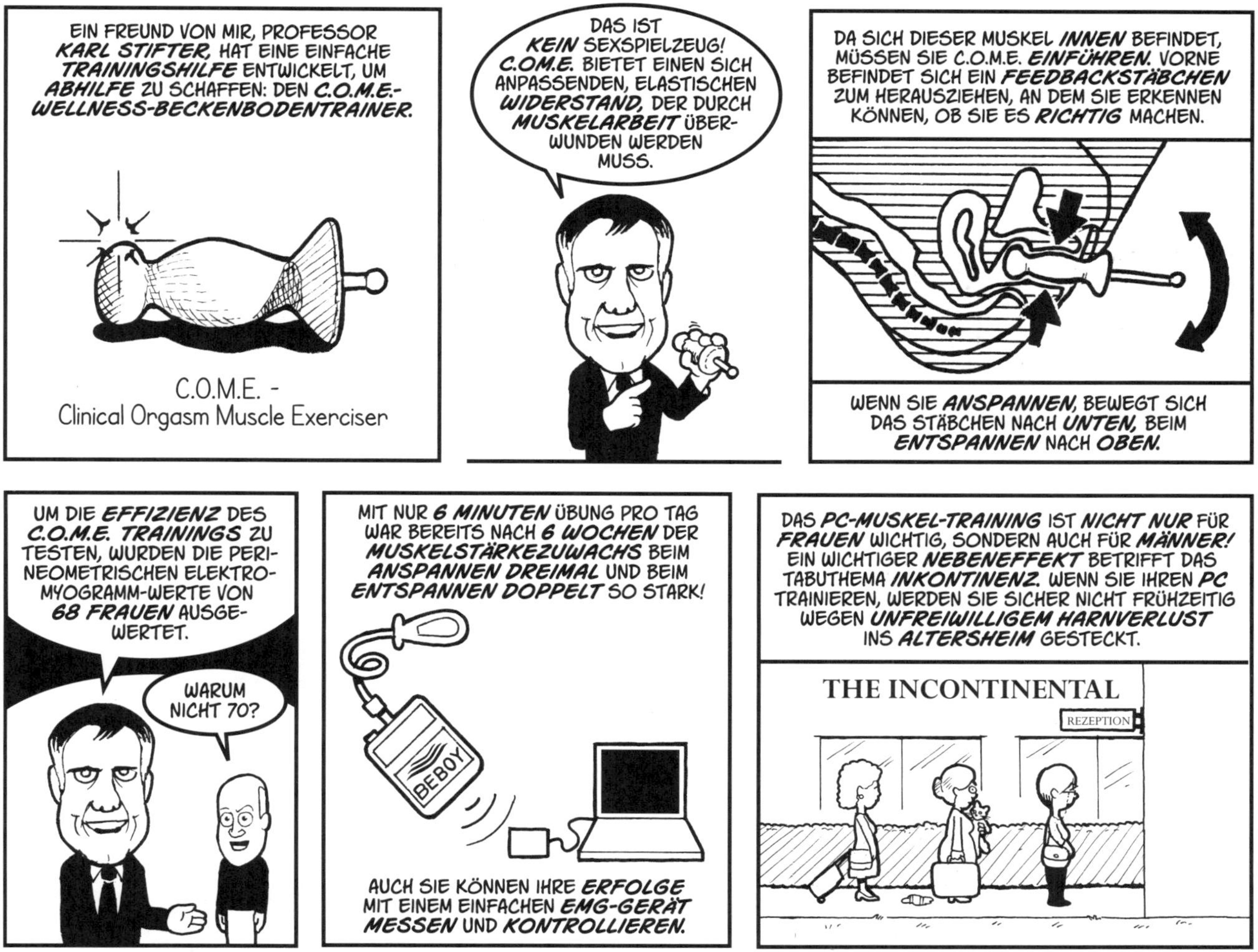
EIN FREUND VON MIR, PROFESSOR KARL STIFTER, HAT EINE EINFACHE TRAININGSHILFE ENTWICKELT, UM ABHILFE ZU SCHAFFEN: DEN C.O.M.E.-WELLNESS-BECKENBODENTRAINER.
C.O.M.E. -
Clinical Orgasm Muscle Exerciser
DAS IST KEIN SEXSPIELZEUG! C.O.M.E. BIETET EINEN SICH ANPASSENDEN, ELASTISCHEN WIDERSTAND, DER DURCH MUSKELARBEIT ÜBERWUNDEN WERDEN MUSS.
DA SICH DIESER MUSKEL INNEN BEFINDET, MÜSSEN SIE C.O.M.E. EINFÜHREN. VORNE BEFINDET SICH EIN FEEDBACKSTÄBCHEN ZUM HERAUSZIEHEN, AN DEM SIE ERKENNEN KÖNNEN, OB SIE ES RICHTIG MACHEN.
WENN SIE ANSPANNEN, BEWEGT SICH DAS STÄBCHEN NACH UNTEN, BEIM ENTSPANNEN NACH OBEN.
UM DIE EFFIZIENZ DES C.O.M.E. TRAININGS ZU TESTEN, WURDEN DIE PERINEOMETRISCHEN ELEKTROMYOGRAMM-WERTE VON 68 FRAUEN AUSGEWERTET.
WARUM NICHT 70?
MIT NUR 6 MINUTEN ÜBUNG PRO TAG WAR BEREITS NACH 6 WOCHEN DER MUSKELSTÄRKEZUWACHS BEIM ANSPANNEN DREIMAL UND BEIM ENTSPANNEN DOPPELT SO STARK!
BEBOY
AUCH SIE KÖNNEN IHRE ERFOLGE MIT EINEM EINFACHEN EMG-GERÄT MESSEN UND KONTROLLIEREN.
DAS PC-MUSKEL-TRAINING IST NICHT NUR FÜR FRAUEN WICHTIG, SONDERN AUCH FÜR MÄNNER! EIN WICHTIGER NEBENEFFEKT BETRIFFT DAS TABUTHEMA INKONTINENZ. WENN SIE IHREN PC TRAINIEREN, WERDEN SIE SICHER NICHT FRÜHZEITIG WEGEN UNFREIWILLIGEM HARNVERLUST INS ALTERSHEIM GESTECKT.
THE INCONTINENTAL
REZEPTION

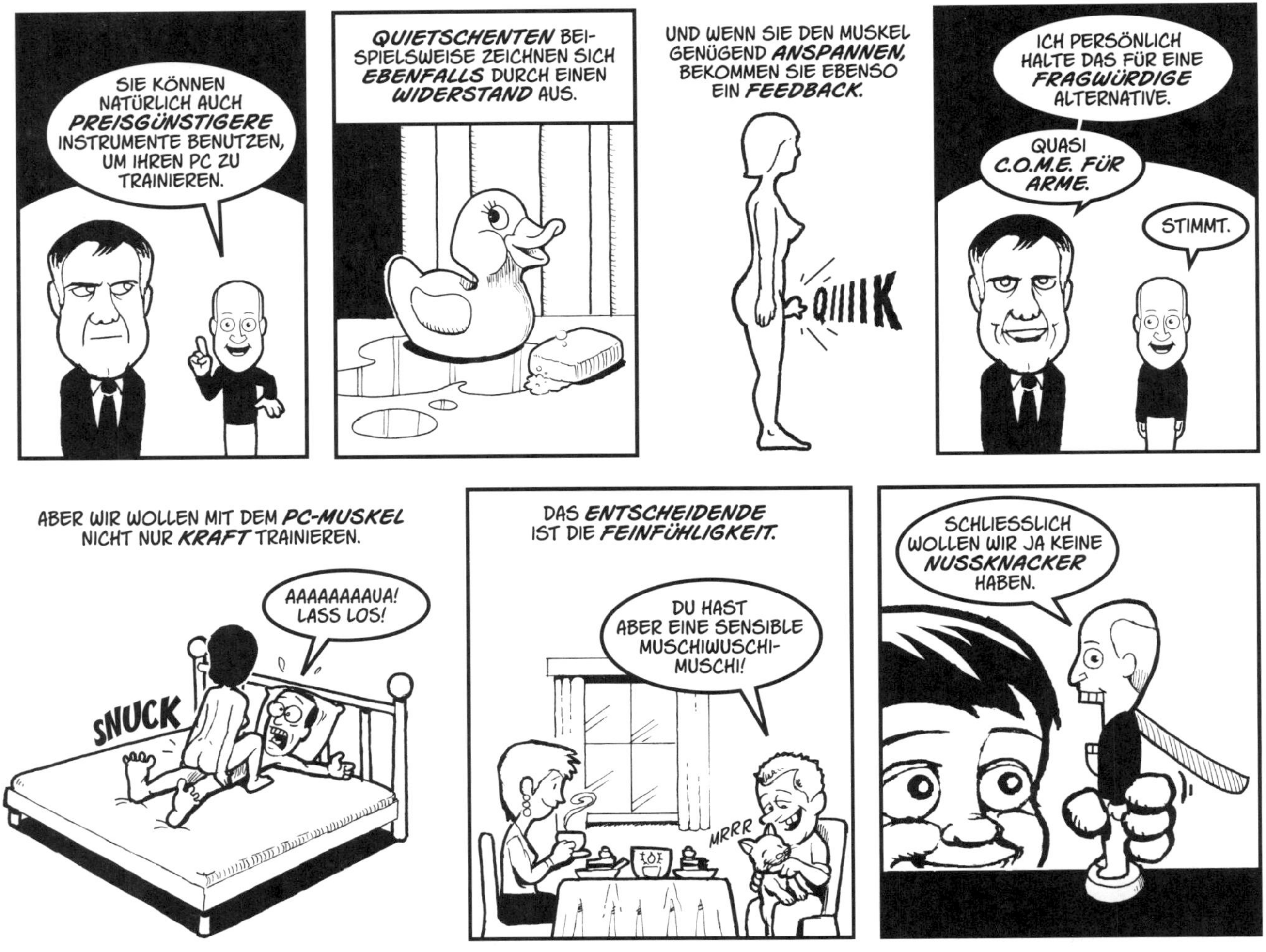
SIE KÖNNEN NATÜRLICH AUCH PREISGÜNSTIGERE INSTRUMENTE BENUTZEN, UM IHREN PC ZU TRAINIEREN.
QUIETSCHENTEN BEISPIELSWEISE ZEICHNEN SICH EBENFALLS DURCH EINEN WIDERSTAND AUS.
UND WENN SIE DEN MUSKEL GENÜGEND ANSPANNEN, BEKOMMEN SIE EBENSO EIN FEEDBACK.
QIIIIK
ICH PERSÖNLICH HALTE DAS FÜR EINE FRAGWÜRDIGE ALTERNATIVE.
QUASI C.O.M.E. FÜR ARME.
STIMMT.
ABER WIR WOLLEN MIT DEM PC-MUSKEL NICHT NUR KRAFT TRAINIEREN.
AAAAAAAAUA! LASS LOS!
SNUCK
DAS ENTSCHEIDENDE IST DIE FEINFÜHLIGKEIT.
DU HAST ABER EINE SENSIBLE MUSCHIWUSCHI-MUSCHI!
MRRR
SCHLIESSLICH WOLLEN WIR JA KEINE NUSSKNACKER HABEN.

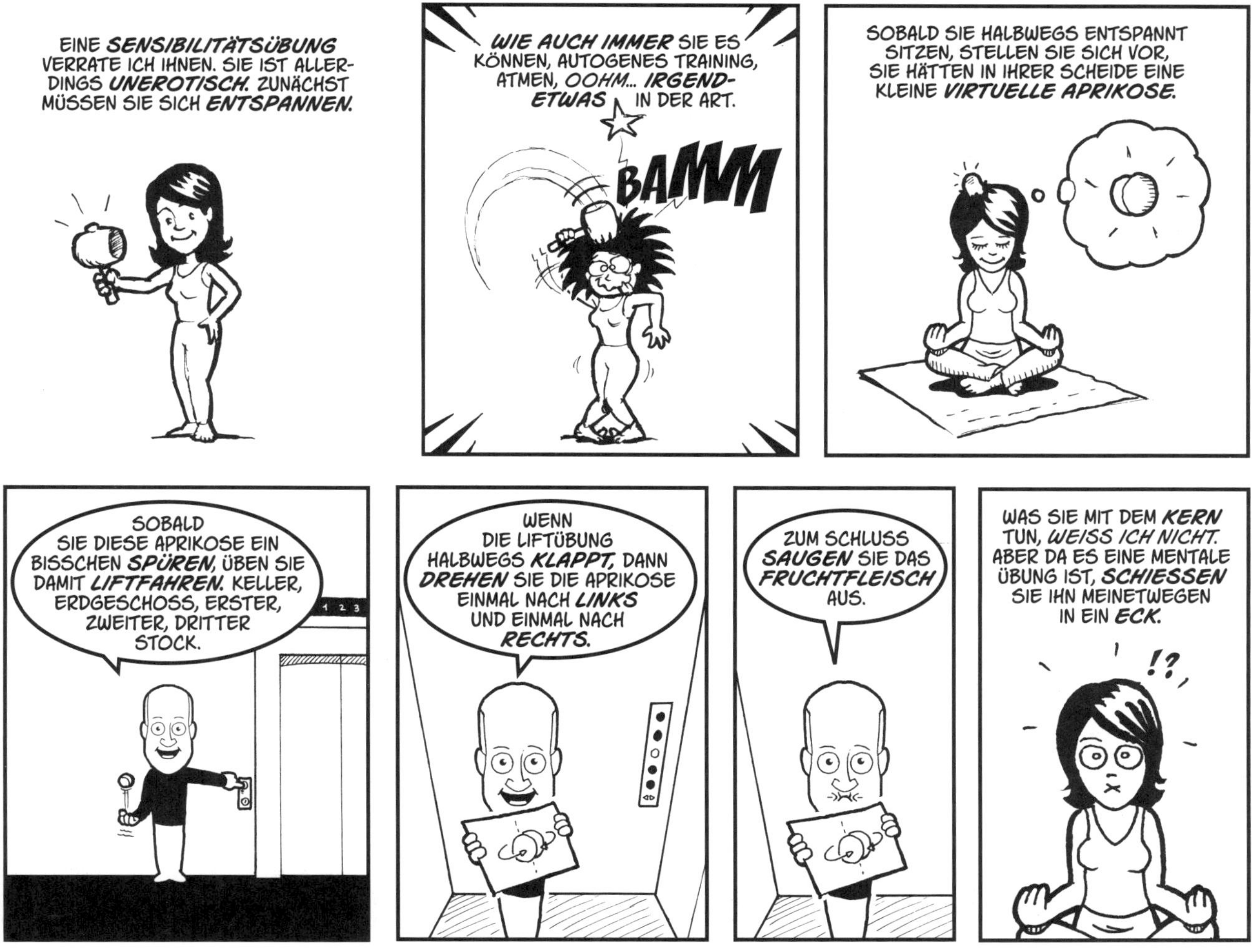
EINE SENSIBILITÄTSÜBUNG VERRATE ICH IHNEN. SIE IST ALLERDINGS UNEROTISCH. ZUNÄCHST MÜSSEN SIE SICH ENTSPANNEN.
WIE AUCH IMMER SIE ES KÖNNEN, AUTOGENES TRAINING, ATMEN, OOHM... IRGENDETWAS IN DER ART.
BAMM
SOBALD SIE HALBWEGS ENTSPANNT SITZEN, STELLEN SIE SICH VOR, SIE HÄTTEN IN IHRER SCHEIDE EINE KLEINE VIRTUELLE APRIKOSE.
SOBALD SIE DIESE APRIKOSE EIN BISSCHEN SPÜREN, ÜBEN SIE DAMIT LIFTFAHREN. KELLER, ERDGESCHOSS, ERSTER, ZWEITER, DRITTER STOCK.
1 2 3
WENN DIE LIFTÜBUNG HALBWEGS KLAPPT, DANN DREHEN SIE DIE APRIKOSE EINMAL NACH LINKS UND EINMAL NACH RECHTS.
ZUM SCHLUSS SAUGEN SIE DAS FRUCHTFLEISCH AUS.
WAS SIE MIT DEM KERN TUN, WEISS ICH NICHT. ABER DA ES EINE MENTALE ÜBUNG IST, SCHIESSEN SIE IHN MEINETWEGEN IN EIN ECK.
!?

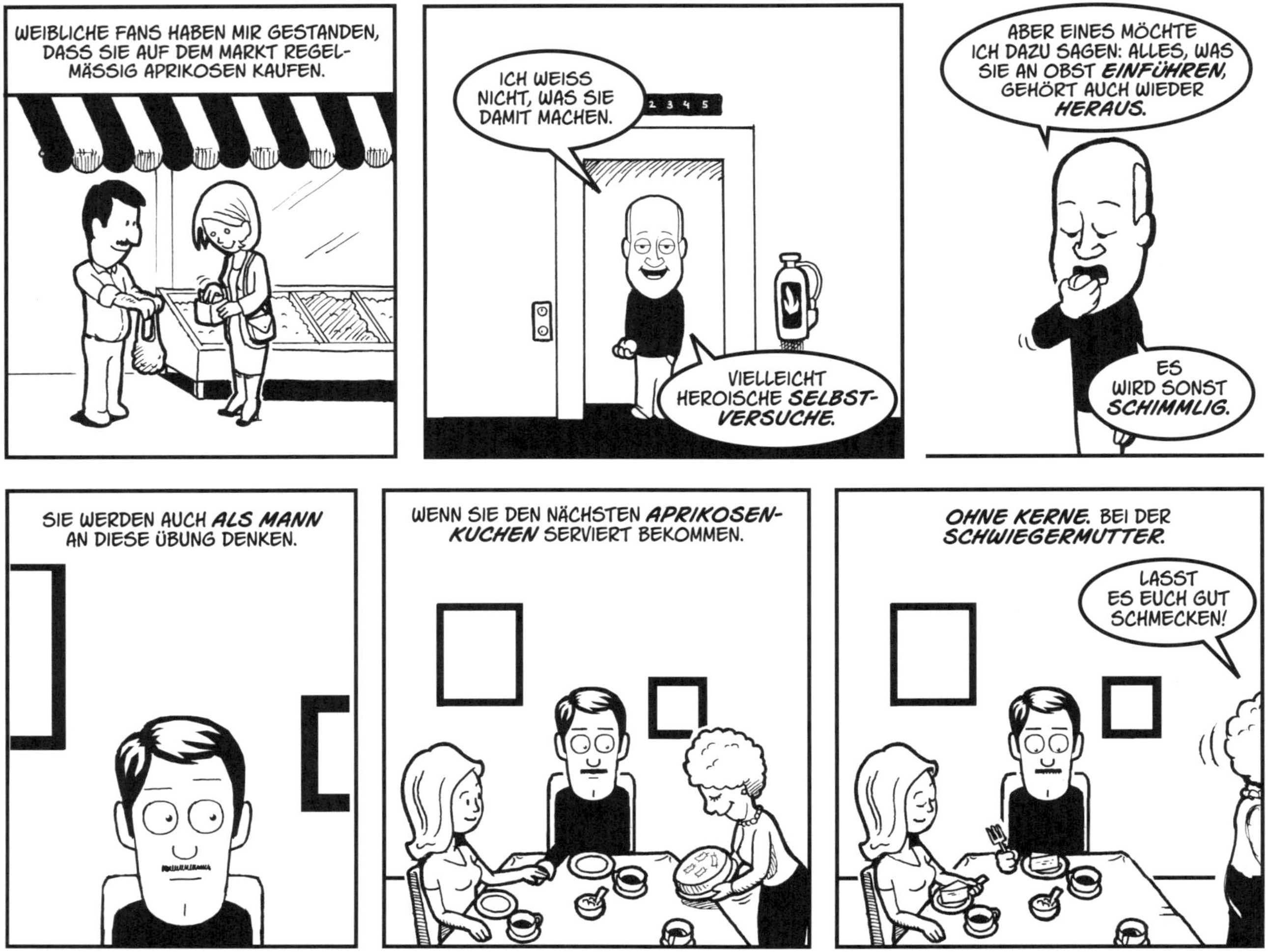
WEIBLICHE FANS HABEN MIR GESTANDEN, DASS SIE AUF DEM MARKT REGELMÄSSIG APRIKOSEN KAUFEN.
ICH WEISS NICHT, WAS SIE DAMIT MACHEN.
2 3 4 5
VIELLEICHT HEROISCHE SELBSTVERSUCHE.
ABER EINES MÖCHTE ICH DAZU SAGEN: ALLES, WAS SIE AN OBST EINFÜHREN, GEHÖRT AUCH WIEDER HERAUS.
ES WIRD SONST SCHIMMLIG.
SIE WERDEN AUCH ALS MANN AN DIESE ÜBUNG DENKEN.
WENN SIE DEN NÄCHSTEN APRIKOSENKUCHEN SERVIERT BEKOMMEN.
OHNE KERNE. BEI DER SCHWIEGERMUTTER.
LASST ES EUCH GUT SCHMECKEN!

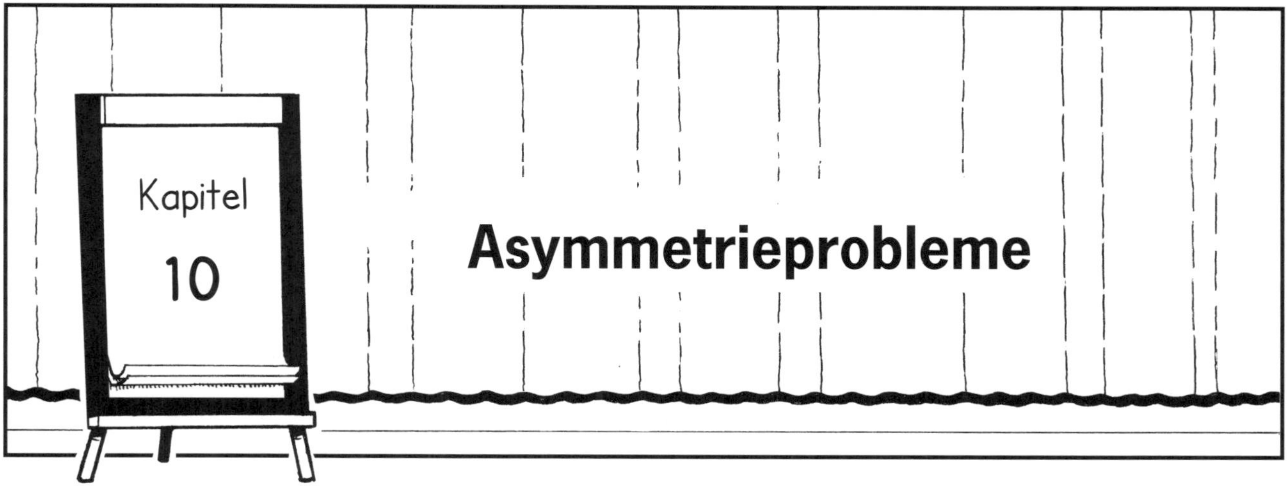
Kapitel
10
Asymmetrieprobleme

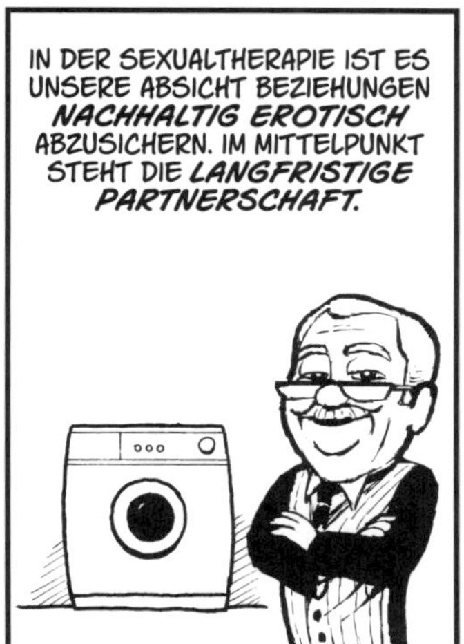
IN DER SEXUALTHERAPIE IST ES UNSERE ABSICHT BEZIEHUNGEN ***NACHHALTIG EROTISCH*** ABZUSICHERN. IM MITTELPUNKT STEHT DIE ***LANGFRISTIGE PARTNERSCHAFT.***

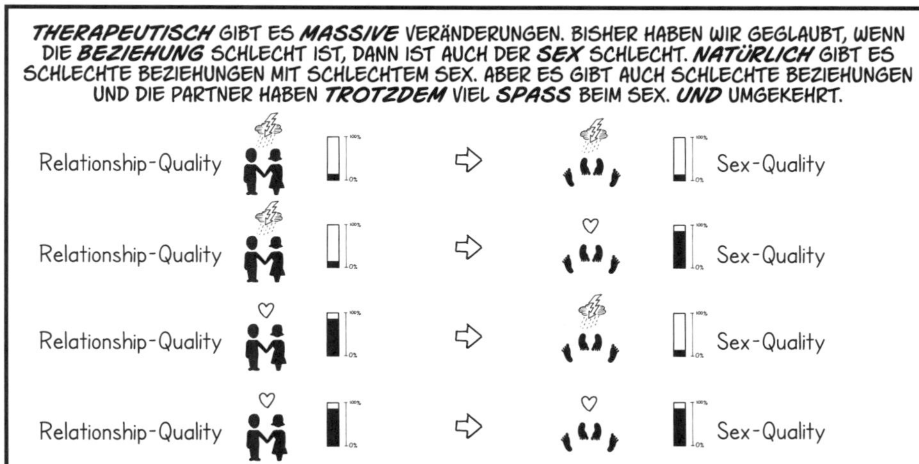
THERAPEUTISCH GIBT ES ***MASSIVE*** VERÄNDERUNGEN. BISHER HABEN WIR GEGLAUBT, WENN DIE ***BEZIEHUNG*** SCHLECHT IST, DANN IST AUCH DER ***SEX*** SCHLECHT. ***NATÜRLICH*** GIBT ES SCHLECHTE BEZIEHUNGEN MIT SCHLECHTEM SEX. ABER ES GIBT AUCH SCHLECHTE BEZIEHUNGEN UND DIE PARTNER HABEN ***TROTZDEM*** VIEL ***SPASS*** BEIM SEX. ***UND*** UMGEKEHRT.
Relationship-Quality
Sex-Quality
Relationship-Quality
Sex-Quality
Relationship-Quality
Sex-Quality
Relationship-Quality
Sex-Quality

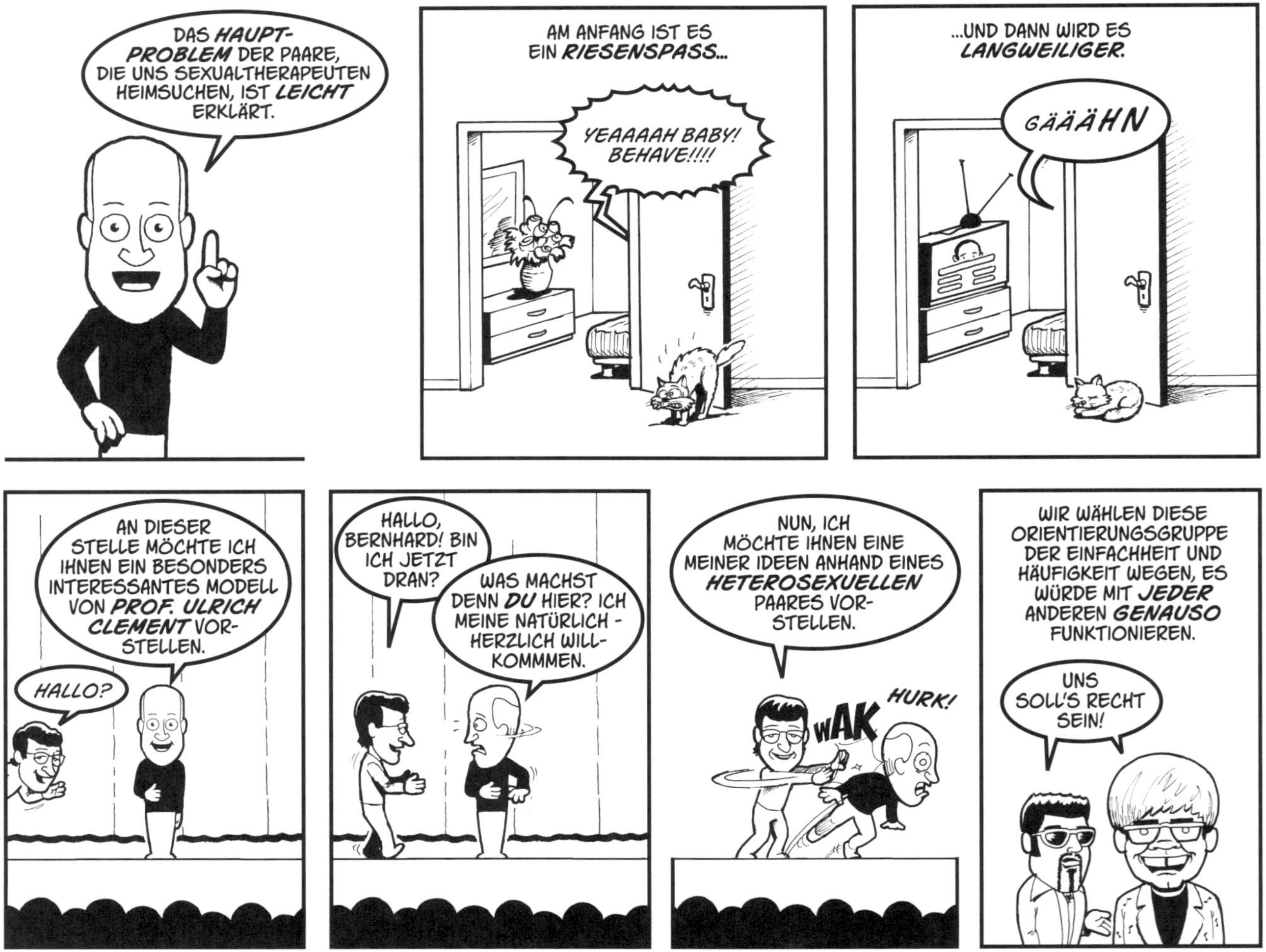
DAS HAUPT-PROBLEM DER PAARE, DIE UNS SEXUALTHERAPEUTEN HEIMSUCHEN, IST LEICHT ERKLÄRT.
AM ANFANG IST ES EIN RIESENSPASS...
YEAAAAH BABY! BEHAVE!!!!
...UND DANN WIRD ES LANGWEILIGER.
GÄÄÄHN
AN DIESER STELLE MÖCHTE ICH IHNEN EIN BESONDERS INTERESSANTES MODELL VON PROF. ULRICH CLEMENT VOR-STELLEN.
HALLO?
HALLO, BERNHARD! BIN ICH JETZT DRAN?
WAS MACHST DENN DU HIER? ICH MEINE NATÜRLICH - HERZLICH WILL-KOMMMEN.
NUN, ICH MÖCHTE IHNEN EINE MEINER IDEEN ANHAND EINES HETEROSEXUELLEN PAARES VOR-STELLEN.
WAK
HURK!
WIR WÄHLEN DIESE ORIENTIERUNGSGRUPPE DER EINFACHHEIT UND HÄUFIGKEIT WEGEN, ES WÜRDE MIT JEDER ANDEREN GENAUSO FUNKTIONIEREN.
UNS SOLL'S RECHT SEIN!

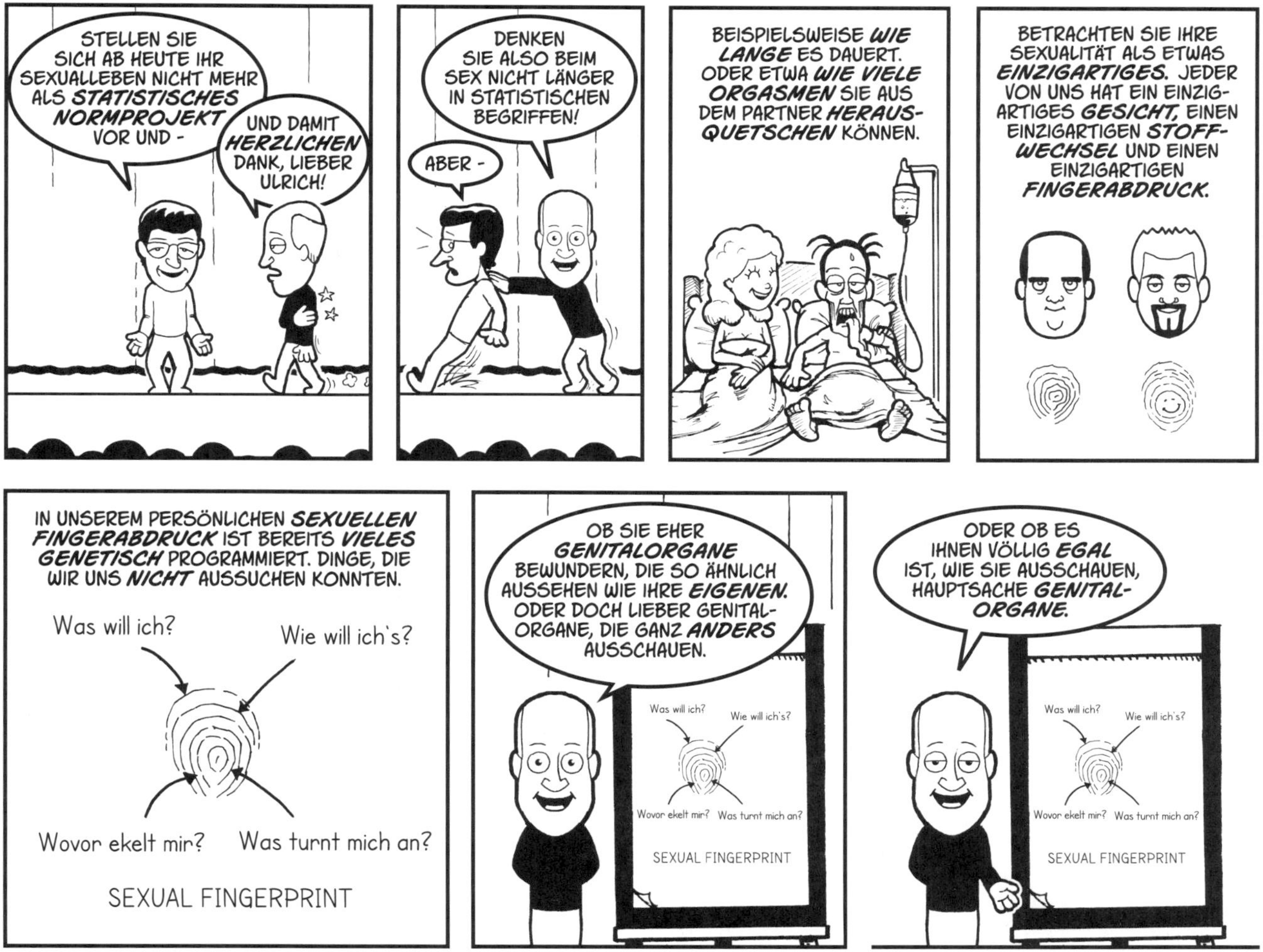

STELLEN SIE SICH AB HEUTE IHR SEXUALLEBEN NICHT MEHR ALS STATISTISCHES NORMPROJEKT VOR UND -
UND DAMIT HERZLICHEN DANK, LIEBER ULRICH!
DENKEN SIE ALSO BEIM SEX NICHT LÄNGER IN STATISTISCHEN BEGRIFFEN!
ABER -
BEISPIELSWEISE WIE LANGE ES DAUERT. ODER ETWA WIE VIELE ORGASMEN SIE AUS DEM PARTNER HERAUSQUETSCHEN KÖNNEN.
BETRACHTEN SIE IHRE SEXUALITÄT ALS ETWAS EINZIGARTIGES. JEDER VON UNS HAT EIN EINZIGARTIGES GESICHT, EINEN EINZIGARTIGEN STOFFWECHSEL UND EINEN EINZIGARTIGEN FINGERABDRUCK.
IN UNSEREM PERSÖNLICHEN SEXUELLEN FINGERABDRUCK IST BEREITS VIELES GENETISCH PROGRAMMIERT. DINGE, DIE WIR UNS NICHT AUSSUCHEN KONNTEN.
Was will ich?
Wie will ich's?
Wovor ekelt mir?
Was turnt mich an?
SEXUAL FINGERPRINT
OB SIE EHER GENITALORGANE BEWUNDERN, DIE SO ÄHNLICH AUSSEHEN WIE IHRE EIGENEN. ODER DOCH LIEBER GENITALORGANE, DIE GANZ ANDERS AUSSCHAUEN.
ODER OB ES IHNEN VÖLLIG EGAL IST, WIE SIE AUSSCHAUEN, HAUPTSACHE GENITALORGANE.

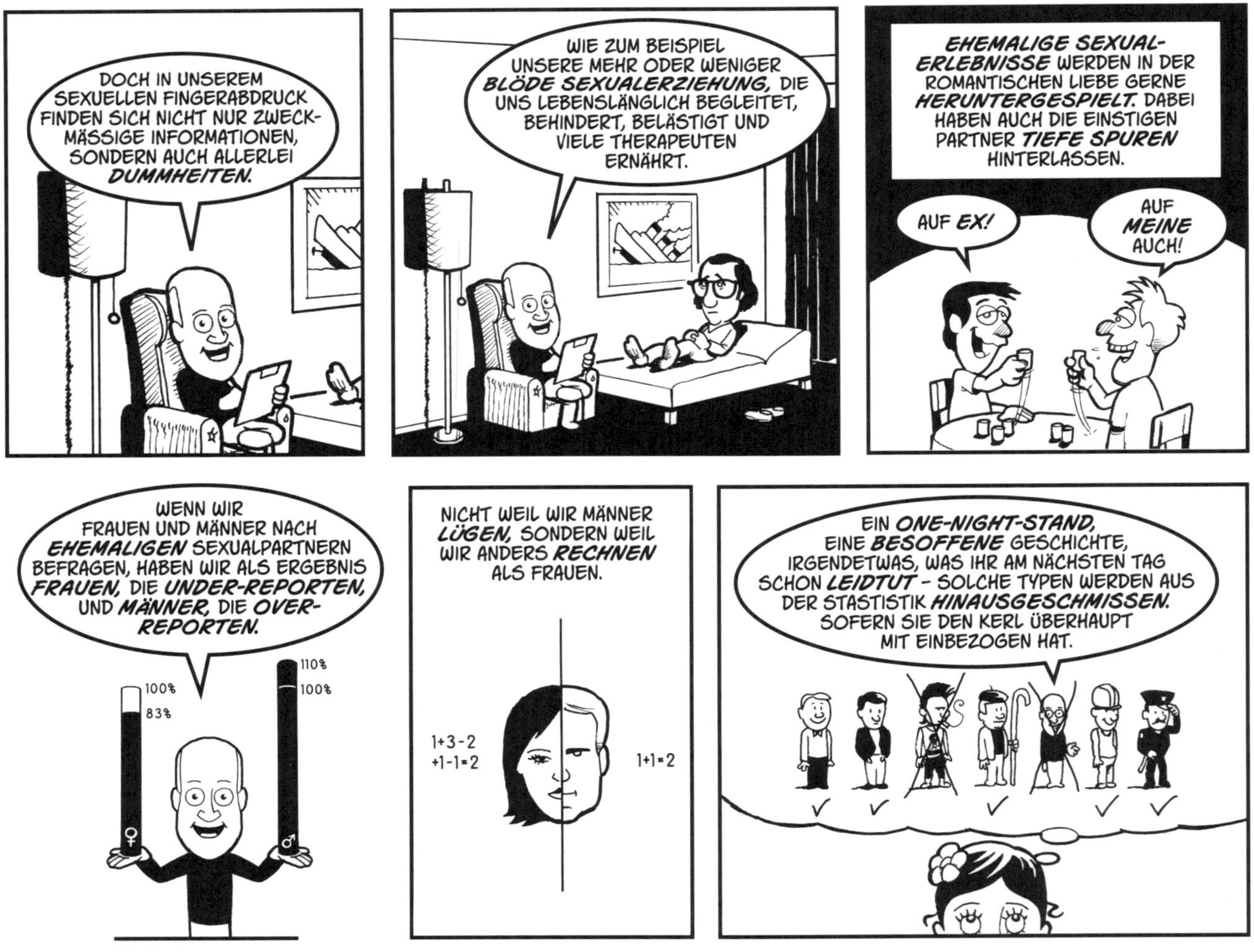
DOCH IN UNSEREM SEXUELLEN FINGERABDRUCK FINDEN SICH NICHT NUR ZWECKMÄSSIGE INFORMATIONEN, SONDERN AUCH ALLERLEI DUMMHEITEN.
WIE ZUM BEISPIEL UNSERE MEHR ODER WENIGER BLÖDE SEXUALERZIEHUNG, DIE UNS LEBENSLÄNGLICH BEGLEITET, BEHINDERT, BELÄSTIGT UND VIELE THERAPEUTEN ERNÄHRT.
EHEMALIGE SEXUALERLEBNISSE WERDEN IN DER ROMANTISCHEN LIEBE GERNE HERUNTERGESPIELT. DABEI HABEN AUCH DIE EINSTIGEN PARTNER TIEFE SPUREN HINTERLASSEN.
AUF EX!
AUF MEINE AUCH!
WENN WIR FRAUEN UND MÄNNER NACH EHEMALIGEN SEXUALPARTNERN BEFRAGEN, HABEN WIR ALS ERGEBNIS FRAUEN, DIE UNDER-REPORTEN, UND MÄNNER, DIE OVER-REPORTEN.
100%
83%
♀
110%
100%
♂
NICHT WEIL WIR MÄNNER LÜGEN, SONDERN WEIL WIR ANDERS RECHNEN ALS FRAUEN.
1+3-2 +1-1=2
1+1=2
EIN ONE-NIGHT-STAND, EINE BESOFFENE GESCHICHTE, IRGENDETWAS, WAS IHR AM NÄCHSTEN TAG SCHON LEIDTUT - SOLCHE TYPEN WERDEN AUS DER STASTISTIK HINAUSGESCHMISSEN. SOFERN SIE DEN KERL ÜBERHAUPT MIT EINBEZOGEN HAT.

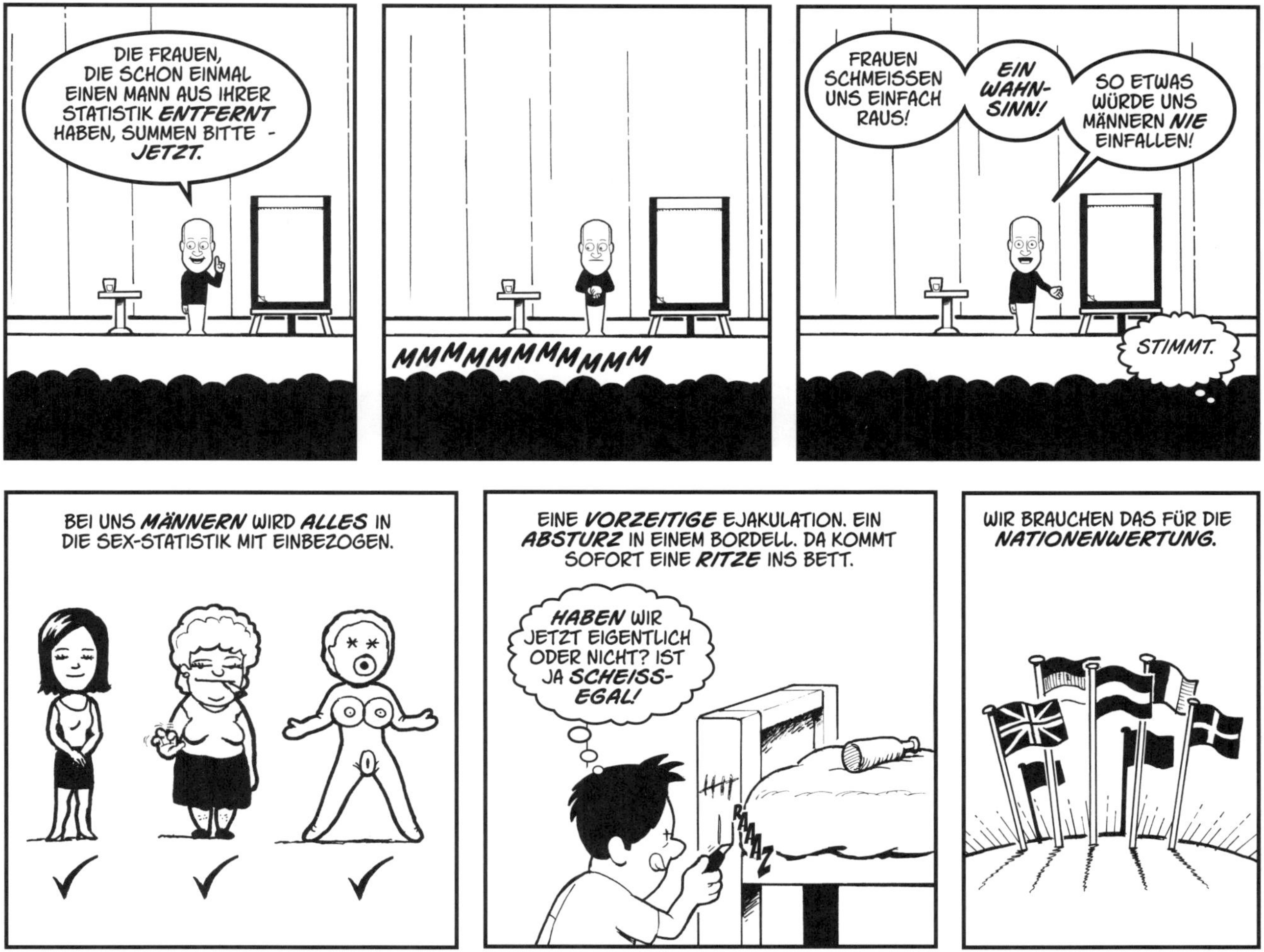
DIE FRAUEN, DIE SCHON EINMAL EINEN MANN AUS IHRER STATISTIK ENTFERNT HABEN, SUMMEN BITTE - JETZT.
MMMMMMMMMMMM
FRAUEN SCHMEISSEN UNS EINFACH RAUS!
EIN WAHN-SINN!
SO ETWAS WÜRDE UNS MÄNNERN NIE EINFALLEN!
STIMMT.
BEI UNS MÄNNERN WIRD ALLES IN DIE SEX-STATISTIK MIT EINBEZOGEN.
EINE VORZEITIGE EJAKULATION. EIN ABSTURZ IN EINEM BORDELL. DA KOMMT SOFORT EINE RITZE INS BETT.
HABEN WIR JETZT EIGENTLICH ODER NICHT? IST JA SCHEISS-EGAL!
RAAAAZ
WIR BRAUCHEN DAS FÜR DIE NATIONENWERTUNG.

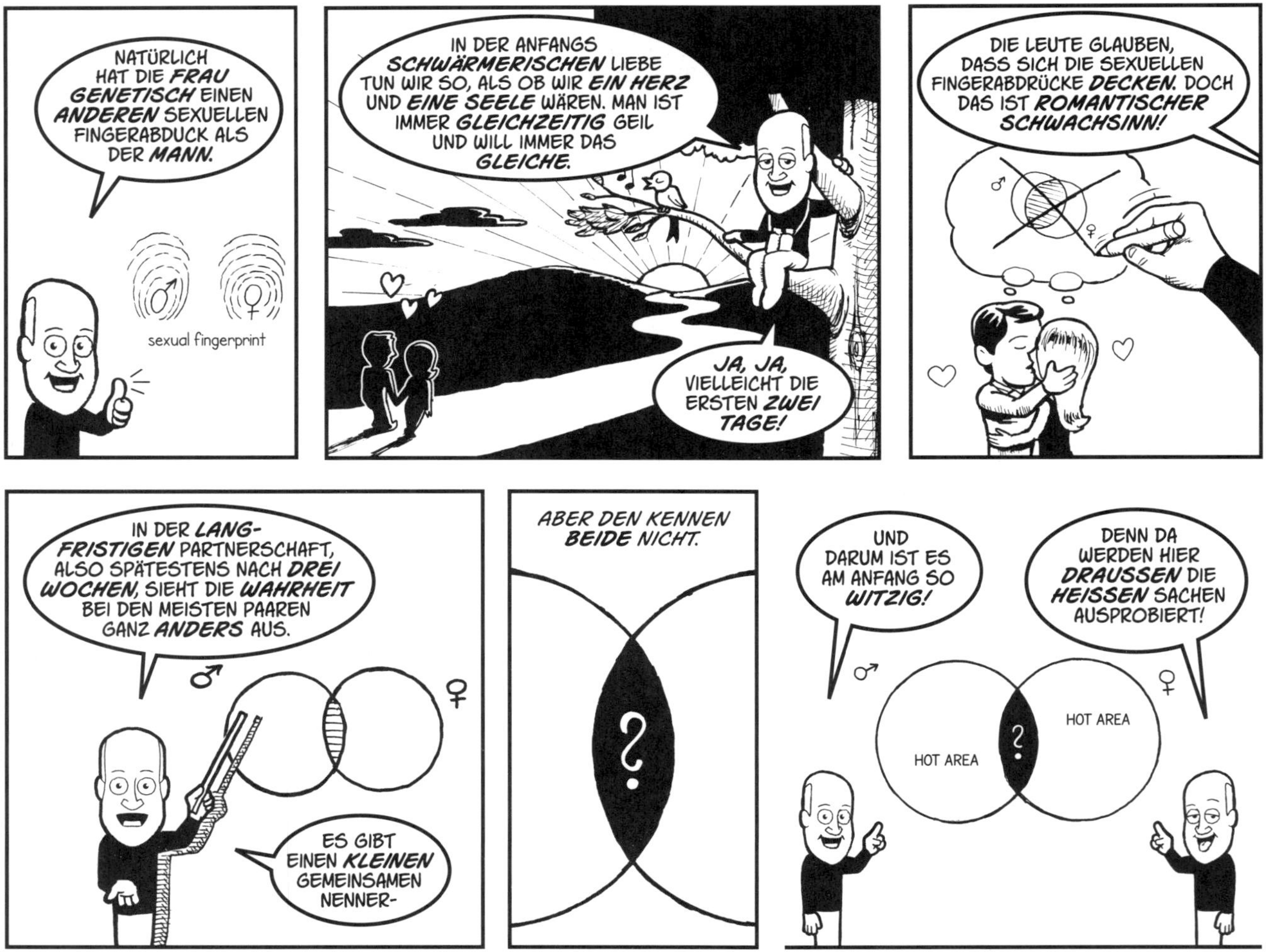
NATÜRLICH HAT DIE FRAU GENETISCH EINEN ANDEREN SEXUELLEN FINGERABDUCK ALS DER MANN.
sexual fingerprint
IN DER ANFANGS SCHWÄRMERISCHEN LIEBE TUN WIR SO, ALS OB WIR EIN HERZ UND EINE SEELE WÄREN. MAN IST IMMER GLEICHZEITIG GEIL UND WILL IMMER DAS GLEICHE.
JA, JA, VIELLEICHT DIE ERSTEN ZWEI TAGE!
DIE LEUTE GLAUBEN, DASS SICH DIE SEXUELLEN FINGERABDRÜCKE DECKEN. DOCH DAS IST ROMANTISCHER SCHWACHSINN!
IN DER LANGFRISTIGEN PARTNERSCHAFT, ALSO SPÄTESTENS NACH DREI WOCHEN, SIEHT DIE WAHRHEIT BEI DEN MEISTEN PAAREN GANZ ANDERS AUS.
ES GIBT EINEN KLEINEN GEMEINSAMEN NENNER-
ABER DEN KENNEN BEIDE NICHT.
?
UND DARUM IST ES AM ANFANG SO WITZIG!
DENN DA WERDEN HIER DRAUSSEN DIE HEISSEN SACHEN AUSPROBIERT!
HOT AREA
?
HOT AREA

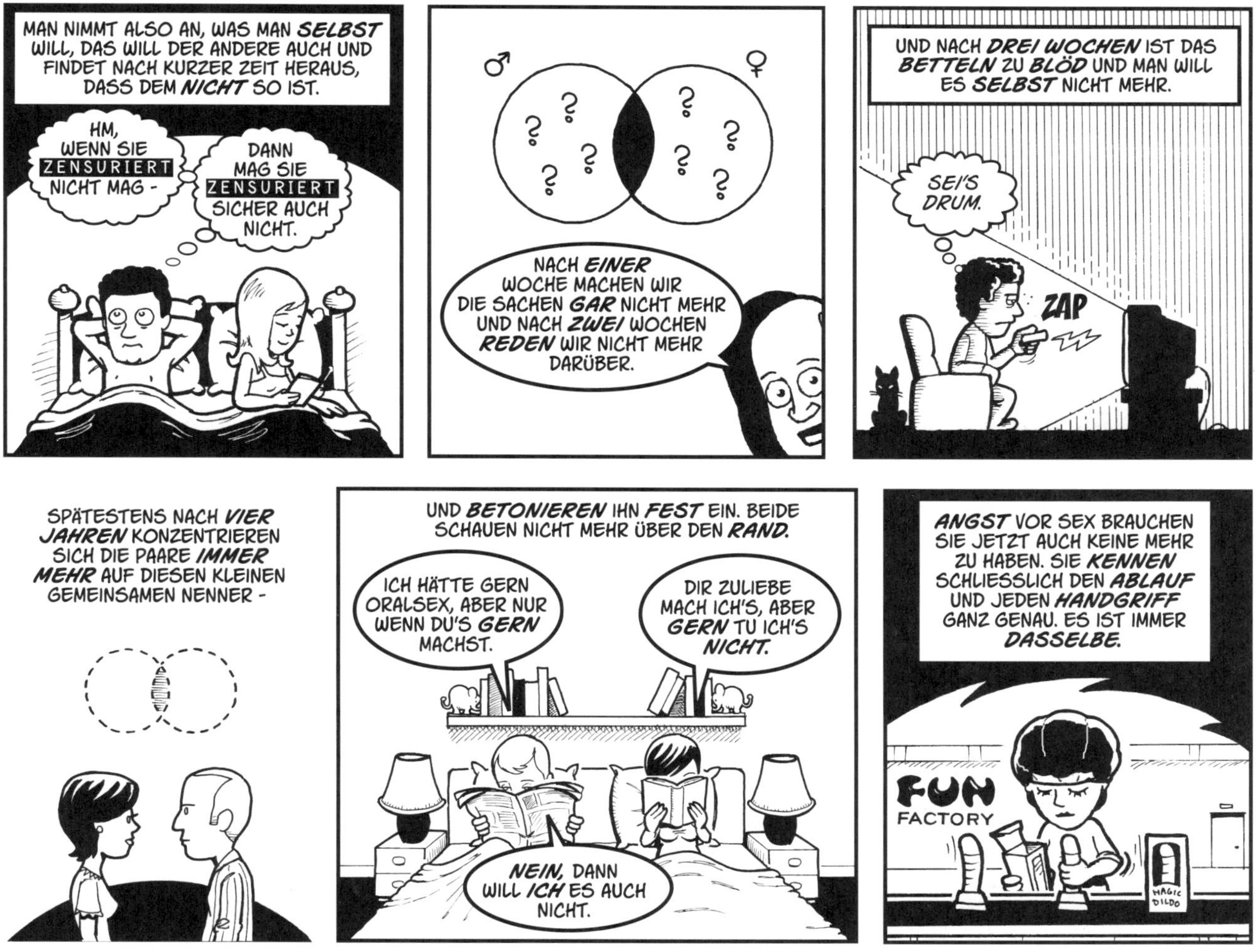
MAN NIMMT ALSO AN, WAS MAN SELBST WILL, DAS WILL DER ANDERE AUCH UND FINDET NACH KURZER ZEIT HERAUS, DASS DEM NICHT SO IST.
HM, WENN SIE ZENSURIERT NICHT MAG -
DANN MAG SIE ZENSURIERT SICHER AUCH NICHT.
♂
♀
NACH EINER WOCHE MACHEN WIR DIE SACHEN GAR NICHT MEHR UND NACH ZWEI WOCHEN REDEN WIR NICHT MEHR DARÜBER.
UND NACH DREI WOCHEN IST DAS BETTELN ZU BLÖD UND MAN WILL ES SELBST NICHT MEHR.
SEI'S DRUM.
ZAP
SPÄTESTENS NACH VIER JAHREN KONZENTRIEREN SICH DIE PAARE IMMER MEHR AUF DIESEN KLEINEN GEMEINSAMEN NENNER -
UND BETONIEREN IHN FEST EIN. BEIDE SCHAUEN NICHT MEHR ÜBER DEN RAND.
ICH HÄTTE GERN ORALSEX, ABER NUR WENN DU'S GERN MACHST.
DIR ZULIEBE MACH ICH'S, ABER GERN TU ICH'S NICHT.
NEIN, DANN WILL ICH ES AUCH NICHT.
ANGST VOR SEX BRAUCHEN SIE JETZT AUCH KEINE MEHR ZU HABEN. SIE KENNEN SCHLIESSLICH DEN ABLAUF UND JEDEN HANDGRIFF GANZ GENAU. ES IST IMMER DASSELBE.
FUN FACTORY
MAGIC DILDO

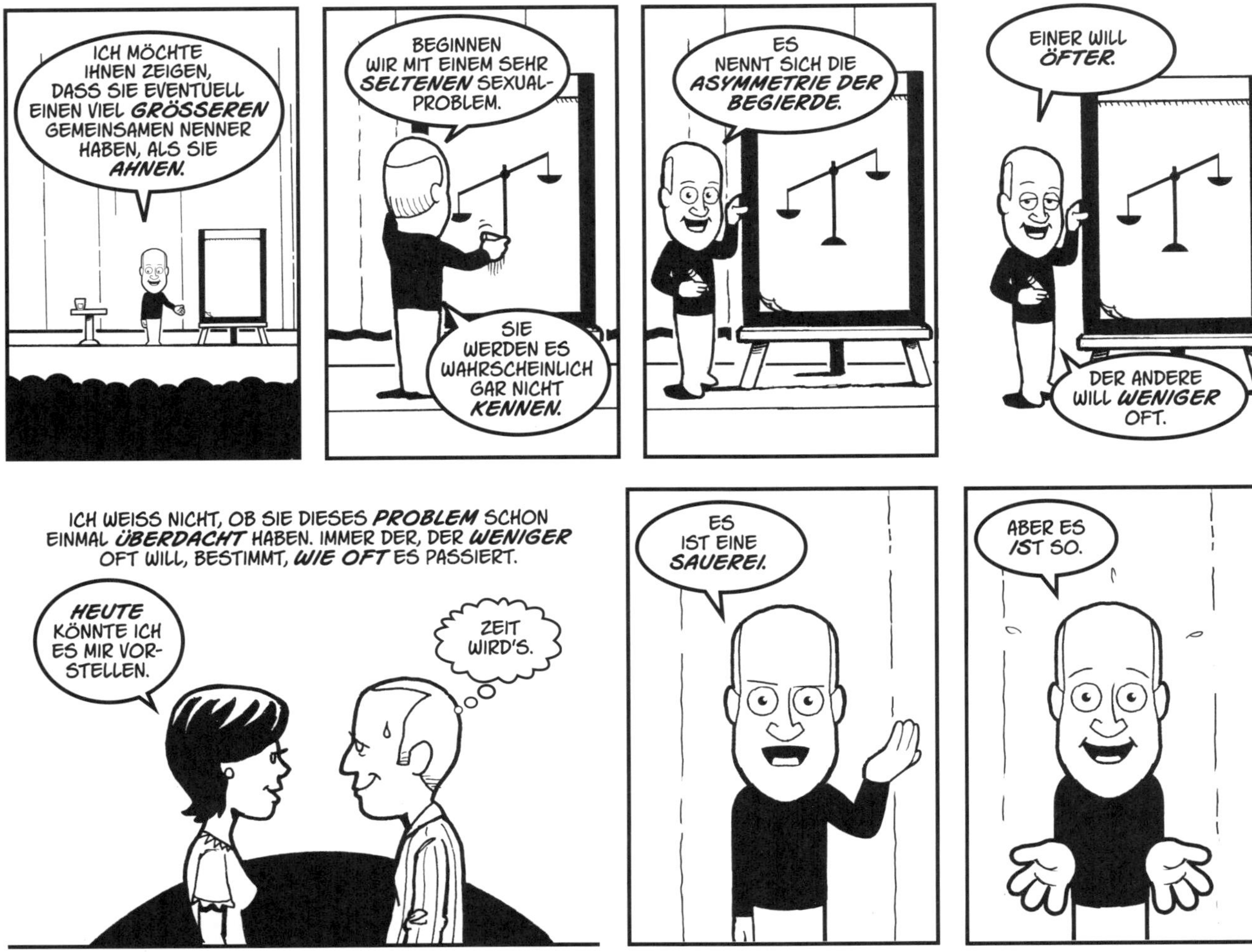
ICH MÖCHTE IHNEN ZEIGEN, DASS SIE EVENTUELL EINEN VIEL GRÖSSEREN GEMEINSAMEN NENNER HABEN, ALS SIE AHNEN.
BEGINNEN WIR MIT EINEM SEHR SELTENEN SEXUAL-PROBLEM.
SIE WERDEN ES WAHRSCHEINLICH GAR NICHT KENNEN.
ES NENNT SICH DIE ASYMMETRIE DER BEGIERDE.
EINER WILL ÖFTER.
DER ANDERE WILL WENIGER OFT.
ICH WEISS NICHT, OB SIE DIESES PROBLEM SCHON EINMAL ÜBERDACHT HABEN. IMMER DER, DER WENIGER OFT WILL, BESTIMMT, WIE OFT ES PASSIERT.
HEUTE KÖNNTE ICH ES MIR VOR-STELLEN.
ZEIT WIRD'S.
ES IST EINE SAUEREI.
ABER ES IST SO.

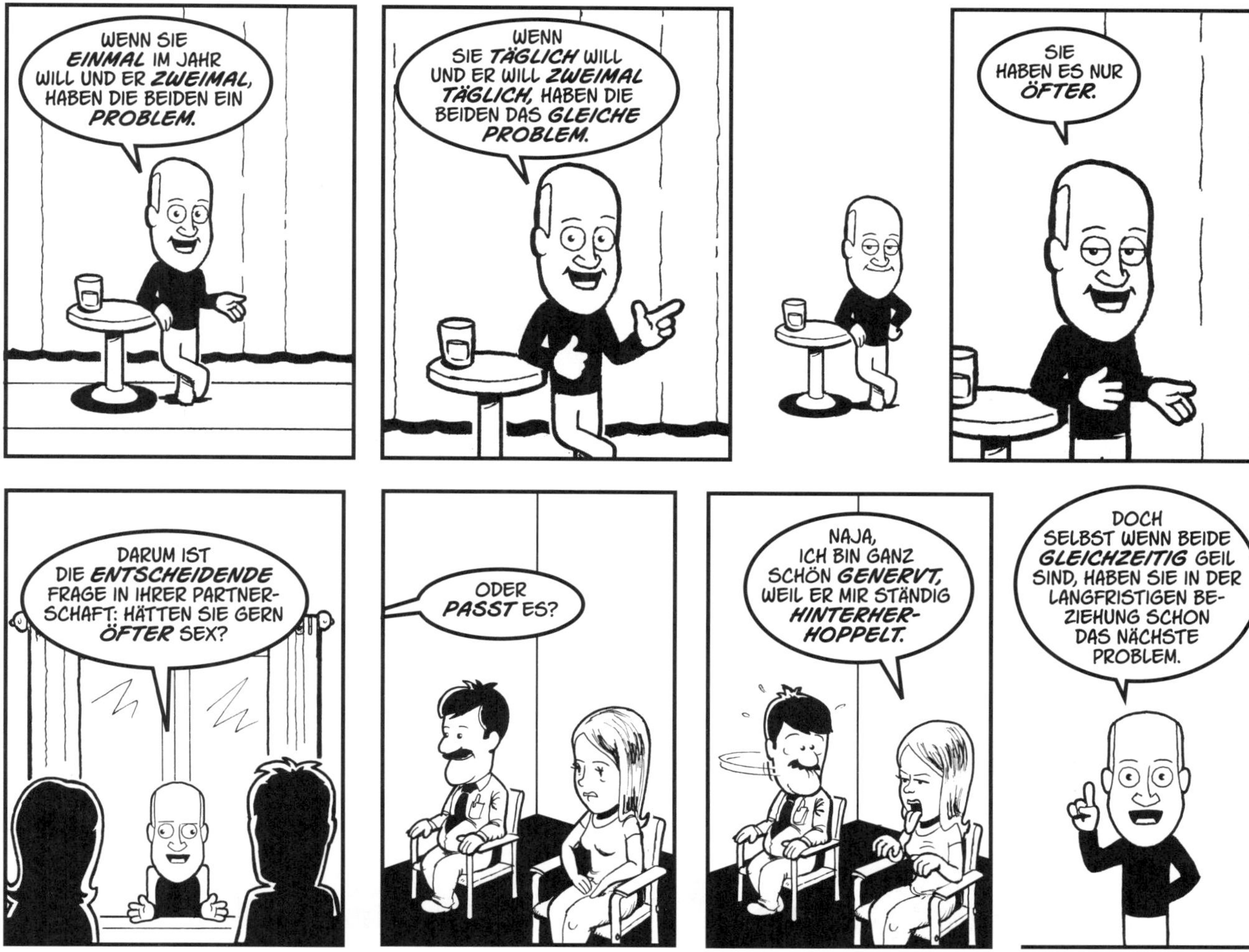
WENN SIE EINMAL IM JAHR WILL UND ER ZWEIMAL, HABEN DIE BEIDEN EIN PROBLEM.
WENN SIE TÄGLICH WILL UND ER WILL ZWEIMAL TÄGLICH, HABEN DIE BEIDEN DAS GLEICHE PROBLEM.
SIE HABEN ES NUR ÖFTER.
DARUM IST DIE ENTSCHEIDENDE FRAGE IN IHRER PARTNERSCHAFT: HÄTTEN SIE GERN ÖFTER SEX?
ODER PASST ES?
NAJA, ICH BIN GANZ SCHÖN GENERVT, WEIL ER MIR STÄNDIG HINTERHERHOPPELT.
DOCH SELBST WENN BEIDE GLEICHZEITIG GEIL SIND, HABEN SIE IN DER LANGFRISTIGEN BEZIEHUNG SCHON DAS NÄCHSTE PROBLEM.

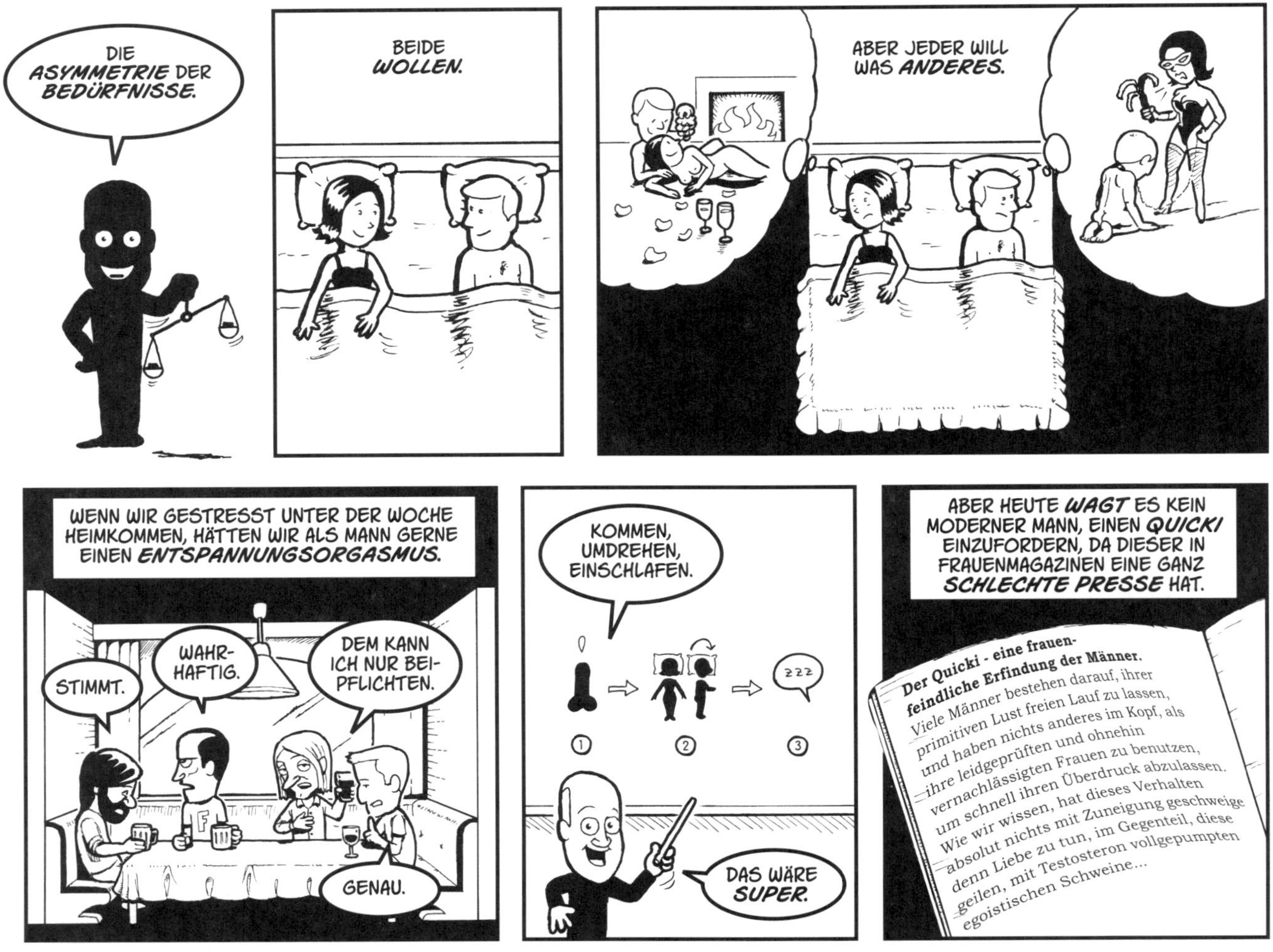
DIE ASYMMETRIE DER BEDÜRFNISSE.
BEIDE WOLLEN.
ABER JEDER WILL WAS ANDERES.
WENN WIR GESTRESST UNTER DER WOCHE HEIMKOMMEN, HÄTTEN WIR ALS MANN GERNE EINEN ENTSPANNUNGSORGASMUS.
STIMMT.
WAHRHAFTIG.
DEM KANN ICH NUR BEIPFLICHTEN.
GENAU.
KOMMEN, UMDREHEN, EINSCHLAFEN.
ZZZ
1
2
3
DAS WÄRE SUPER.
ABER HEUTE WAGT ES KEIN MODERNER MANN, EINEN QUICKI EINZUFORDERN, DA DIESER IN FRAUENMAGAZINEN EINE GANZ SCHLECHTE PRESSE HAT.
Der Quicki - eine frauenfeindliche Erfindung der Männer.
Viele Männer bestehen darauf, ihrer primitiven Lust freien Lauf zu lassen, und haben nichts anderes im Kopf, als ihre leidgeprüften und ohnehin vernachlässigten Frauen zu benutzen, um schnell ihren Überdruck abzulassen. Wie wir wissen, hat dieses Verhalten absolut nichts mit Zuneigung geschweige denn Liebe zu tun, im Gegenteil, diese geilen, mit Testosteron vollgepumpten egoistischen Schweine...

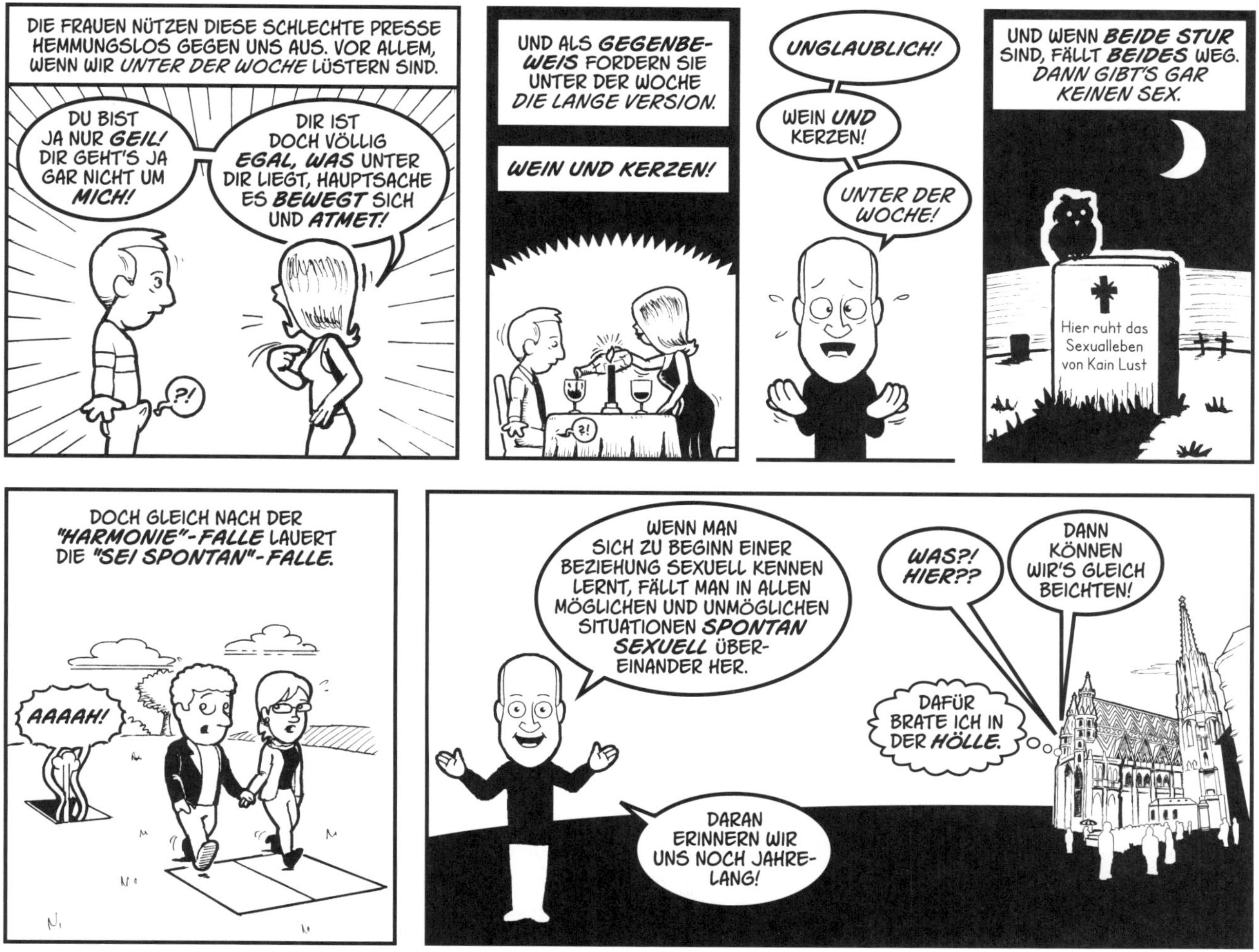
DIE FRAUEN NÜTZEN DIESE SCHLECHTE PRESSE HEMMUNGSLOS GEGEN UNS AUS. VOR ALLEM, WENN WIR UNTER DER WOCHE LÜSTERN SIND.
DU BIST JA NUR GEIL! DIR GEHT'S JA GAR NICHT UM MICH!
DIR IST DOCH VÖLLIG EGAL, WAS UNTER DIR LIEGT, HAUPTSACHE ES BEWEGT SICH UND ATMET!
?!
UND ALS GEGENBEWEIS FORDERN SIE UNTER DER WOCHE DIE LANGE VERSION.
WEIN UND KERZEN!
?!
UNGLAUBLICH!
WEIN UND KERZEN!
UNTER DER WOCHE!
UND WENN BEIDE STUR SIND, FÄLLT BEIDES WEG. DANN GIBT'S GAR KEINEN SEX.
Hier ruht das Sexualleben von Kain Lust
DOCH GLEICH NACH DER "HARMONIE"-FALLE LAUERT DIE "SEI SPONTAN"-FALLE.
AAAAH!
WENN MAN SICH ZU BEGINN EINER BEZIEHUNG SEXUELL KENNEN LERNT, FÄLLT MAN IN ALLEN MÖGLICHEN UND UNMÖGLICHEN SITUATIONEN SPONTAN SEXUELL ÜBER-EINANDER HER.
WAS?! HIER??
DANN KÖNNEN WIR'S GLEICH BEICHTEN!
DAFÜR BRATE ICH IN DER HÖLLE.
DARAN ERINNERN WIR UNS NOCH JAHRE-LANG!

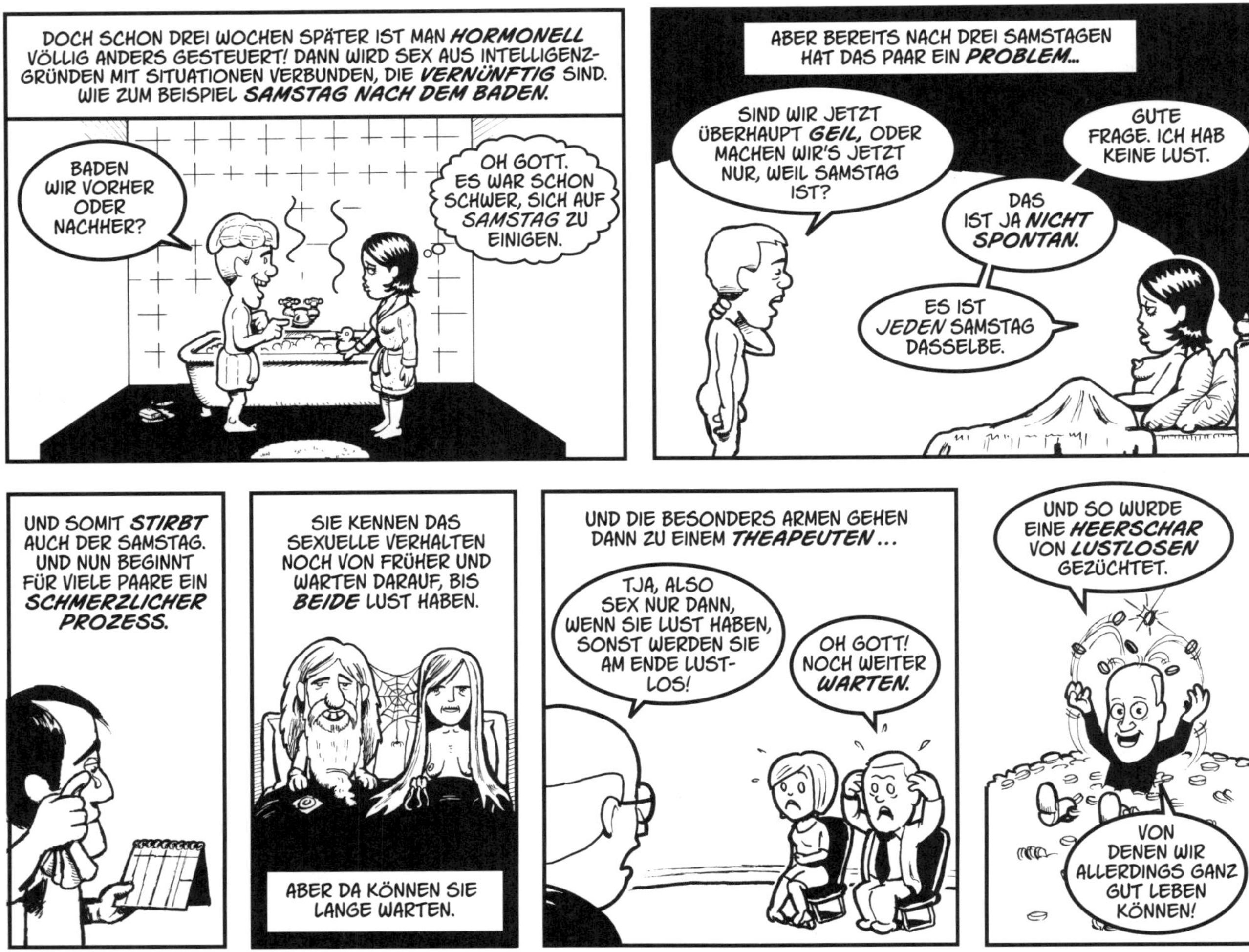

DOCH SCHON DREI WOCHEN SPÄTER IST MAN *HORMONELL* VÖLLIG ANDERS GESTEUERT! DANN WIRD SEX AUS INTELLIGENZGRÜNDEN MIT SITUATIONEN VERBUNDEN, DIE *VERNÜNFTIG* SIND. WIE ZUM BEISPIEL *SAMSTAG NACH DEM BADEN.*
BADEN WIR VORHER ODER NACHHER?
OH GOTT. ES WAR SCHON SCHWER, SICH AUF *SAMSTAG* ZU EINIGEN.
ABER BEREITS NACH DREI SAMSTAGEN HAT DAS PAAR EIN *PROBLEM...*
SIND WIR JETZT ÜBERHAUPT *GEIL,* ODER MACHEN WIR'S JETZT NUR, WEIL SAMSTAG IST?
GUTE FRAGE. ICH HAB KEINE LUST.
DAS IST JA *NICHT SPONTAN.*
ES IST *JEDEN* SAMSTAG DASSELBE.
UND SOMIT *STIRBT* AUCH DER SAMSTAG. UND NUN BEGINNT FÜR VIELE PAARE EIN *SCHMERZLICHER PROZESS.*
SIE KENNEN DAS SEXUELLE VERHALTEN NOCH VON FRÜHER UND WARTEN DARAUF, BIS *BEIDE* LUST HABEN.
ABER DA KÖNNEN SIE LANGE WARTEN.
UND DIE BESONDERS ARMEN GEHEN DANN ZU EINEM *THEAPEUTEN ...*
TJA, ALSO SEX NUR DANN, WENN SIE LUST HABEN, SONST WERDEN SIE AM ENDE LUSTLOS!
OH GOTT! NOCH WEITER *WARTEN.*
UND SO WURDE EINE *HEERSCHAR* VON *LUSTLOSEN* GEZÜCHTET.
VON DENEN WIR ALLERDINGS GANZ GUT LEBEN KÖNNEN!

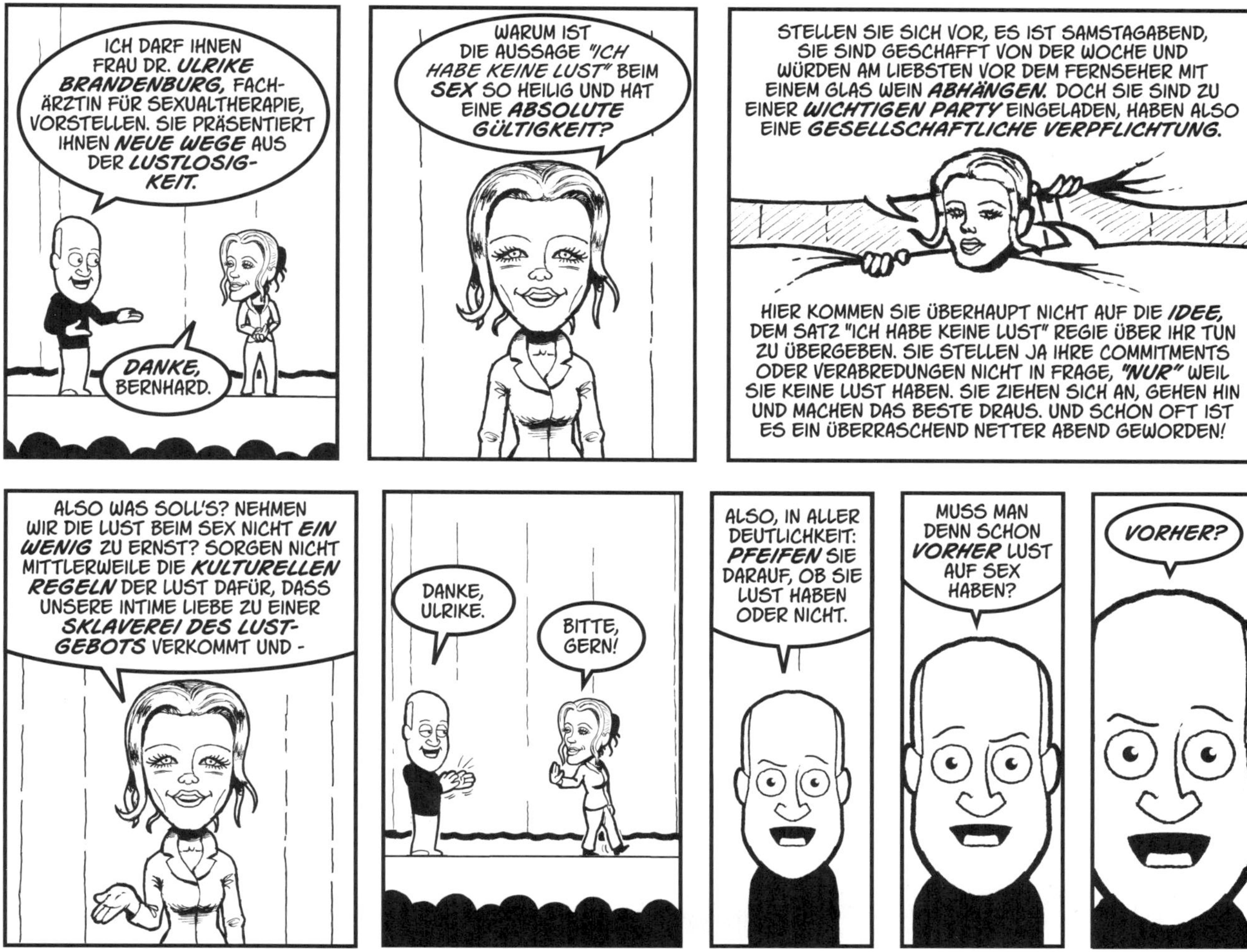
ICH DARF IHNEN FRAU DR. ULRIKE BRANDENBURG, FACHÄRZTIN FÜR SEXUALTHERAPIE, VORSTELLEN. SIE PRÄSENTIERT IHNEN NEUE WEGE AUS DER LUSTLOSIGKEIT.
DANKE, BERNHARD.
WARUM IST DIE AUSSAGE "ICH HABE KEINE LUST" BEIM SEX SO HEILIG UND HAT EINE ABSOLUTE GÜLTIGKEIT?
STELLEN SIE SICH VOR, ES IST SAMSTAGABEND, SIE SIND GESCHAFFT VON DER WOCHE UND WÜRDEN AM LIEBSTEN VOR DEM FERNSEHER MIT EINEM GLAS WEIN ABHÄNGEN. DOCH SIE SIND ZU EINER WICHTIGEN PARTY EINGELADEN, HABEN ALSO EINE GESELLSCHAFTLICHE VERPFLICHTUNG.
HIER KOMMEN SIE ÜBERHAUPT NICHT AUF DIE IDEE, DEM SATZ "ICH HABE KEINE LUST" REGIE ÜBER IHR TUN ZU ÜBERGEBEN. SIE STELLEN JA IHRE COMMITMENTS ODER VERABREDUNGEN NICHT IN FRAGE, "NUR" WEIL SIE KEINE LUST HABEN. SIE ZIEHEN SICH AN, GEHEN HIN UND MACHEN DAS BESTE DRAUS. UND SCHON OFT IST ES EIN ÜBERRASCHEND NETTER ABEND GEWORDEN!
ALSO WAS SOLL'S? NEHMEN WIR DIE LUST BEIM SEX NICHT EIN WENIG ZU ERNST? SORGEN NICHT MITTLERWEILE DIE KULTURELLEN REGELN DER LUST DAFÜR, DASS UNSERE INTIME LIEBE ZU EINER SKLAVEREI DES LUSTGEBOTS VERKOMMT UND -
DANKE, ULRIKE.
BITTE, GERN!
ALSO, IN ALLER DEUTLICHKEIT: PFEIFEN SIE DARAUF, OB SIE LUST HABEN ODER NICHT.
MUSS MAN DENN SCHON VORHER LUST AUF SEX HABEN?
VORHER?

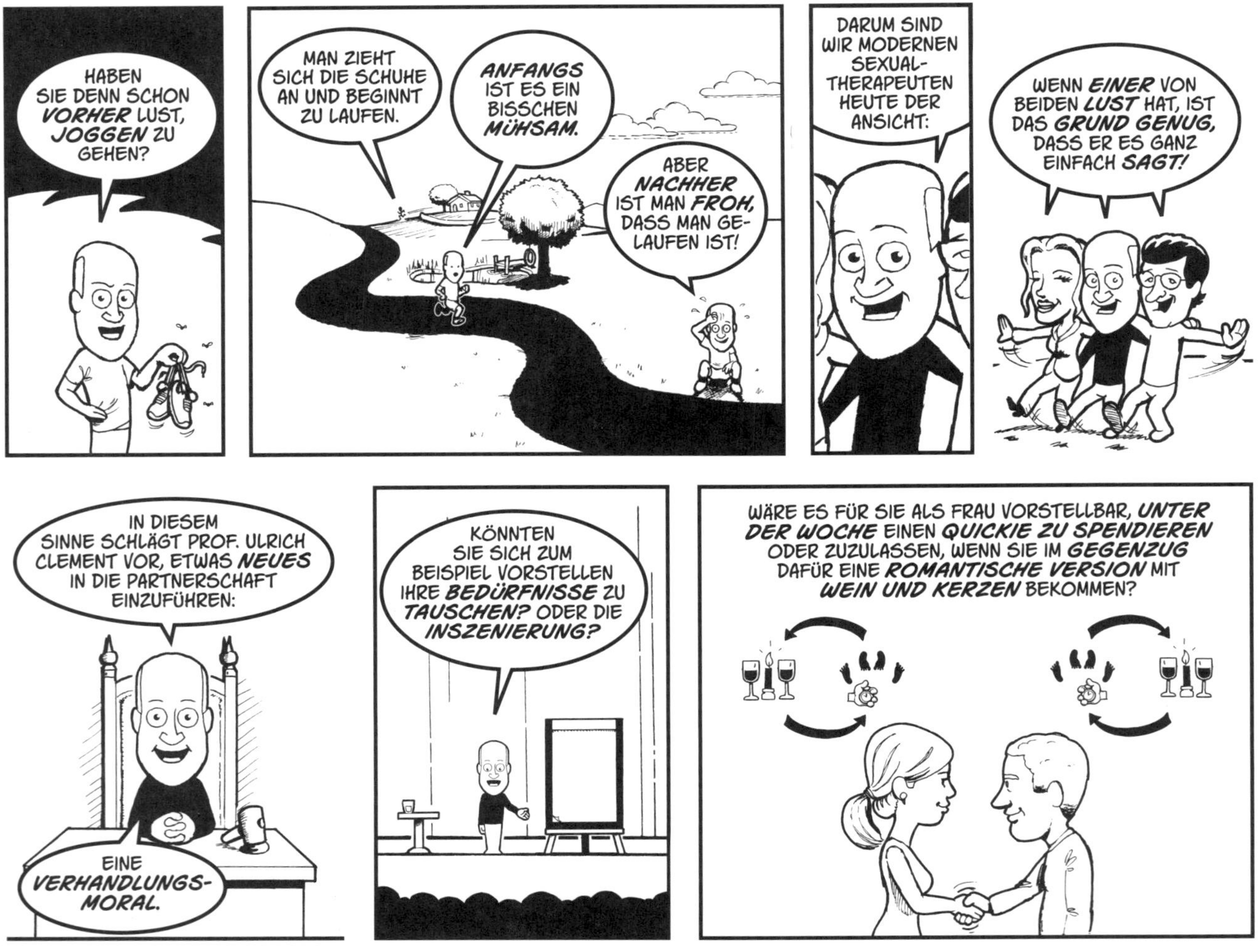
HABEN SIE DENN SCHON VORHER LUST, JOGGEN ZU GEHEN?
MAN ZIEHT SICH DIE SCHUHE AN UND BEGINNT ZU LAUFEN.
ANFANGS IST ES EIN BISSCHEN MÜHSAM.
ABER NACHHER IST MAN FROH, DASS MAN GE-LAUFEN IST!
DARUM SIND WIR MODERNEN SEXUAL-THERAPEUTEN HEUTE DER ANSICHT:
WENN EINER VON BEIDEN LUST HAT, IST DAS GRUND GENUG, DASS ER ES GANZ EINFACH SAGT!
IN DIESEM SINNE SCHLÄGT PROF. ULRICH CLEMENT VOR, ETWAS NEUES IN DIE PARTNERSCHAFT EINZUFÜHREN:
EINE VERHANDLUNGS-MORAL.
KÖNNTEN SIE SICH ZUM BEISPIEL VORSTELLEN IHRE BEDÜRFNISSE ZU TAUSCHEN? ODER DIE INSZENIERUNG?
WÄRE ES FÜR SIE ALS FRAU VORSTELLBAR, UNTER DER WOCHE EINEN QUICKIE ZU SPENDIEREN ODER ZUZULASSEN, WENN SIE IM GEGENZUG DAFÜR EINE ROMANTISCHE VERSION MIT WEIN UND KERZEN BEKOMMEN?

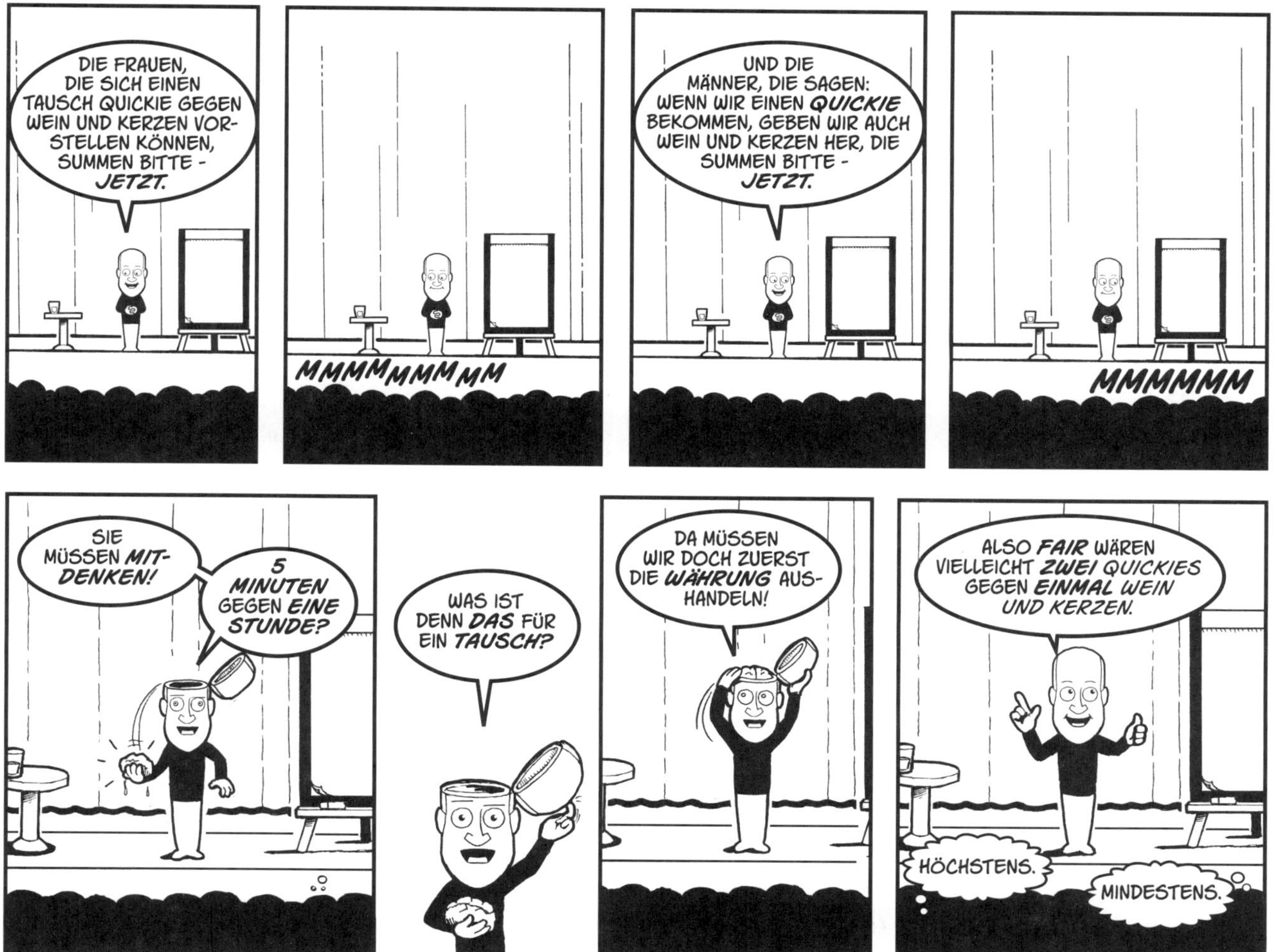
DIE FRAUEN, DIE SICH EINEN TAUSCH QUICKIE GEGEN WEIN UND KERZEN VORSTELLEN KÖNNEN, SUMMEN BITTE - JETZT.
MMMMMMMMM
UND DIE MÄNNER, DIE SAGEN: WENN WIR EINEN QUICKIE BEKOMMEN, GEBEN WIR AUCH WEIN UND KERZEN HER, DIE SUMMEN BITTE - JETZT.
MMMMMM
SIE MÜSSEN MITDENKEN!
5 MINUTEN GEGEN EINE STUNDE?
WAS IST DENN DAS FÜR EIN TAUSCH?
DA MÜSSEN WIR DOCH ZUERST DIE WÄHRUNG AUSHANDELN!
ALSO FAIR WÄREN VIELLEICHT ZWEI QUICKIES GEGEN EINMAL WEIN UND KERZEN.
HÖCHSTENS.
MINDESTENS.

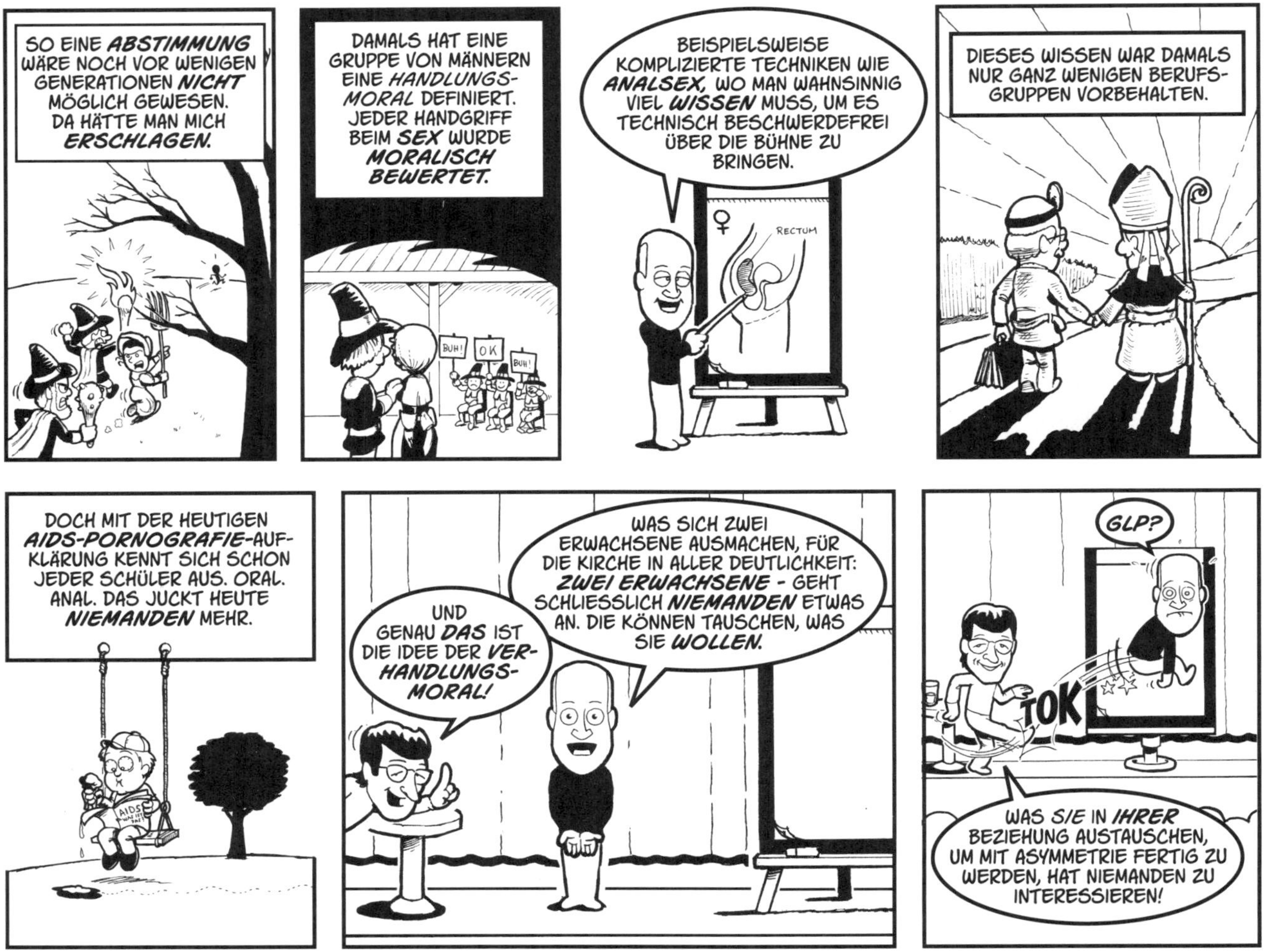
SO EINE ABSTIMMUNG WÄRE NOCH VOR WENIGEN GENERATIONEN NICHT MÖGLICH GEWESEN. DA HÄTTE MAN MICH ERSCHLAGEN.
DAMALS HAT EINE GRUPPE VON MÄNNERN EINE HANDLUNGS-MORAL DEFINIERT. JEDER HANDGRIFF BEIM SEX WURDE MORALISCH BEWERTET.
BUH!
OK
BUH!
BEISPIELSWEISE KOMPLIZIERTE TECHNIKEN WIE ANALSEX, WO MAN WAHNSINNIG VIEL WISSEN MUSS, UM ES TECHNISCH BESCHWERDEFREI ÜBER DIE BÜHNE ZU BRINGEN.
♀
RECTUM
DIESES WISSEN WAR DAMALS NUR GANZ WENIGEN BERUFS-GRUPPEN VORBEHALTEN.
DOCH MIT DER HEUTIGEN AIDS-PORNOGRAFIE-AUF-KLÄRUNG KENNT SICH SCHON JEDER SCHÜLER AUS. ORAL. ANAL. DAS JUCKT HEUTE NIEMANDEN MEHR.
AIDS
WAS SICH ZWEI ERWACHSENE AUSMACHEN, FÜR DIE KIRCHE IN ALLER DEUTLICHKEIT: ZWEI ERWACHSENE - GEHT SCHLIESSLICH NIEMANDEN ETWAS AN. DIE KÖNNEN TAUSCHEN, WAS SIE WOLLEN.
UND GENAU DAS IST DIE IDEE DER VER-HANDLUNGS-MORAL!
GLP?
TOK
WAS SIE IN IHRER BEZIEHUNG AUSTAUSCHEN, UM MIT ASYMMETRIE FERTIG ZU WERDEN, HAT NIEMANDEN ZU INTERESSIEREN!

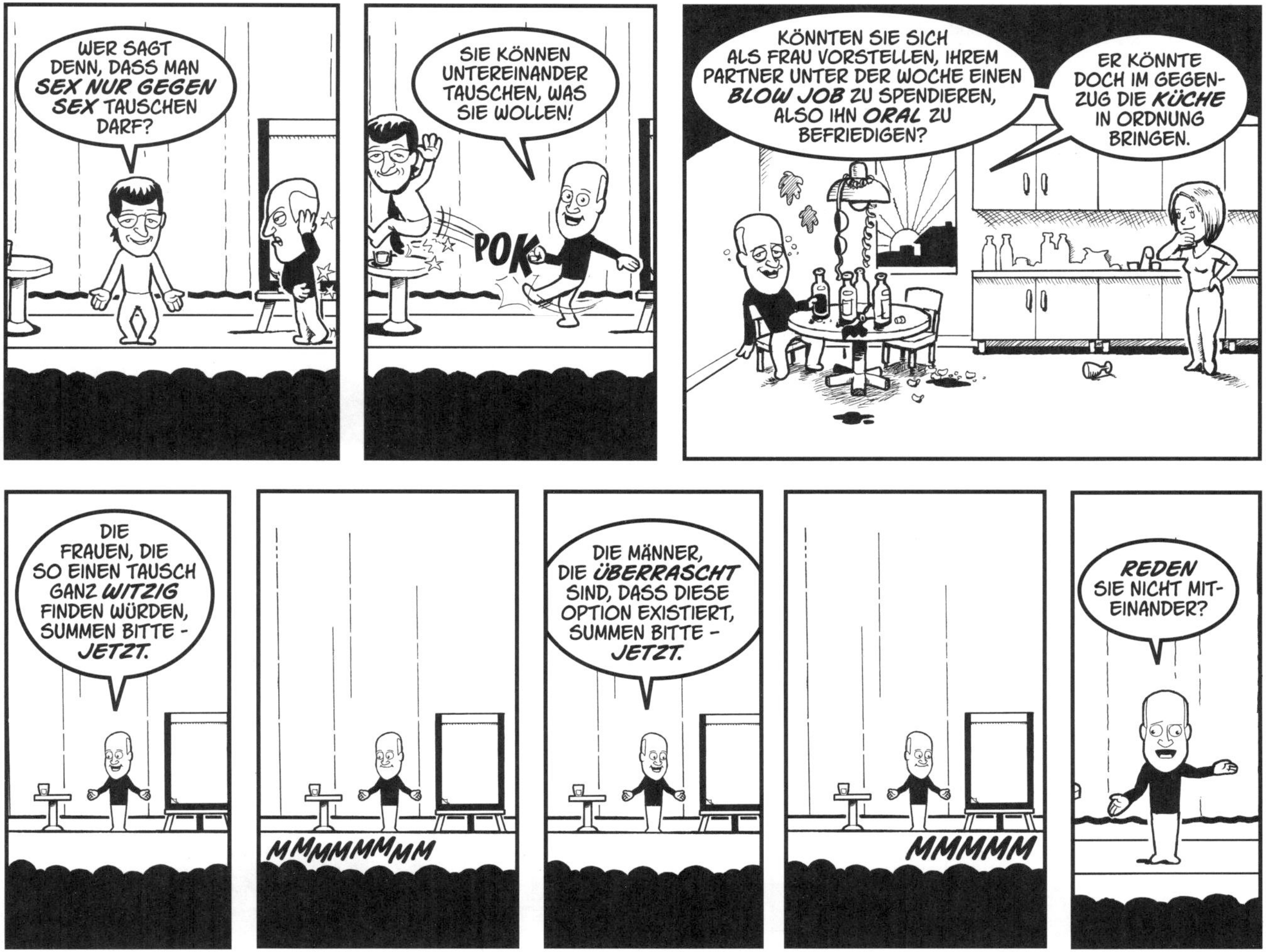
WER SAGT DENN, DASS MAN SEX NUR GEGEN SEX TAUSCHEN DARF?
SIE KÖNNEN UNTEREINANDER TAUSCHEN, WAS SIE WOLLEN!
POK
KÖNNTEN SIE SICH ALS FRAU VORSTELLEN, IHREM PARTNER UNTER DER WOCHE EINEN BLOW JOB ZU SPENDIEREN, ALSO IHN ORAL ZU BEFRIEDIGEN?
ER KÖNNTE DOCH IM GEGEN-ZUG DIE KÜCHE IN ORDNUNG BRINGEN.
DIE FRAUEN, DIE SO EINEN TAUSCH GANZ WITZIG FINDEN WÜRDEN, SUMMEN BITTE - JETZT.
MMMMMMMMM
DIE MÄNNER, DIE ÜBERRASCHT SIND, DASS DIESE OPTION EXISTIERT, SUMMEN BITTE - JETZT.
MMMMM
REDEN SIE NICHT MIT-EINANDER?

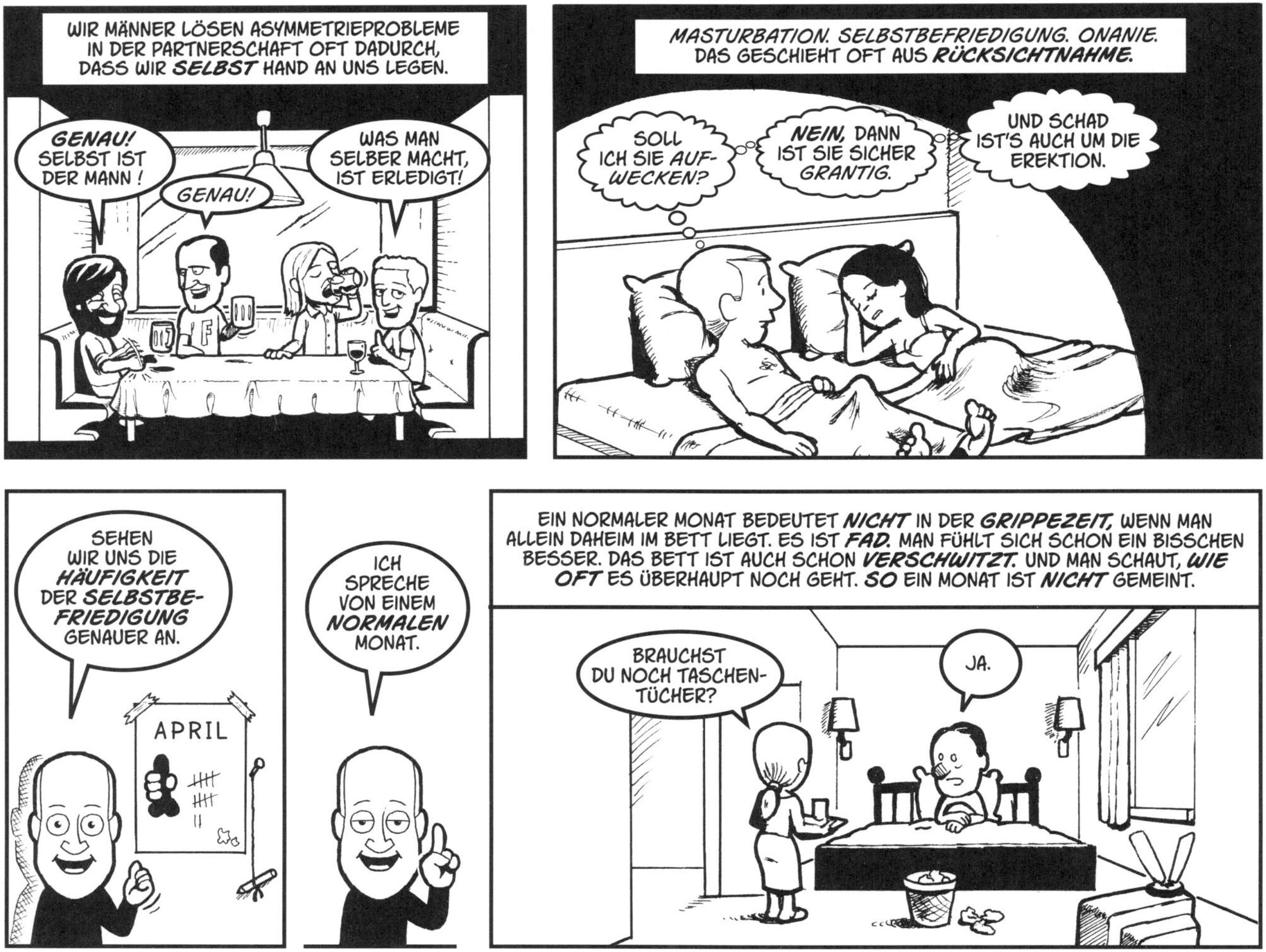
WIR MÄNNER LÖSEN ASYMMETRIEPROBLEME IN DER PARTNERSCHAFT OFT DADURCH, DASS WIR SELBST HAND AN UNS LEGEN.
GENAU! SELBST IST DER MANN !
GENAU!
WAS MAN SELBER MACHT, IST ERLEDIGT!
MASTURBATION. SELBSTBEFRIEDIGUNG. ONANIE. DAS GESCHIEHT OFT AUS RÜCKSICHTNAHME.
SOLL ICH SIE AUF-WECKEN?
NEIN, DANN IST SIE SICHER GRANTIG.
UND SCHAD IST'S AUCH UM DIE EREKTION.
SEHEN WIR UNS DIE HÄUFIGKEIT DER SELBSTBE-FRIEDIGUNG GENAUER AN.
APRIL
ICH SPRECHE VON EINEM NORMALEN MONAT.
EIN NORMALER MONAT BEDEUTET NICHT IN DER GRIPPEZEIT, WENN MAN ALLEIN DAHEIM IM BETT LIEGT. ES IST FAD. MAN FÜHLT SICH SCHON EIN BISSCHEN BESSER. DAS BETT IST AUCH SCHON VERSCHWITZT. UND MAN SCHAUT, WIE OFT ES ÜBERHAUPT NOCH GEHT. SO EIN MONAT IST NICHT GEMEINT.
BRAUCHST DU NOCH TASCHEN-TÜCHER?
JA.

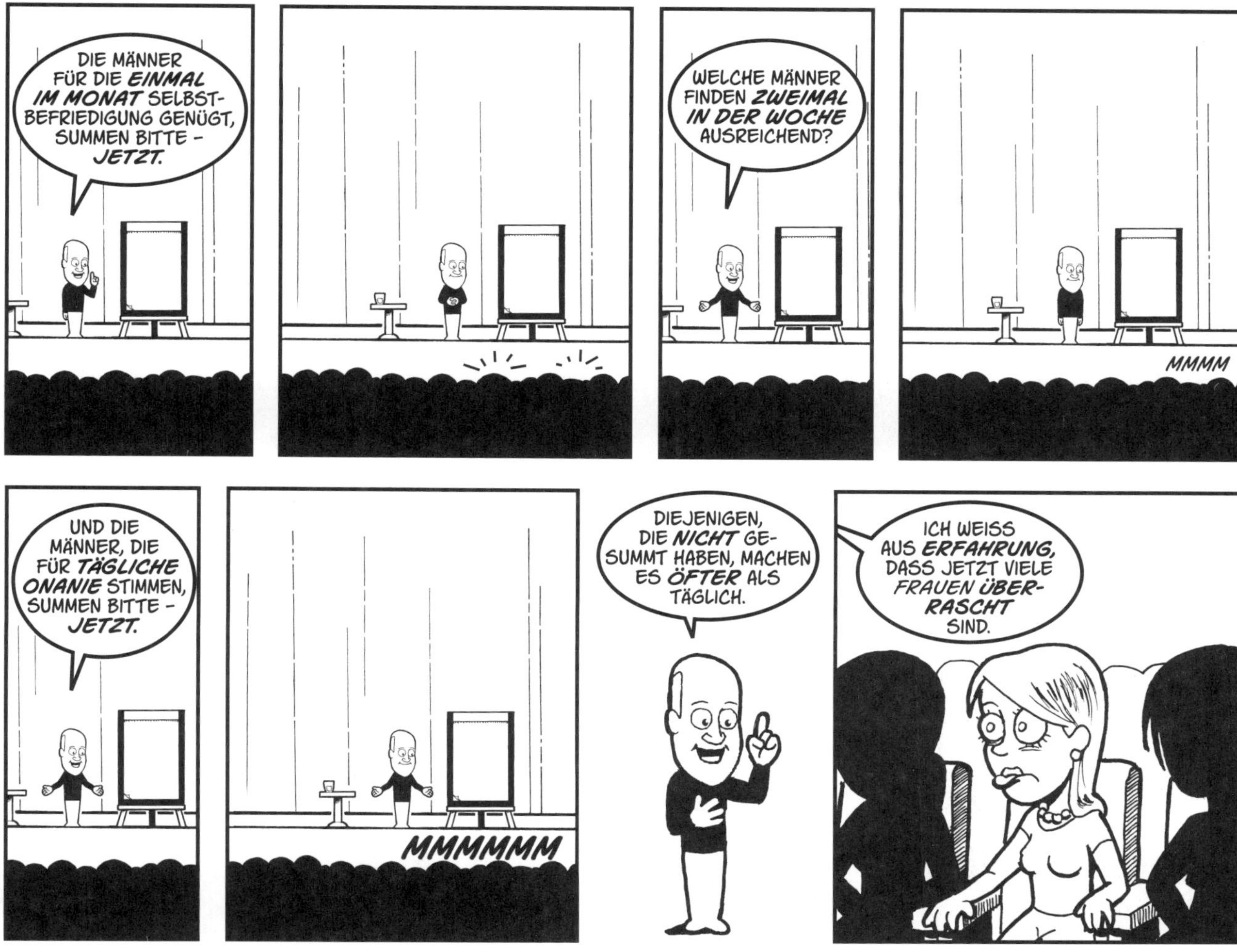
DIE MÄNNER FÜR DIE EINMAL IM MONAT SELBSTBEFRIEDIGUNG GENÜGT, SUMMEN BITTE - JETZT.
WELCHE MÄNNER FINDEN ZWEIMAL IN DER WOCHE AUSREICHEND?
MMMM
UND DIE MÄNNER, DIE FÜR TÄGLICHE ONANIE STIMMEN, SUMMEN BITTE - JETZT.
MMMMMM
DIEJENIGEN, DIE NICHT GESUMMT HABEN, MACHEN ES ÖFTER ALS TÄGLICH.
ICH WEISS AUS ERFAHRUNG, DASS JETZT VIELE FRAUEN ÜBERRASCHT SIND.

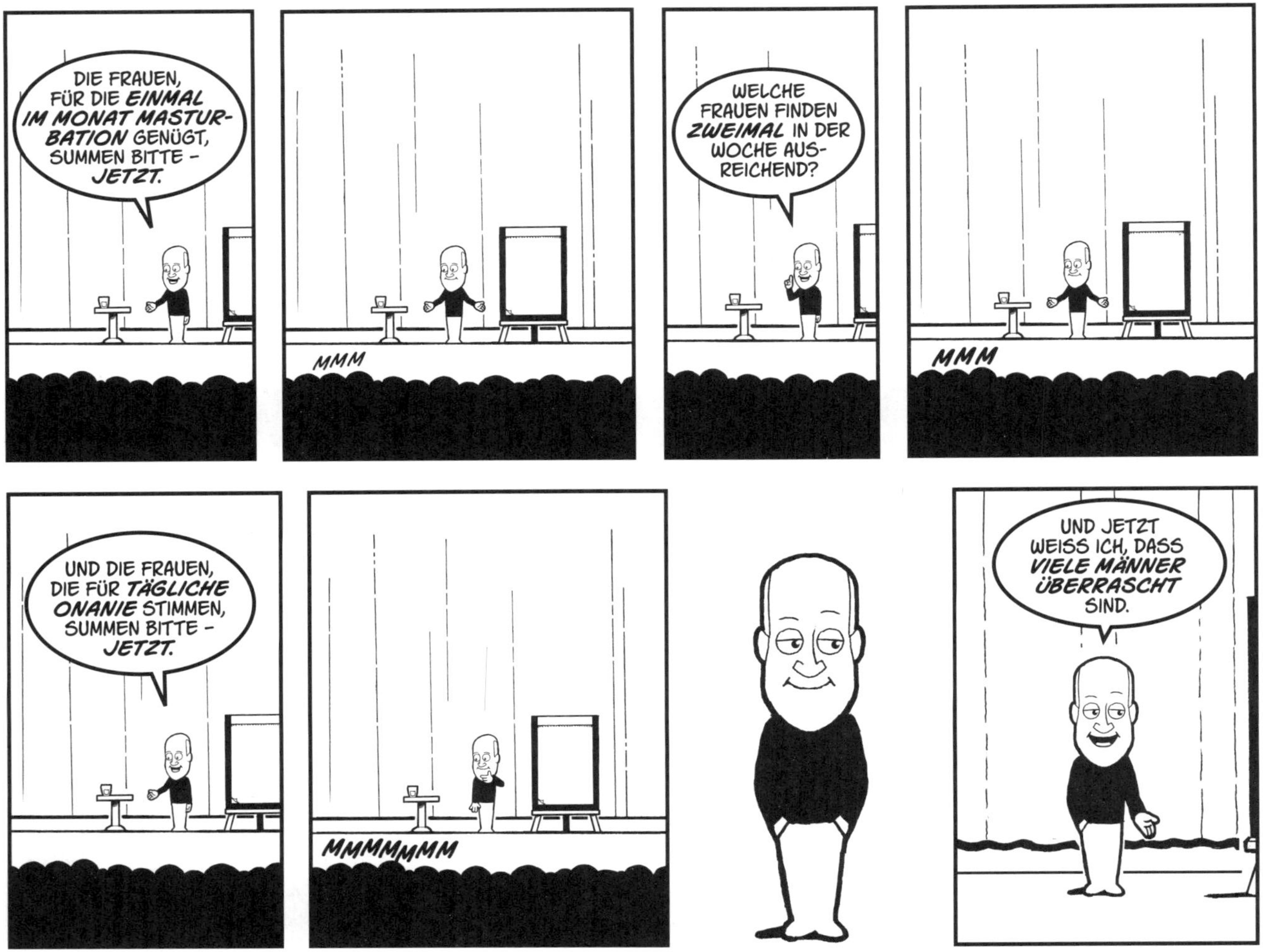
DIE FRAUEN, FÜR DIE EINMAL IM MONAT MASTURBATION GENÜGT, SUMMEN BITTE - JETZT.
MMM
WELCHE FRAUEN FINDEN ZWEIMAL IN DER WOCHE AUSREICHEND?
MMM
UND DIE FRAUEN, DIE FÜR TÄGLICHE ONANIE STIMMEN, SUMMEN BITTE - JETZT.
MMMMMMM
UND JETZT WEISS ICH, DASS VIELE MÄNNER ÜBERRASCHT SIND.

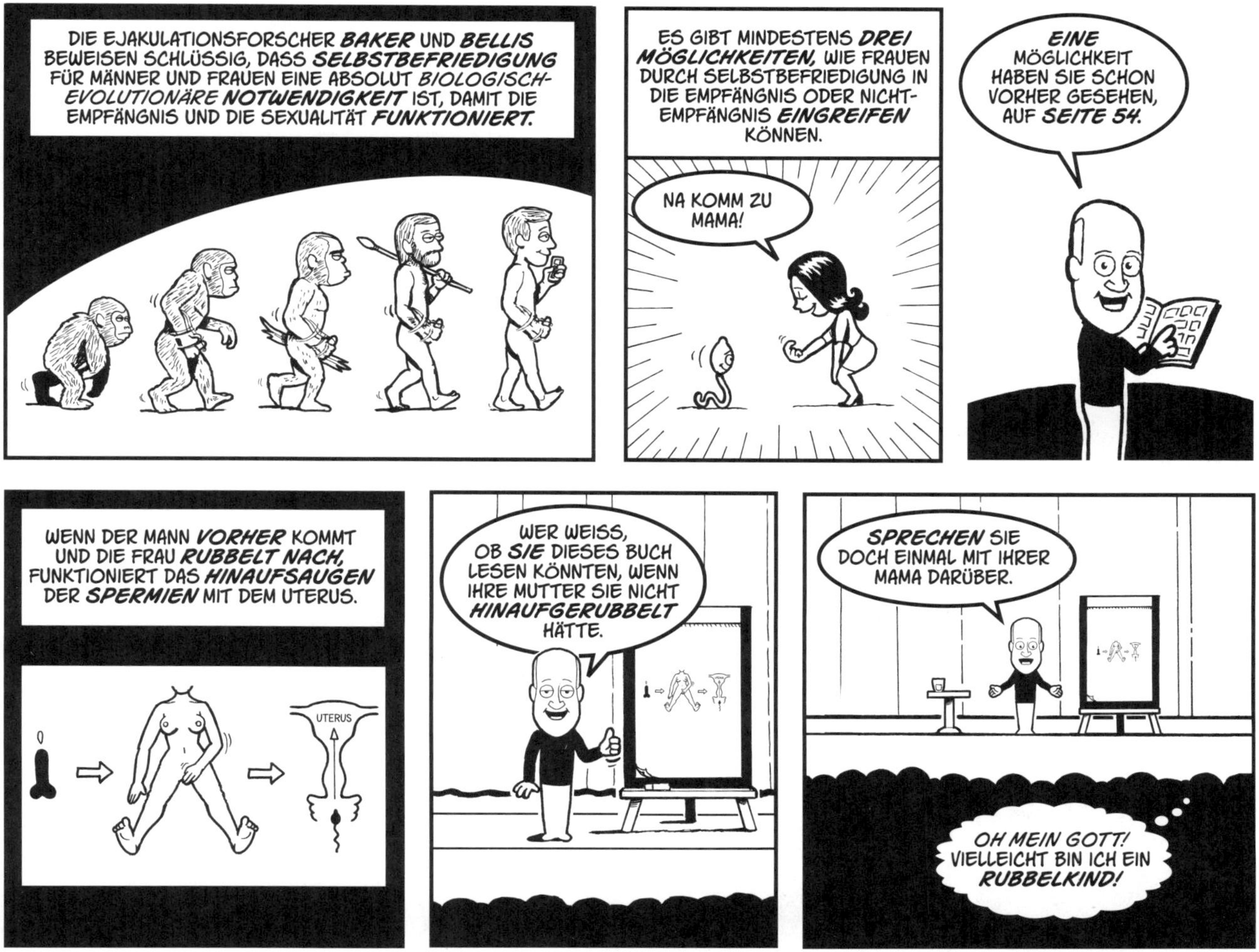

DIE EJAKULATIONSFORSCHER BAKER UND BELLIS BEWEISEN SCHLÜSSIG, DASS SELBSTBEFRIEDIGUNG FÜR MÄNNER UND FRAUEN EINE ABSOLUT BIOLOGISCH-EVOLUTIONÄRE NOTWENDIGKEIT IST, DAMIT DIE EMPFÄNGNIS UND DIE SEXUALITÄT FUNKTIONIERT.
ES GIBT MINDESTENS DREI MÖGLICHKEITEN, WIE FRAUEN DURCH SELBSTBEFRIEDIGUNG IN DIE EMPFÄNGNIS ODER NICHT-EMPFÄNGNIS EINGREIFEN KÖNNEN.
NA KOMM ZU MAMA!
EINE MÖGLICHKEIT HABEN SIE SCHON VORHER GESEHEN, AUF SEITE 54.
WENN DER MANN VORHER KOMMT UND DIE FRAU RUBBELT NACH, FUNKTIONIERT DAS HINAUFSAUGEN DER SPERMIEN MIT DEM UTERUS.
UTERUS
WER WEISS, OB SIE DIESES BUCH LESEN KÖNNTEN, WENN IHRE MUTTER SIE NICHT HINAUFGERUBBELT HÄTTE.
SPRECHEN SIE DOCH EINMAL MIT IHRER MAMA DARÜBER.
OH MEIN GOTT! VIELLEICHT BIN ICH EIN RUBBELKIND!

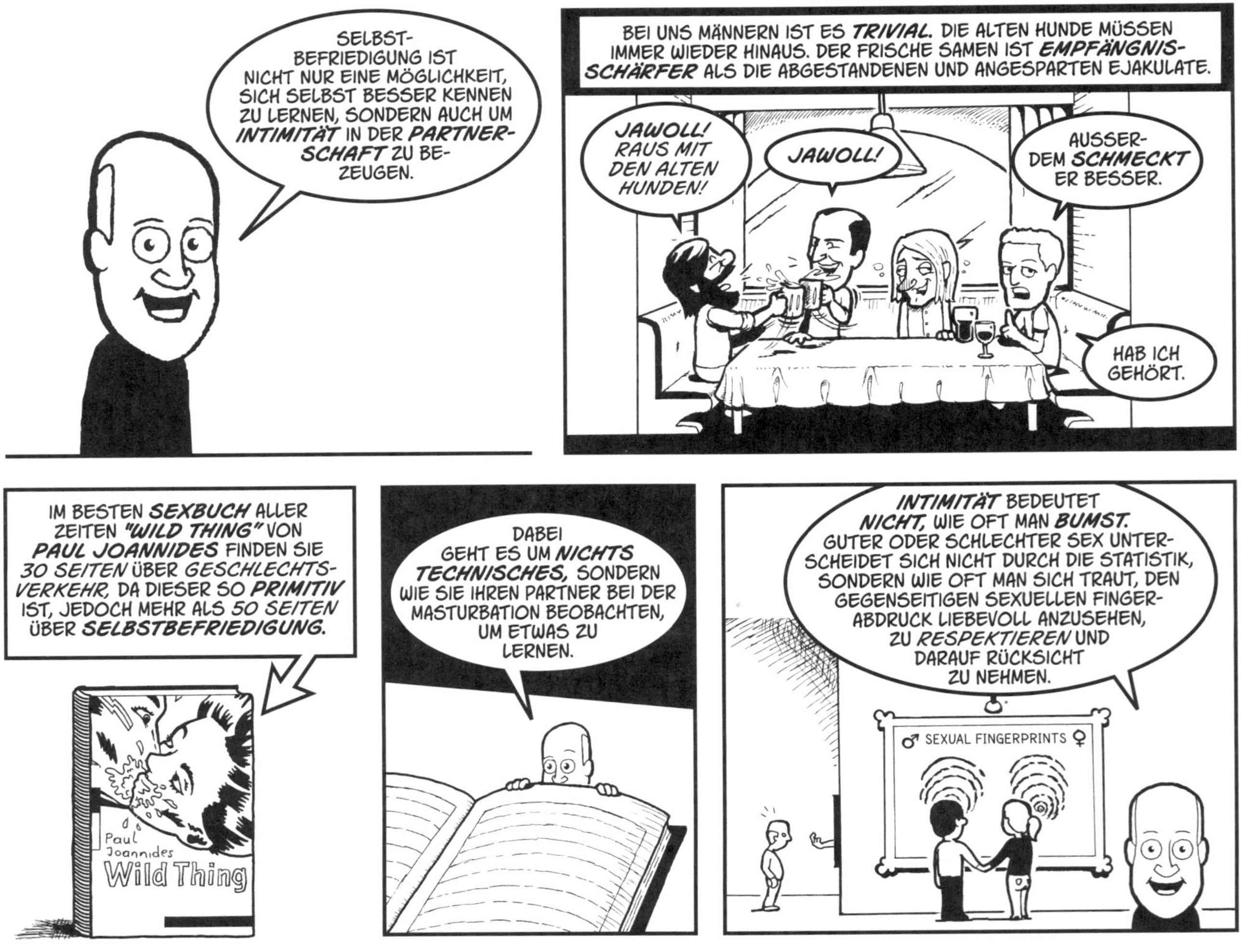
SELBST-BEFRIEDIGUNG IST NICHT NUR EINE MÖGLICHKEIT, SICH SELBST BESSER KENNEN ZU LERNEN, SONDERN AUCH UM INTIMITÄT IN DER PARTNERSCHAFT ZU BEZEUGEN.
BEI UNS MÄNNERN IST ES TRIVIAL. DIE ALTEN HUNDE MÜSSEN IMMER WIEDER HINAUS. DER FRISCHE SAMEN IST EMPFÄNGNISSCHÄRFER ALS DIE ABGESTANDENEN UND ANGESPARTEN EJAKULATE.
JAWOLL! RAUS MIT DEN ALTEN HUNDEN!
JAWOLL!
AUSSERDEM SCHMECKT ER BESSER.
HAB ICH GEHÖRT.
IM BESTEN SEXBUCH ALLER ZEITEN "WILD THING" VON PAUL JOANNIDES FINDEN SIE 30 SEITEN ÜBER GESCHLECHTSVERKEHR, DA DIESER SO PRIMITIV IST, JEDOCH MEHR ALS 50 SEITEN ÜBER SELBSTBEFRIEDIGUNG.
Paul Joannides
Wild Thing
DABEI GEHT ES UM NICHTS TECHNISCHES, SONDERN WIE SIE IHREN PARTNER BEI DER MASTURBATION BEOBACHTEN, UM ETWAS ZU LERNEN.
INTIMITÄT BEDEUTET NICHT, WIE OFT MAN BUMST. GUTER ODER SCHLECHTER SEX UNTERSCHEIDET SICH NICHT DURCH DIE STATISTIK, SONDERN WIE OFT MAN SICH TRAUT, DEN GEGENSEITIGEN SEXUELLEN FINGERABDRUCK LIEBEVOLL ANZUSEHEN, ZU RESPEKTIEREN UND DARAUF RÜCKSICHT ZU NEHMEN.
♂ SEXUAL FINGERPRINTS ♀

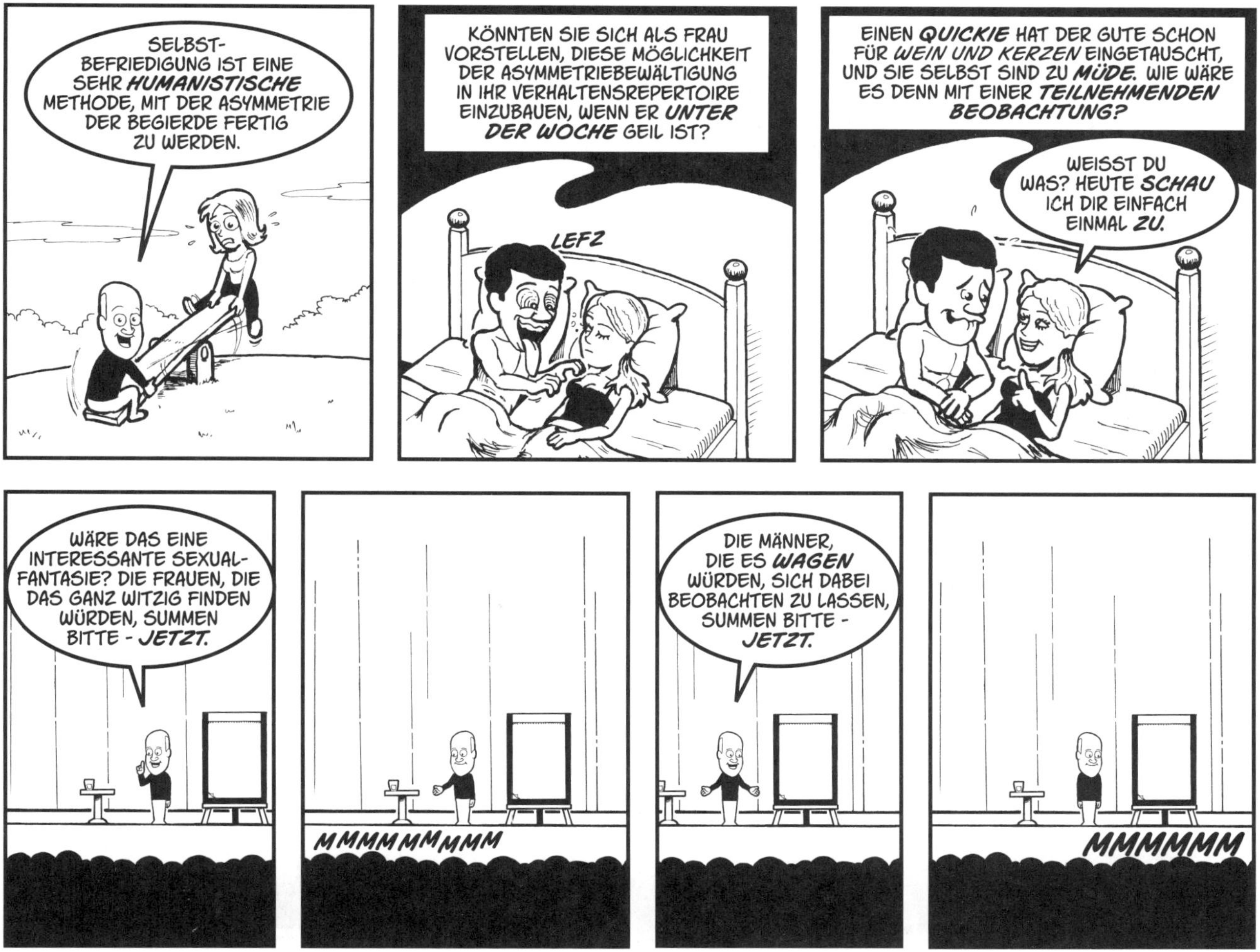

SELBST-BEFRIEDIGUNG IST EINE SEHR HUMANISTISCHE METHODE, MIT DER ASYMMETRIE DER BEGIERDE FERTIG ZU WERDEN.
KÖNNTEN SIE SICH ALS FRAU VORSTELLEN, DIESE MÖGLICHKEIT DER ASYMMETRIEBEWÄLTIGUNG IN IHR VERHALTENSREPERTOIRE EINZUBAUEN, WENN ER UNTER DER WOCHE GEIL IST?
LEFZ
EINEN QUICKIE HAT DER GUTE SCHON FÜR WEIN UND KERZEN EINGETAUSCHT, UND SIE SELBST SIND ZU MÜDE. WIE WÄRE ES DENN MIT EINER TEILNEHMENDEN BEOBACHTUNG?
WEISST DU WAS? HEUTE SCHAU ICH DIR EINFACH EINMAL ZU.
WÄRE DAS EINE INTERESSANTE SEXUAL-FANTASIE? DIE FRAUEN, DIE DAS GANZ WITZIG FINDEN WÜRDEN, SUMMEN BITTE - JETZT.
MMMMMMMMM
DIE MÄNNER, DIE ES WAGEN WÜRDEN, SICH DABEI BEOBACHTEN ZU LASSEN, SUMMEN BITTE - JETZT.
MMMMMM

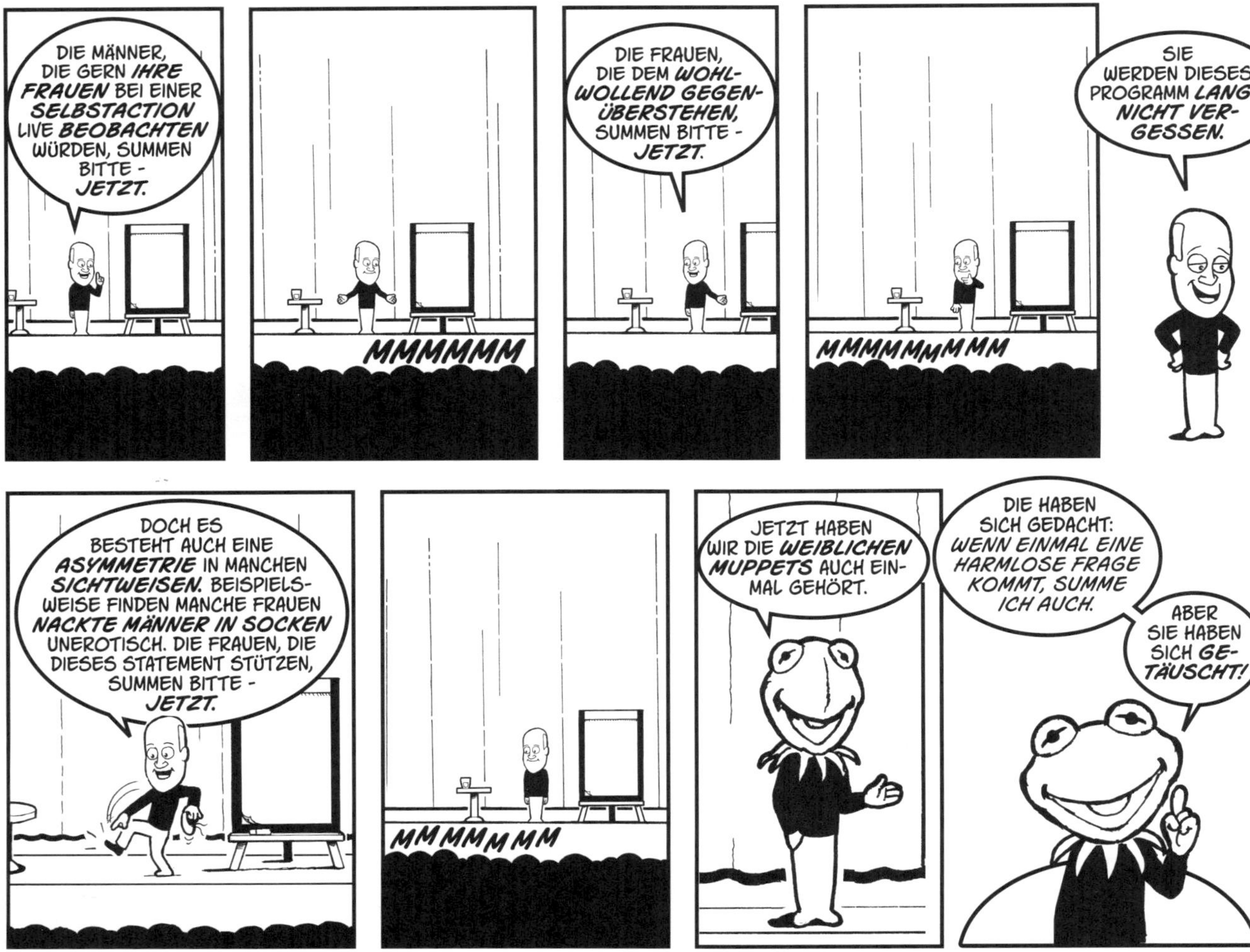
DIE MÄNNER, DIE GERN IHRE FRAUEN BEI EINER SELBSTACTION LIVE BEOBACHTEN WÜRDEN, SUMMEN BITTE - JETZT.
MMMMMM
DIE FRAUEN, DIE DEM WOHLWOLLEND GEGENÜBERSTEHEN, SUMMEN BITTE - JETZT.
MMMMMMMMM
SIE WERDEN DIESES PROGRAMM LANGE NICHT VERGESSEN.
DOCH ES BESTEHT AUCH EINE ASYMMETRIE IN MANCHEN SICHTWEISEN. BEISPIELSWEISE FINDEN MANCHE FRAUEN NACKTE MÄNNER IN SOCKEN UNEROTISCH. DIE FRAUEN, DIE DIESES STATEMENT STÜTZEN, SUMMEN BITTE - JETZT.
MMMMMMM
JETZT HABEN WIR DIE WEIBLICHEN MUPPETS AUCH EINMAL GEHÖRT.
DIE HABEN SICH GEDACHT: WENN EINMAL EINE HARMLOSE FRAGE KOMMT, SUMME ICH AUCH.
ABER SIE HABEN SICH GETÄUSCHT!

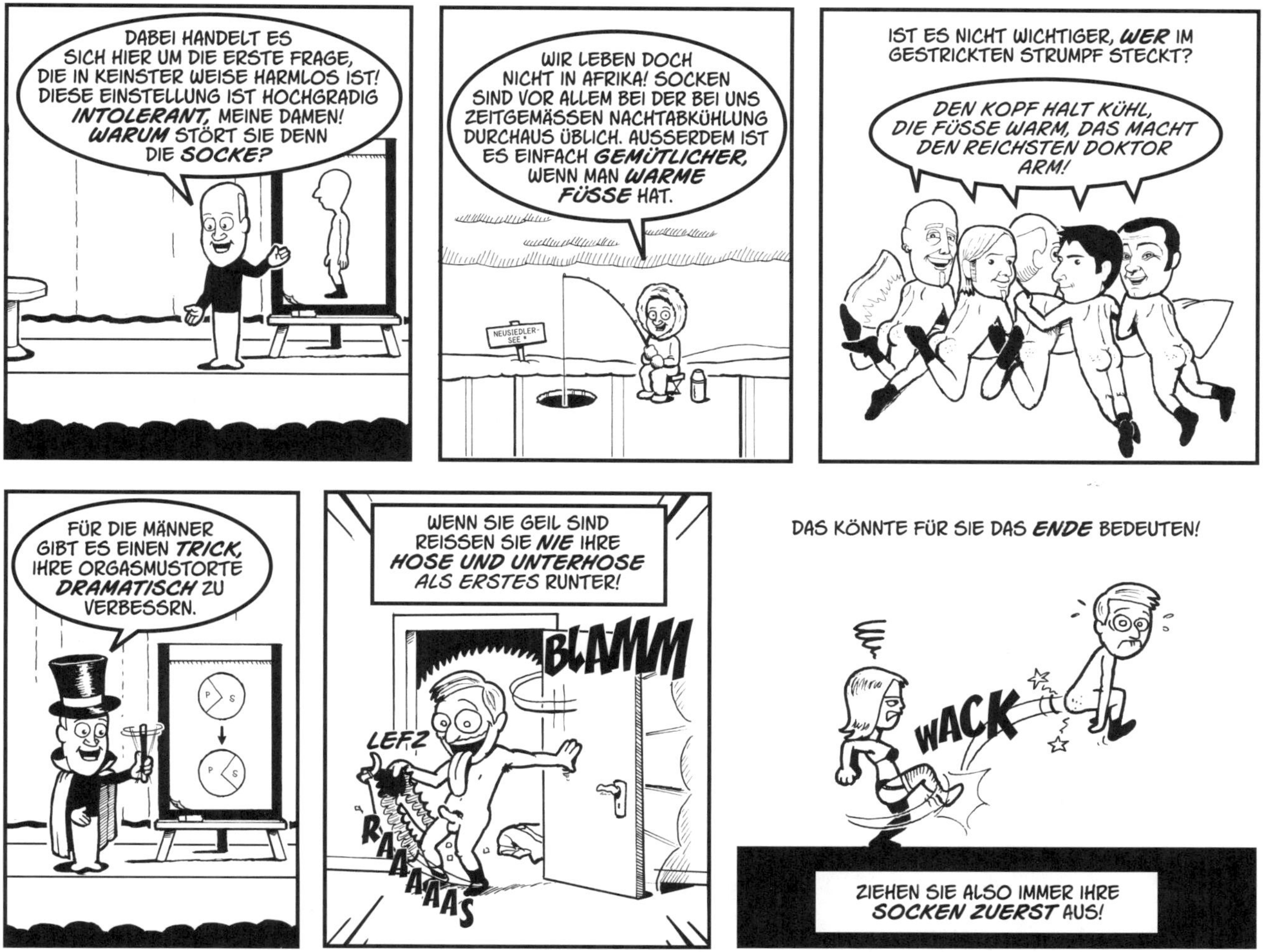

DABEI HANDELT ES SICH HIER UM DIE ERSTE FRAGE, DIE IN KEINSTER WEISE HARMLOS IST! DIESE EINSTELLUNG IST HOCHGRADIG INTOLERANT, MEINE DAMEN! WARUM STÖRT SIE DENN DIE SOCKE?
WIR LEBEN DOCH NICHT IN AFRIKA! SOCKEN SIND VOR ALLEM BEI DER BEI UNS ZEITGEMÄSSEN NACHTABKÜHLUNG DURCHAUS ÜBLICH. AUSSERDEM IST ES EINFACH GEMÜTLICHER, WENN MAN WARME FÜSSE HAT.
NEUSIEDLER-SEE *
IST ES NICHT WICHTIGER, WER IM GESTRICKTEN STRUMPF STECKT?
DEN KOPF HALT KÜHL, DIE FÜSSE WARM, DAS MACHT DEN REICHSTEN DOKTOR ARM!
FÜR DIE MÄNNER GIBT ES EINEN TRICK, IHRE ORGASMUSTORTE DRAMATISCH ZU VERBESSRN.
P S
P S
WENN SIE GEIL SIND REISSEN SIE NIE IHRE HOSE UND UNTERHOSE ALS ERSTES RUNTER!
BLAMM
LEFZ
RAAAAAAS
DAS KÖNNTE FÜR SIE DAS ENDE BEDEUTEN!
WACK
ZIEHEN SIE ALSO IMMER IHRE SOCKEN ZUERST AUS!

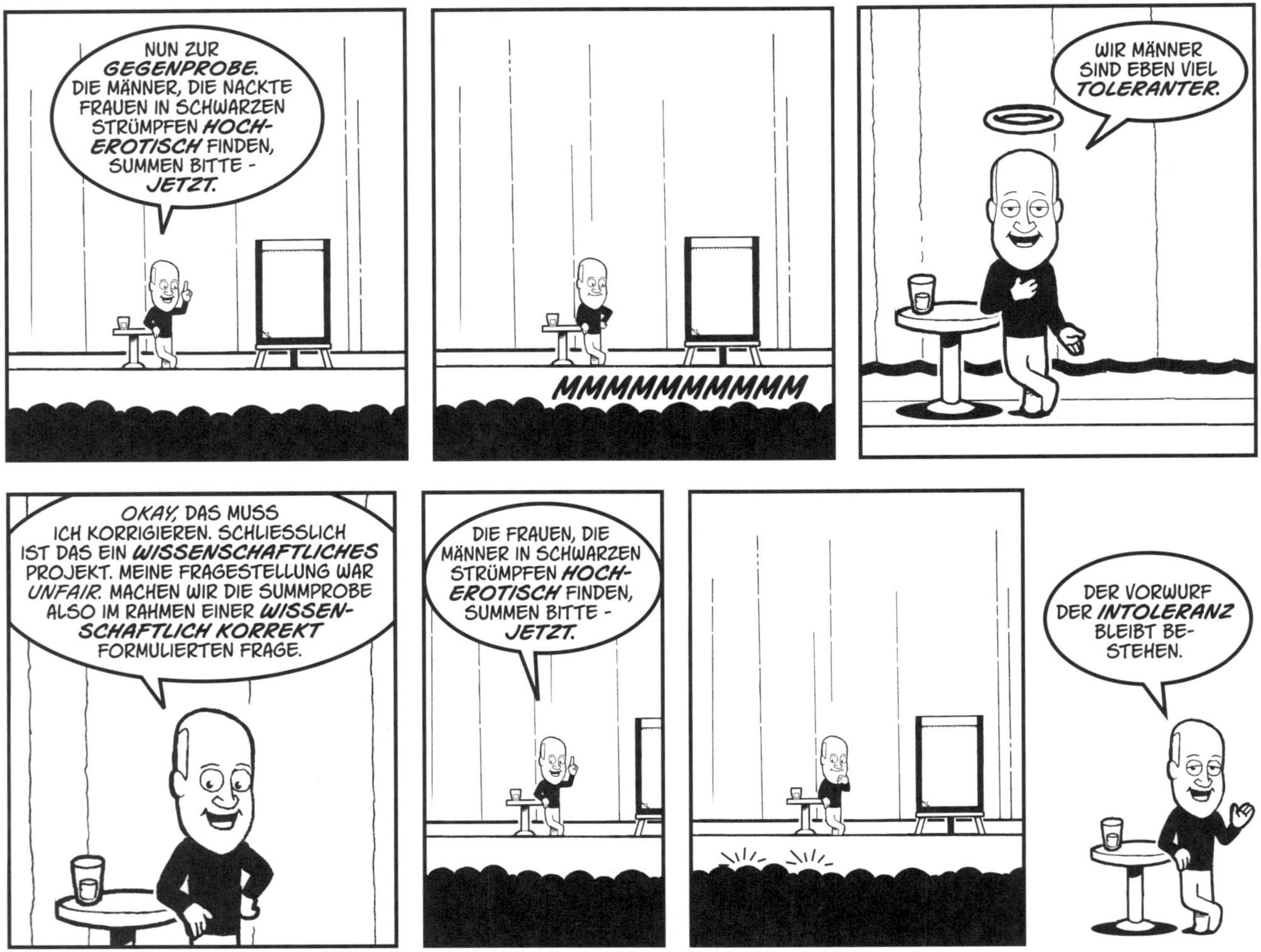
NUN ZUR GEGENPROBE. DIE MÄNNER, DIE NACKTE FRAUEN IN SCHWARZEN STRÜMPFEN HOCH-EROTISCH FINDEN, SUMMEN BITTE - JETZT.
MMMMMMMMMM
WIR MÄNNER SIND EBEN VIEL TOLERANTER.
OKAY, DAS MUSS ICH KORRIGIEREN. SCHLIESSLICH IST DAS EIN WISSENSCHAFTLICHES PROJEKT. MEINE FRAGESTELLUNG WAR UNFAIR. MACHEN WIR DIE SUMMPROBE ALSO IM RAHMEN EINER WISSEN-SCHAFTLICH KORREKT FORMULIERTEN FRAGE.
DIE FRAUEN, DIE MÄNNER IN SCHWARZEN STRÜMPFEN HOCH-EROTISCH FINDEN, SUMMEN BITTE - JETZT.
DER VORWURF DER INTOLERANZ BLEIBT BE-STEHEN.

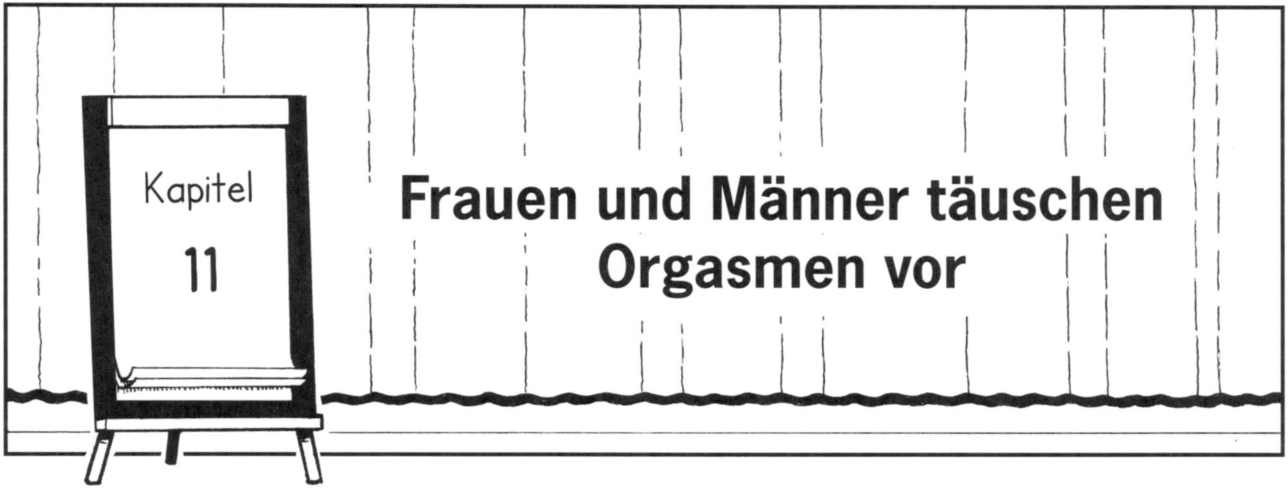
Kapitel
11
Frauen und Männer täuschen Orgasmen vor

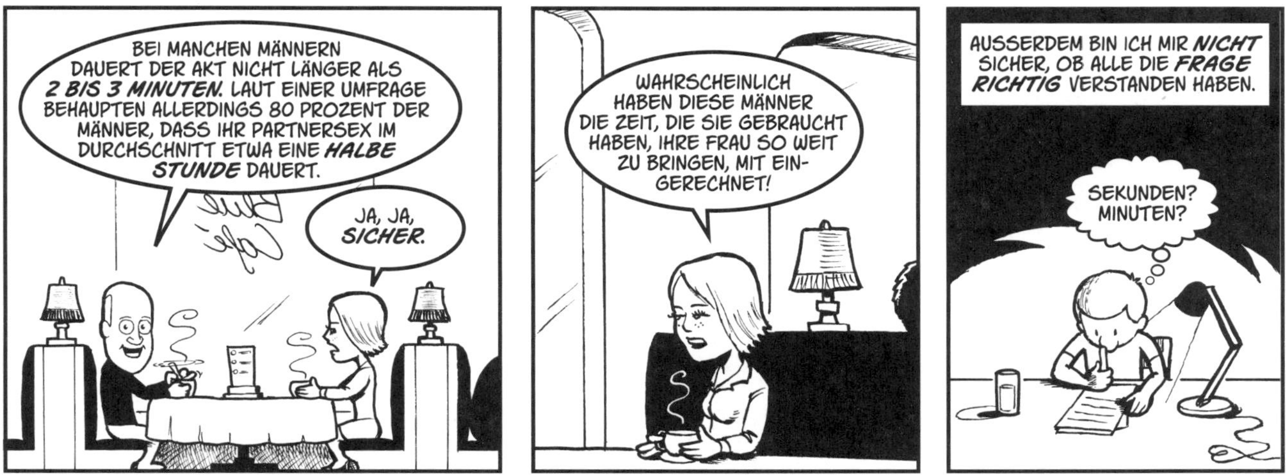
BEI MANCHEN MÄNNERN DAUERT DER AKT NICHT LÄNGER ALS ***2 BIS 3 MINUTEN.*** LAUT EINER UMFRAGE BEHAUPTEN ALLERDINGS 80 PROZENT DER MÄNNER, DASS IHR PARTNERSEX IM DURCHSCHNITT ETWA EINE ***HALBE STUNDE*** DAUERT.
JA, JA, ***SICHER.***
WAHRSCHEINLICH HABEN DIESE MÄNNER DIE ZEIT, DIE SIE GEBRAUCHT HABEN, IHRE FRAU SO WEIT ZU BRINGEN, MIT EINGERECHNET!
AUSSERDEM BIN ICH MIR ***NICHT*** SICHER, OB ALLE DIE ***FRAGE RICHTIG*** VERSTANDEN HABEN.
SEKUNDEN? MINUTEN?

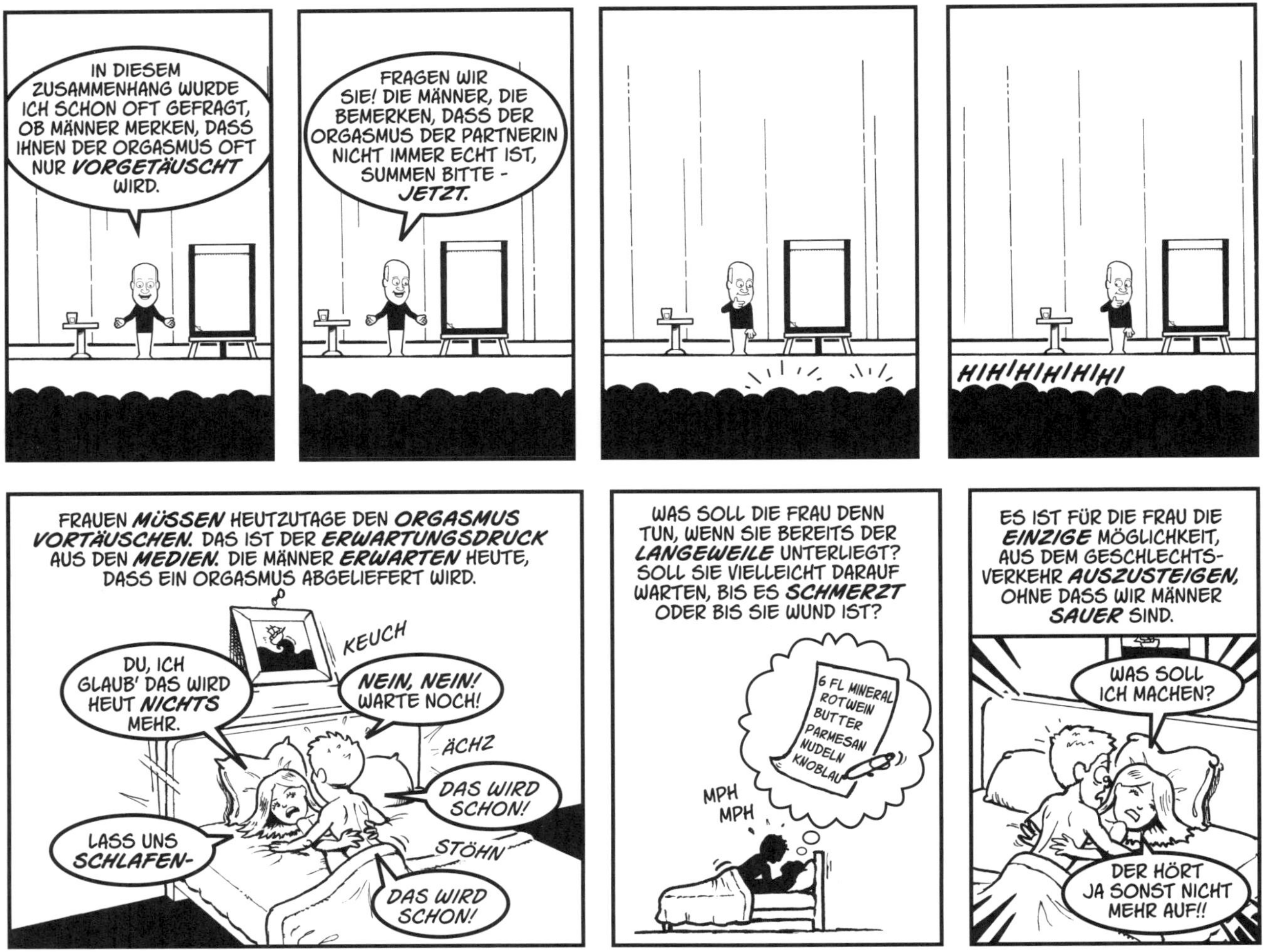

IN DIESEM ZUSAMMENHANG WURDE ICH SCHON OFT GEFRAGT, OB MÄNNER MERKEN, DASS IHNEN DER ORGASMUS OFT NUR VORGETÄUSCHT WIRD.
FRAGEN WIR SIE! DIE MÄNNER, DIE BEMERKEN, DASS DER ORGASMUS DER PARTNERIN NICHT IMMER ECHT IST, SUMMEN BITTE - JETZT.
HIHIHIHIHIHI
FRAUEN MÜSSEN HEUTZUTAGE DEN ORGASMUS VORTÄUSCHEN. DAS IST DER ERWARTUNGSDRUCK AUS DEN MEDIEN. DIE MÄNNER ERWARTEN HEUTE, DASS EIN ORGASMUS ABGELIEFERT WIRD.
DU, ICH GLAUB' DAS WIRD HEUT NICHTS MEHR.
KEUCH
NEIN, NEIN! WARTE NOCH!
ÄCHZ
DAS WIRD SCHON!
LASS UNS SCHLAFEN-
STÖHN
DAS WIRD SCHON!
WAS SOLL DIE FRAU DENN TUN, WENN SIE BEREITS DER LANGEWEILE UNTERLIEGT? SOLL SIE VIELLEICHT DARAUF WARTEN, BIS ES SCHMERZT ODER BIS SIE WUND IST?
6 FL MINERAL
ROTWEIN
BUTTER
PARMESAN
NUDELN
KNOBLAU
MPH MPH
ES IST FÜR DIE FRAU DIE EINZIGE MÖGLICHKEIT, AUS DEM GESCHLECHTSVERKEHR AUSZUSTEIGEN, OHNE DASS WIR MÄNNER SAUER SIND.
WAS SOLL ICH MACHEN?
DER HÖRT JA SONST NICHT MEHR AUF!!

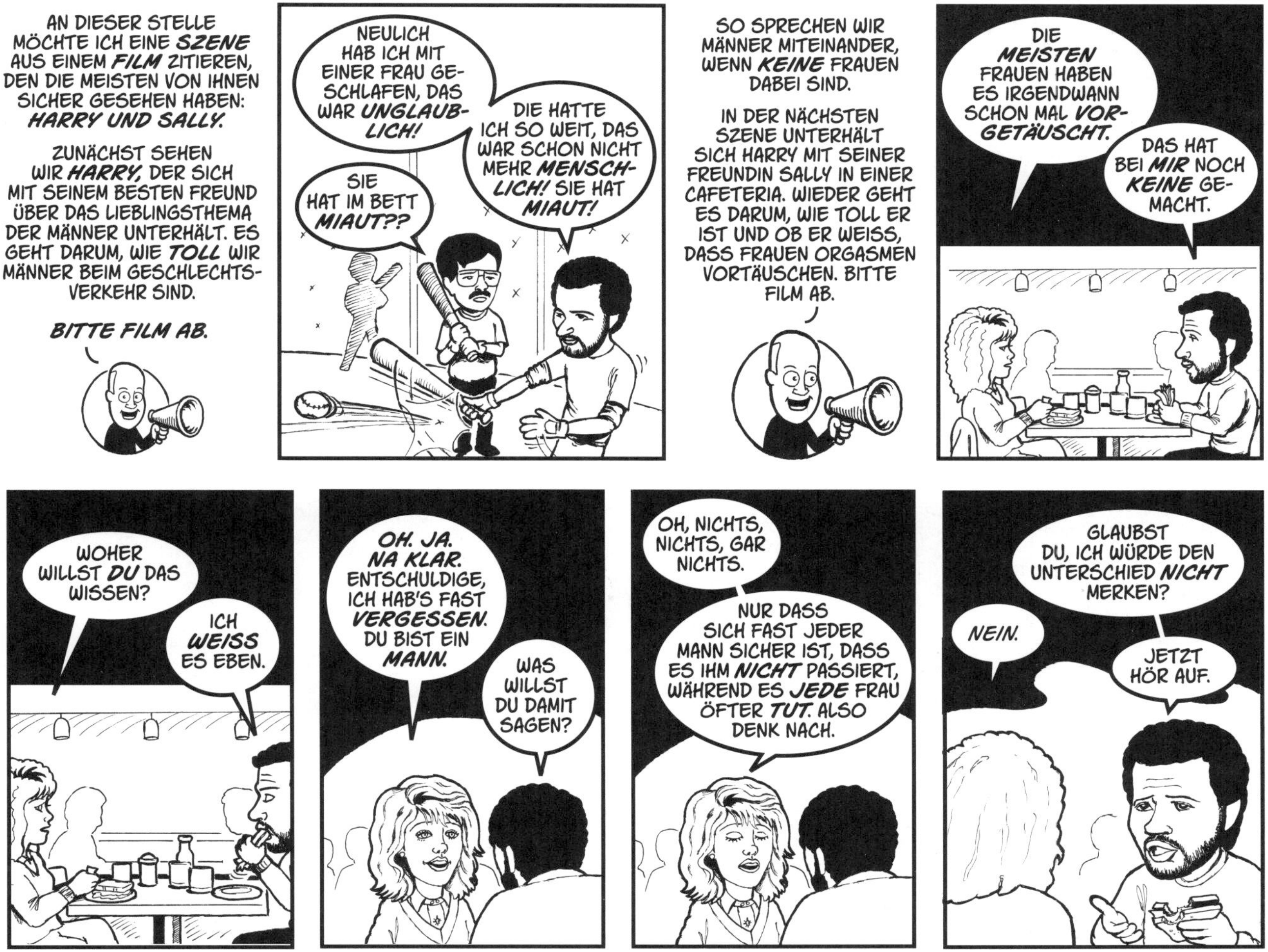
AN DIESER STELLE MÖCHTE ICH EINE SZENE AUS EINEM FILM ZITIEREN, DEN DIE MEISTEN VON IHNEN SICHER GESEHEN HABEN: HARRY UND SALLY.
ZUNÄCHST SEHEN WIR HARRY, DER SICH MIT SEINEM BESTEN FREUND ÜBER DAS LIEBLINGSTHEMA DER MÄNNER UNTERHÄLT. ES GEHT DARUM, WIE TOLL WIR MÄNNER BEIM GESCHLECHTSVERKEHR SIND.
BITTE FILM AB.
NEULICH HAB ICH MIT EINER FRAU GESCHLAFEN, DAS WAR UNGLAUBLICH!
DIE HATTE ICH SO WEIT, DAS WAR SCHON NICHT MEHR MENSCHLICH! SIE HAT MIAUT!
SIE HAT IM BETT MIAUT??
SO SPRECHEN WIR MÄNNER MITEINANDER, WENN KEINE FRAUEN DABEI SIND.
IN DER NÄCHSTEN SZENE UNTERHÄLT SICH HARRY MIT SEINER FREUNDIN SALLY IN EINER CAFETERIA. WIEDER GEHT ES DARUM, WIE TOLL ER IST UND OB ER WEISS, DASS FRAUEN ORGASMEN VORTÄUSCHEN. BITTE FILM AB.
DIE MEISTEN FRAUEN HABEN ES IRGENDWANN SCHON MAL VORGETÄUSCHT.
DAS HAT BEI MIR NOCH KEINE GEMACHT.
WOHER WILLST DU DAS WISSEN?
ICH WEISS ES EBEN.
OH. JA. NA KLAR. ENTSCHULDIGE, ICH HAB'S FAST VERGESSEN. DU BIST EIN MANN.
WAS WILLST DU DAMIT SAGEN?
OH, NICHTS, NICHTS, GAR NICHTS.
NUR DASS SICH FAST JEDER MANN SICHER IST, DASS ES IHM NICHT PASSIERT, WÄHREND ES JEDE FRAU ÖFTER TUT. ALSO DENK NACH.
GLAUBST DU, ICH WÜRDE DEN UNTERSCHIED NICHT MERKEN?
NEIN.
JETZT HÖR AUF.

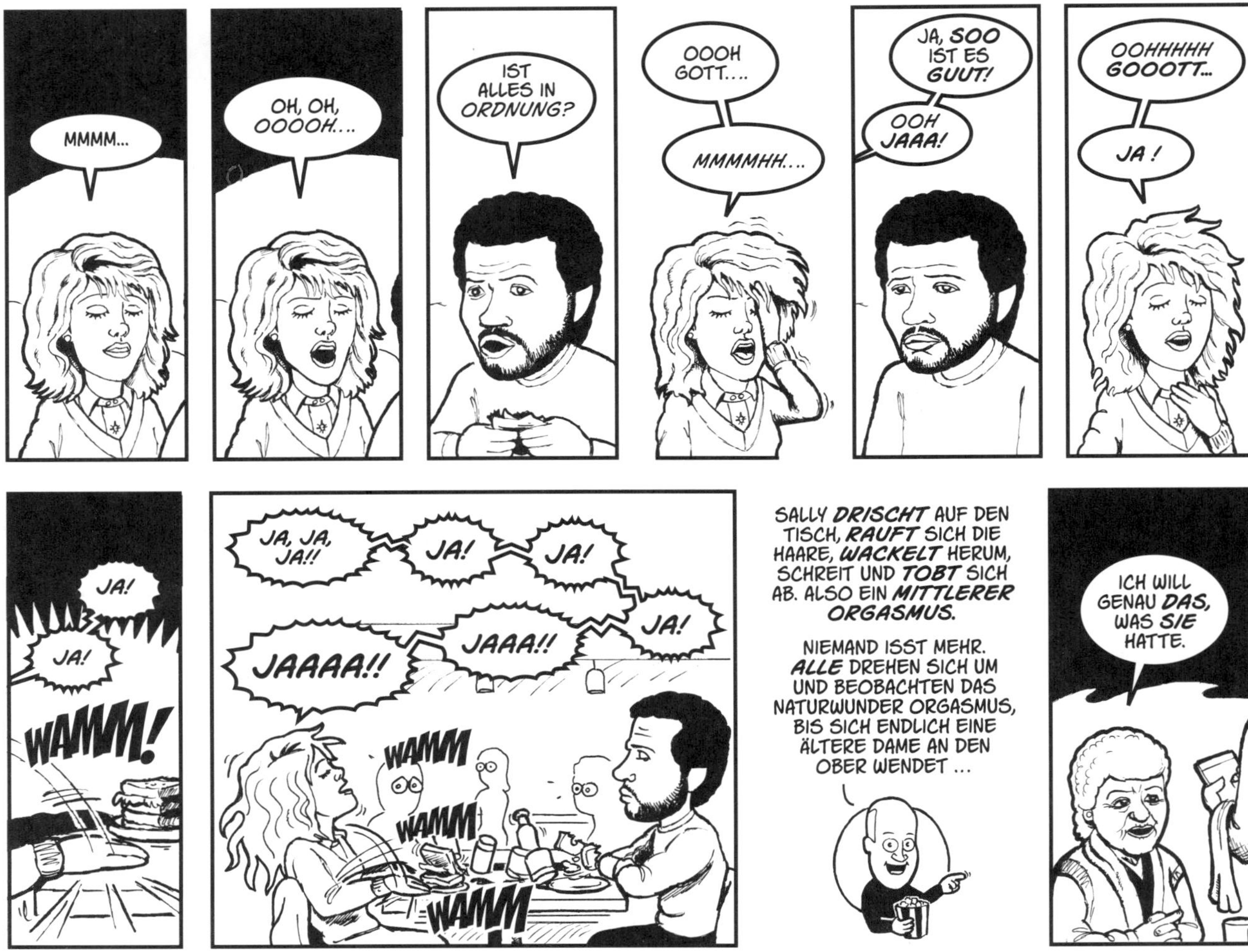
MMMM…
OH, OH, OOOOH….
IST ALLES IN ORDNUNG?
OOOH GOTT….
MMMMHH….
JA, SOO IST ES GUUT!
OOH JAAA!
OOHHHHH GOOOTT…
JA !
JA!
JA!
WAMM!
JA, JA, JA!!
JA!
JA!
JA!
JAAA!!
JAAAA!!
WAMM
WAMM
WAMM
SALLY DRISCHT AUF DEN TISCH, RAUFT SICH DIE HAARE, WACKELT HERUM, SCHREIT UND TOBT SICH AB. ALSO EIN MITTLERER ORGASMUS.
NIEMAND ISST MEHR. ALLE DREHEN SICH UM UND BEOBACHTEN DAS NATURWUNDER ORGASMUS, BIS SICH ENDLICH EINE ÄLTERE DAME AN DEN OBER WENDET …
ICH WILL GENAU DAS, WAS SIE HATTE.

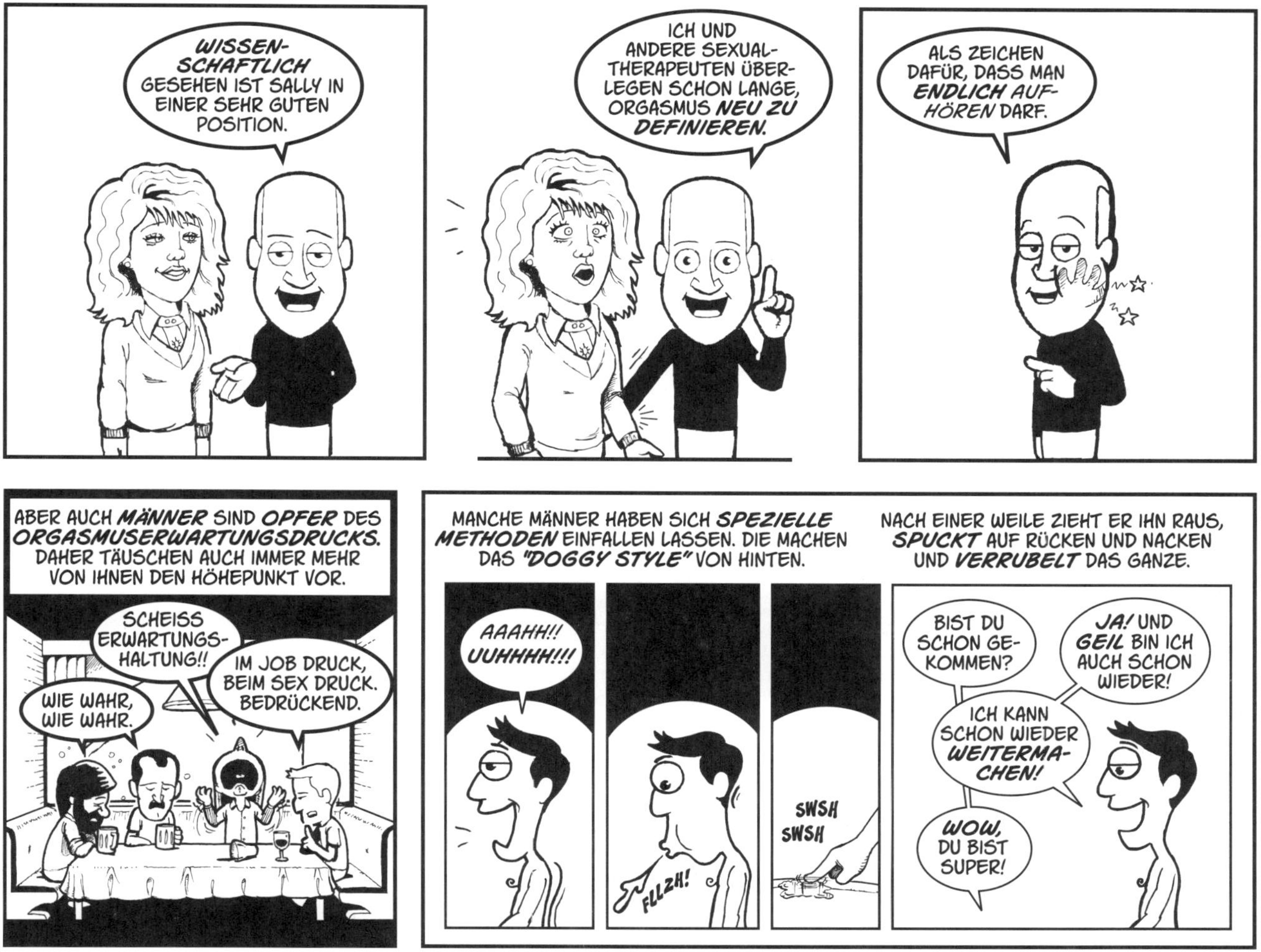
WISSENSCHAFTLICH GESEHEN IST SALLY IN EINER SEHR GUTEN POSITION.
ICH UND ANDERE SEXUALTHERAPEUTEN ÜBERLEGEN SCHON LANGE, ORGASMUS NEU ZU DEFINIEREN.
ALS ZEICHEN DAFÜR, DASS MAN ENDLICH AUFHÖREN DARF.
ABER AUCH MÄNNER SIND OPFER DES ORGASMUSERWARTUNGSDRUCKS. DAHER TÄUSCHEN AUCH IMMER MEHR VON IHNEN DEN HÖHEPUNKT VOR.
WIE WAHR, WIE WAHR.
SCHEISS ERWARTUNGSHALTUNG!!
IM JOB DRUCK, BEIM SEX DRUCK. BEDRÜCKEND.
MANCHE MÄNNER HABEN SICH SPEZIELLE METHODEN EINFALLEN LASSEN. DIE MACHEN DAS "DOGGY STYLE" VON HINTEN.
AAAHH!! UUHHHHH!!!
FLLZH!
SWSH
SWSH
NACH EINER WEILE ZIEHT ER IHN RAUS, SPUCKT AUF RÜCKEN UND NACKEN UND VERRUBELT DAS GANZE.
BIST DU SCHON GEKOMMEN?
JA! UND GEIL BIN ICH AUCH SCHON WIEDER!
ICH KANN SCHON WIEDER WEITERMACHEN!
WOW, DU BIST SUPER!

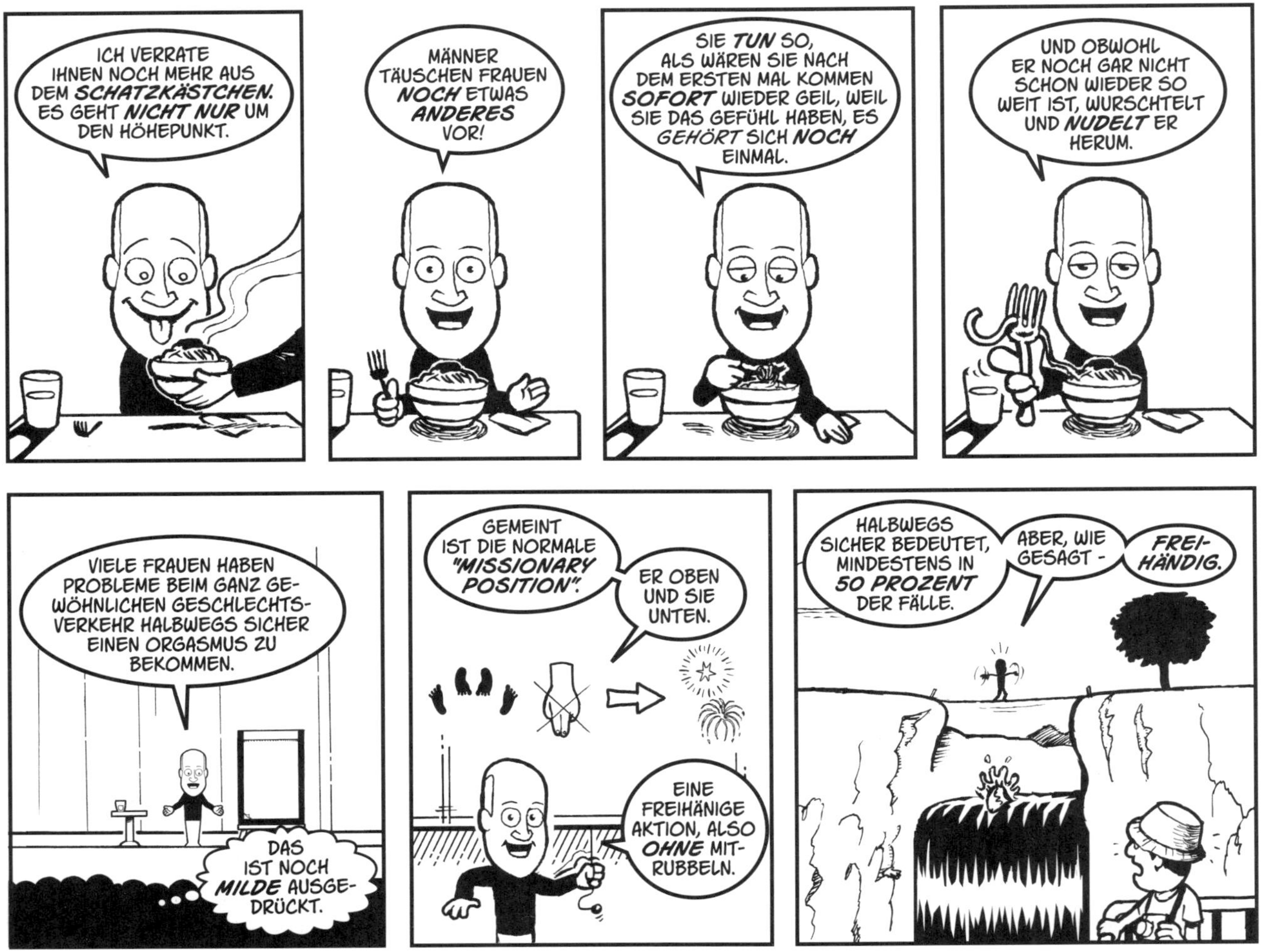
ICH VERRATE IHNEN NOCH MEHR AUS DEM SCHATZKÄSTCHEN. ES GEHT NICHT NUR UM DEN HÖHEPUNKT.
MÄNNER TÄUSCHEN FRAUEN NOCH ETWAS ANDERES VOR!
SIE TUN SO, ALS WÄREN SIE NACH DEM ERSTEN MAL KOMMEN SOFORT WIEDER GEIL, WEIL SIE DAS GEFÜHL HABEN, ES GEHÖRT SICH NOCH EINMAL.
UND OBWOHL ER NOCH GAR NICHT SCHON WIEDER SO WEIT IST, WURSCHTELT UND NUDELT ER HERUM.
VIELE FRAUEN HABEN PROBLEME BEIM GANZ GEWÖHNLICHEN GESCHLECHTSVERKEHR HALBWEGS SICHER EINEN ORGASMUS ZU BEKOMMEN.
DAS IST NOCH MILDE AUSGEDRÜCKT.
GEMEINT IST DIE NORMALE "MISSIONARY POSITION".
ER OBEN UND SIE UNTEN.
EINE FREIHÄNIGE AKTION, ALSO OHNE MITRUBBELN.
HALBWEGS SICHER BEDEUTET, MINDESTENS IN 50 PROZENT DER FÄLLE.
ABER, WIE GESAGT -
FREIHÄNDIG.

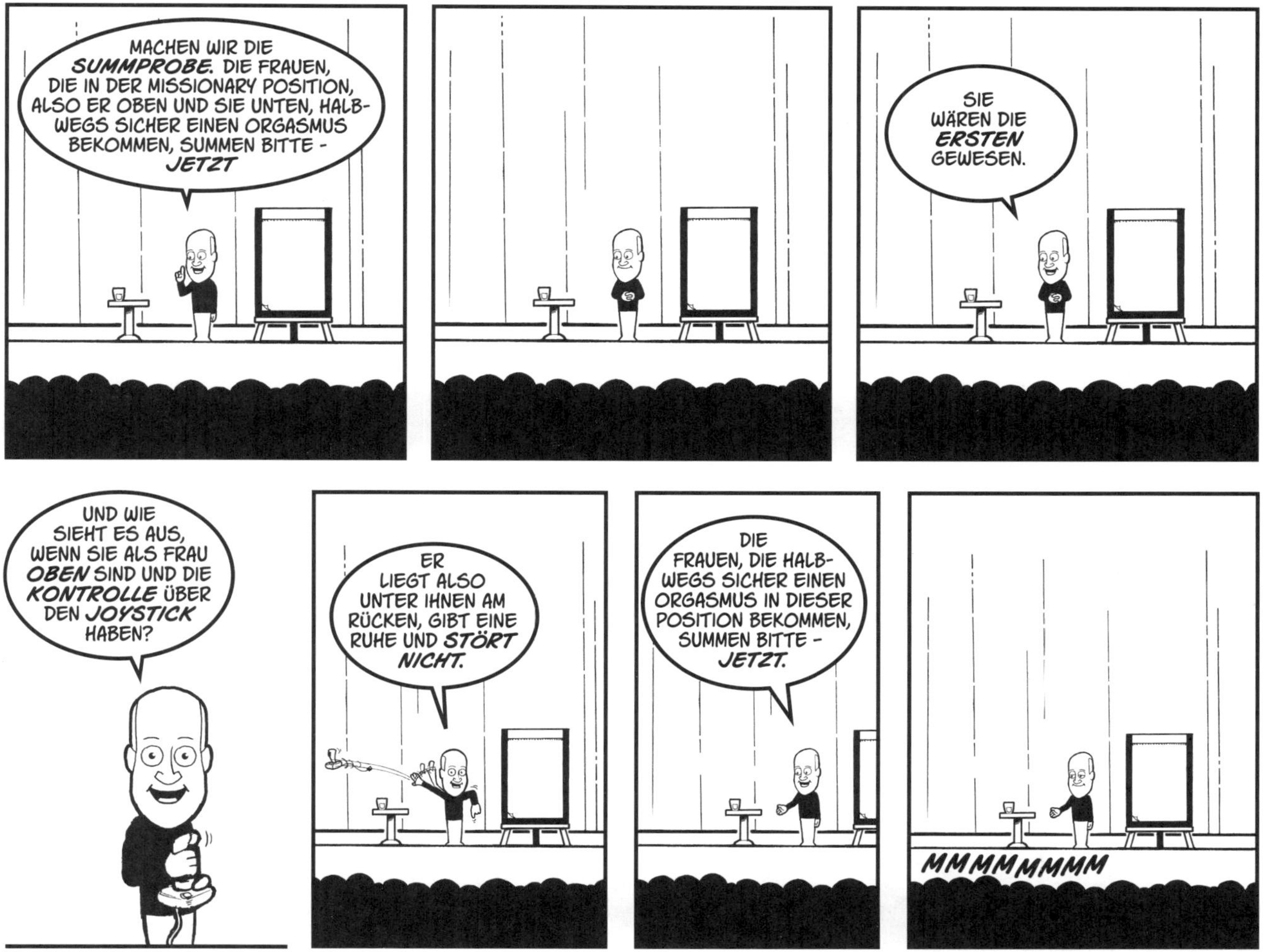
MACHEN WIR DIE SUMMPROBE. DIE FRAUEN, DIE IN DER MISSIONARY POSITION, ALSO ER OBEN UND SIE UNTEN, HALBWEGS SICHER EINEN ORGASMUS BEKOMMEN, SUMMEN BITTE - JETZT
SIE WÄREN DIE ERSTEN GEWESEN.
UND WIE SIEHT ES AUS, WENN SIE ALS FRAU OBEN SIND UND DIE KONTROLLE ÜBER DEN JOYSTICK HABEN?
ER LIEGT ALSO UNTER IHNEN AM RÜCKEN, GIBT EINE RUHE UND STÖRT NICHT.
DIE FRAUEN, DIE HALBWEGS SICHER EINEN ORGASMUS IN DIESER POSITION BEKOMMEN, SUMMEN BITTE - JETZT.
MMMMMMMM

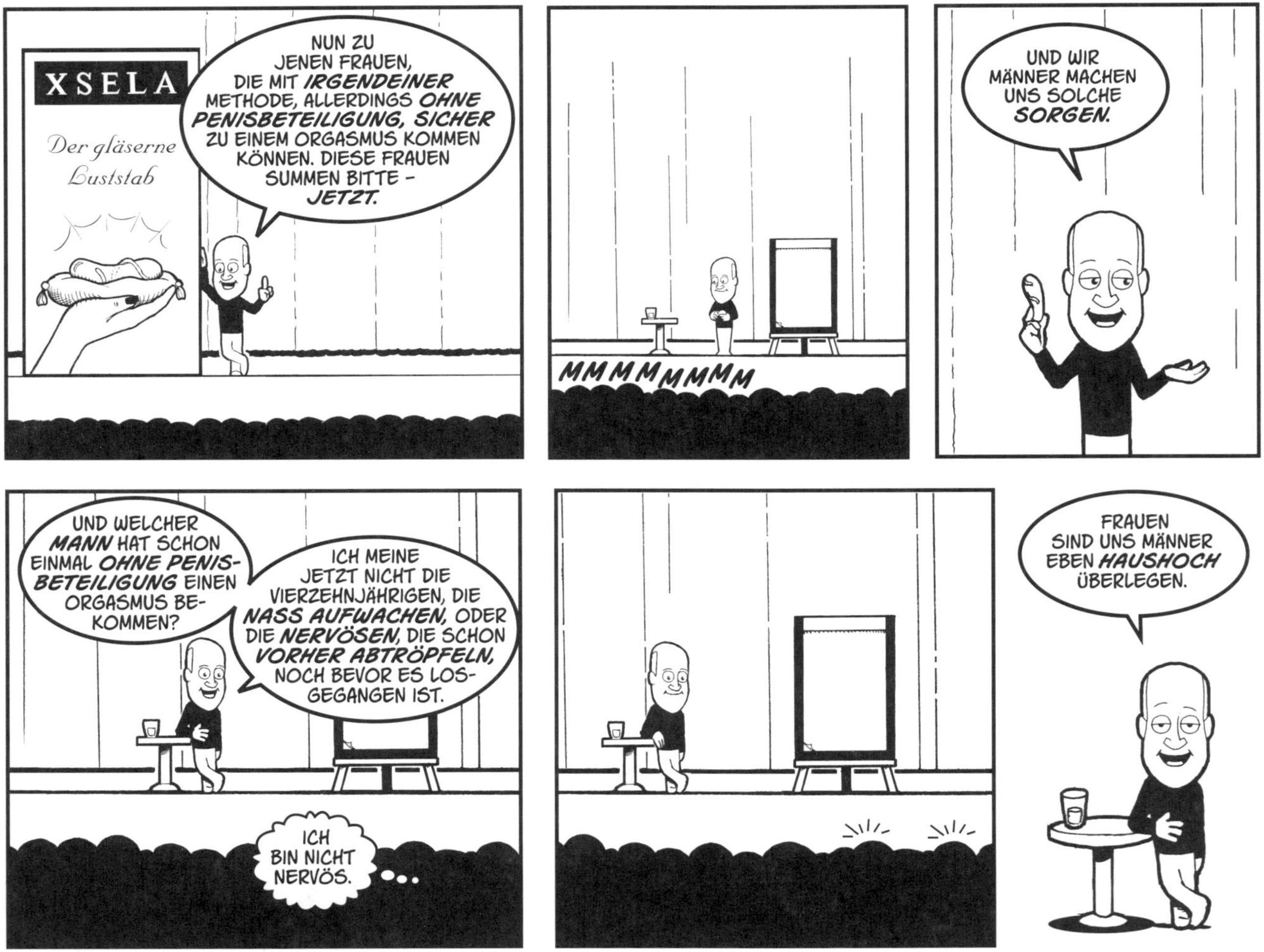
XSELA
Der gläserne Luststab
NUN ZU JENEN FRAUEN, DIE MIT IRGENDEINER METHODE, ALLERDINGS OHNE PENISBETEILIGUNG, SICHER ZU EINEM ORGASMUS KOMMEN KÖNNEN. DIESE FRAUEN SUMMEN BITTE – JETZT.
MMMMMMMM
UND WIR MÄNNER MACHEN UNS SOLCHE SORGEN.
UND WELCHER MANN HAT SCHON EINMAL OHNE PENISBETEILIGUNG EINEN ORGASMUS BEKOMMEN?
ICH MEINE JETZT NICHT DIE VIERZEHNJÄHRIGEN, DIE NASS AUFWACHEN, ODER DIE NERVÖSEN, DIE SCHON VORHER ABTRÖPFELN, NOCH BEVOR ES LOSGEGANGEN IST.
ICH BIN NICHT NERVÖS.
FRAUEN SIND UNS MÄNNER EBEN HAUSHOCH ÜBERLEGEN.

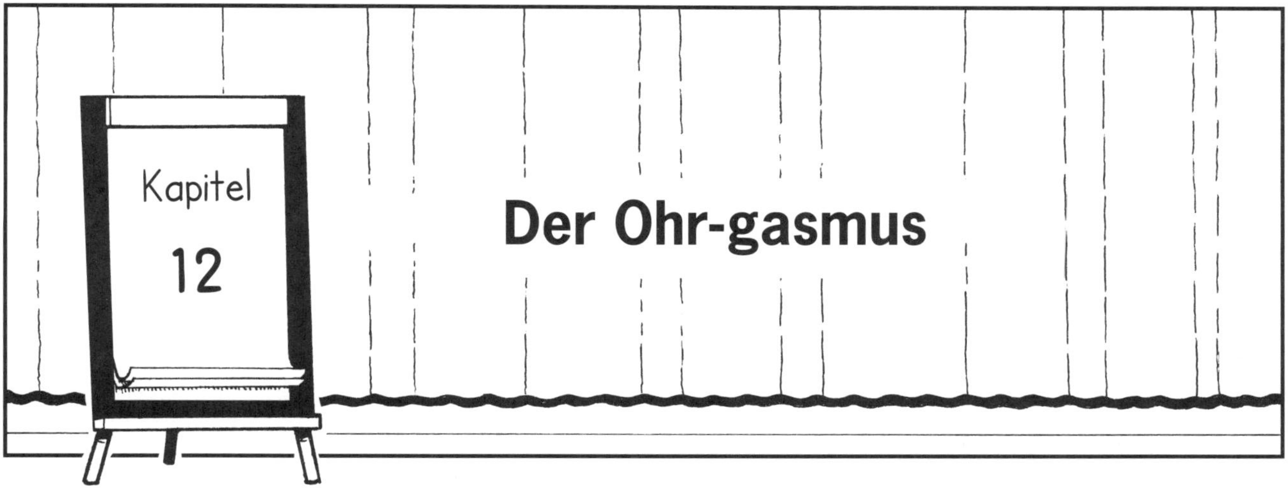
Kapitel
12
Der Ohr-gasmus

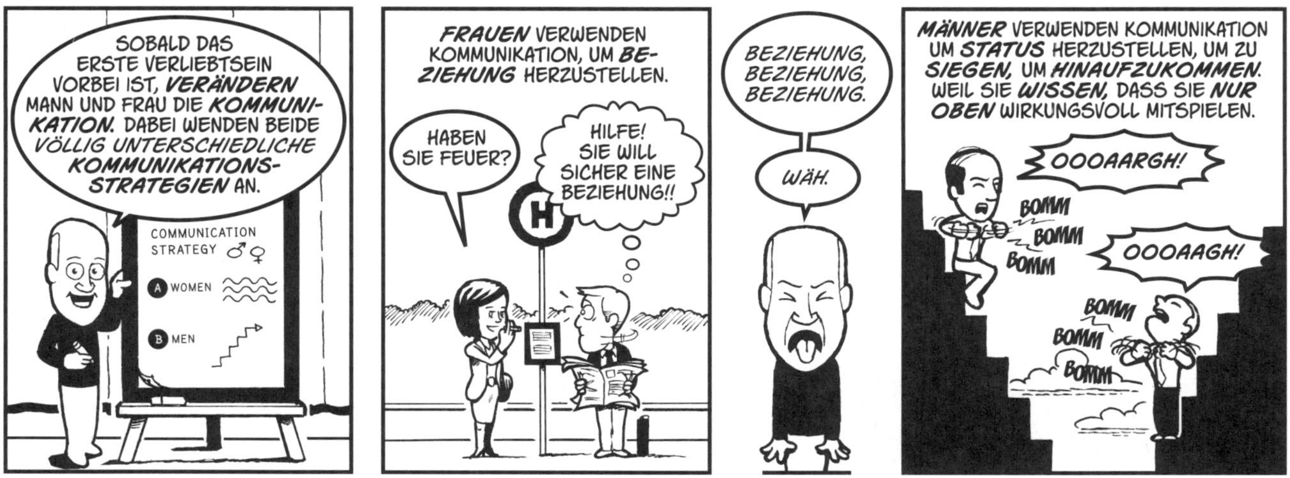
SOBALD DAS ERSTE VERLIEBTSEIN VORBEI IST, VERÄNDERN MANN UND FRAU DIE KOMMUNIKATION. DABEI WENDEN BEIDE VÖLLIG UNTERSCHIEDLICHE KOMMUNIKATIONS-STRATEGIEN AN.
COMMUNICATION STRATEGY ♂ ♀
A WOMEN
B MEN
FRAUEN VERWENDEN KOMMUNIKATION, UM BEZIEHUNG HERZUSTELLEN.
HABEN SIE FEUER?
HILFE! SIE WILL SICHER EINE BEZIEHUNG!!
H
BEZIEHUNG, BEZIEHUNG, BEZIEHUNG.
WÄH.
MÄNNER VERWENDEN KOMMUNIKATION UM STATUS HERZUSTELLEN, UM ZU SIEGEN, UM HINAUFZUKOMMEN. WEIL SIE WISSEN, DASS SIE NUR OBEN WIRKUNGSVOLL MITSPIELEN.
OOOAARGH!
BOMM
BOMM
BOMM
OOOAAGH!
BOMM
BOMM
BOMM

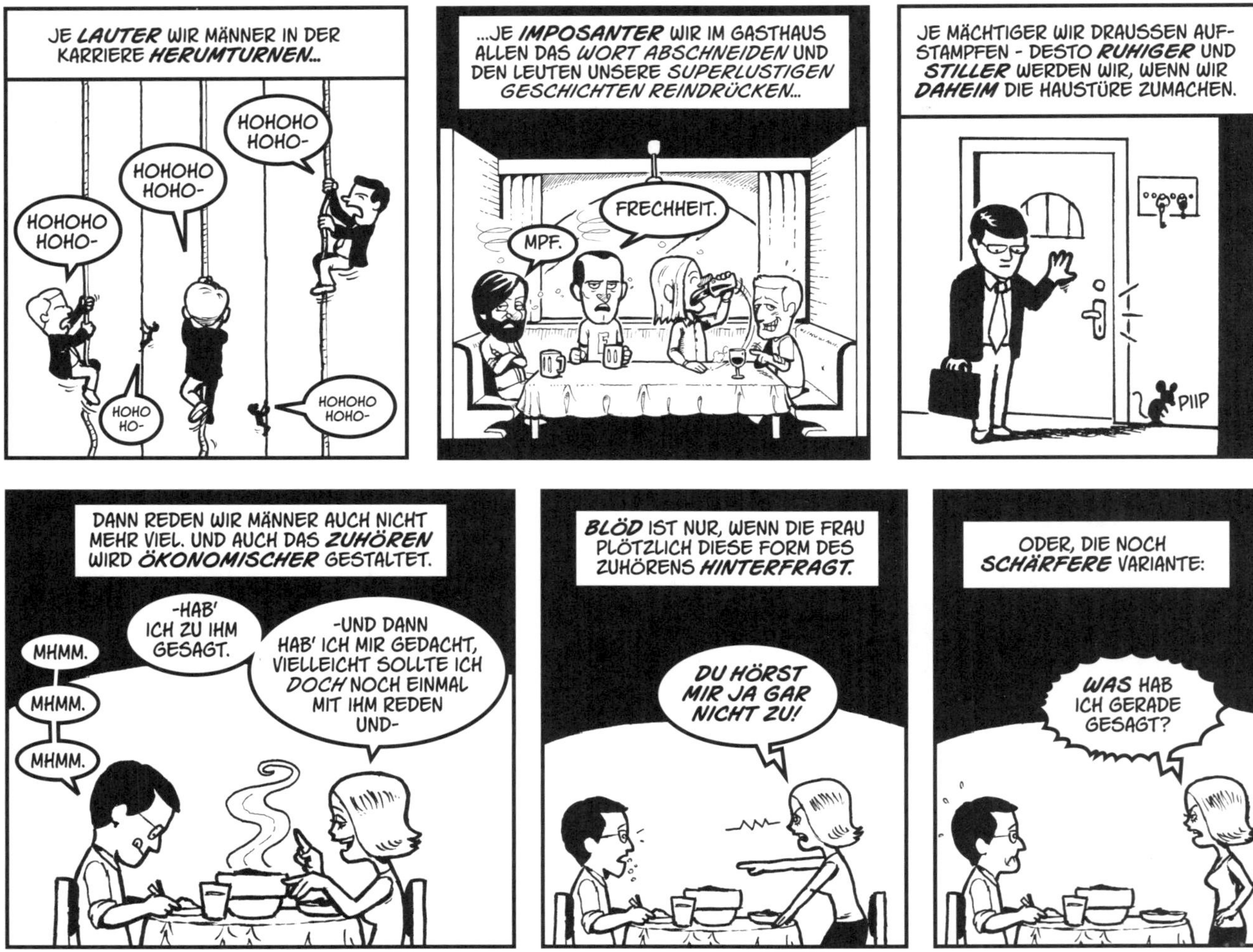
JE LAUTER WIR MÄNNER IN DER KARRIERE HERUMTURNEN...
HOHOHO HOHO-
HOHOHO HOHO-
HOHOHO HOHO-
HOHO HO-
HOHOHO HOHO-
...JE IMPOSANTER WIR IM GASTHAUS ALLEN DAS WORT ABSCHNEIDEN UND DEN LEUTEN UNSERE SUPERLUSTIGEN GESCHICHTEN REINDRÜCKEN...
MPF.
FRECHHEIT.
JE MÄCHTIGER WIR DRAUSSEN AUFSTAMPFEN - DESTO RUHIGER UND STILLER WERDEN WIR, WENN WIR DAHEIM DIE HAUSTÜRE ZUMACHEN.
PIIP
DANN REDEN WIR MÄNNER AUCH NICHT MEHR VIEL. UND AUCH DAS ZUHÖREN WIRD ÖKONOMISCHER GESTALTET.
-HAB' ICH ZU IHM GESAGT.
-UND DANN HAB' ICH MIR GEDACHT, VIELLEICHT SOLLTE ICH DOCH NOCH EINMAL MIT IHM REDEN UND-
MHMM.
MHMM.
MHMM.
BLÖD IST NUR, WENN DIE FRAU PLÖTZLICH DIESE FORM DES ZUHÖRENS HINTERFRAGT.
DU HÖRST MIR JA GAR NICHT ZU!
ODER, DIE NOCH SCHÄRFERE VARIANTE:
WAS HAB ICH GERADE GESAGT?

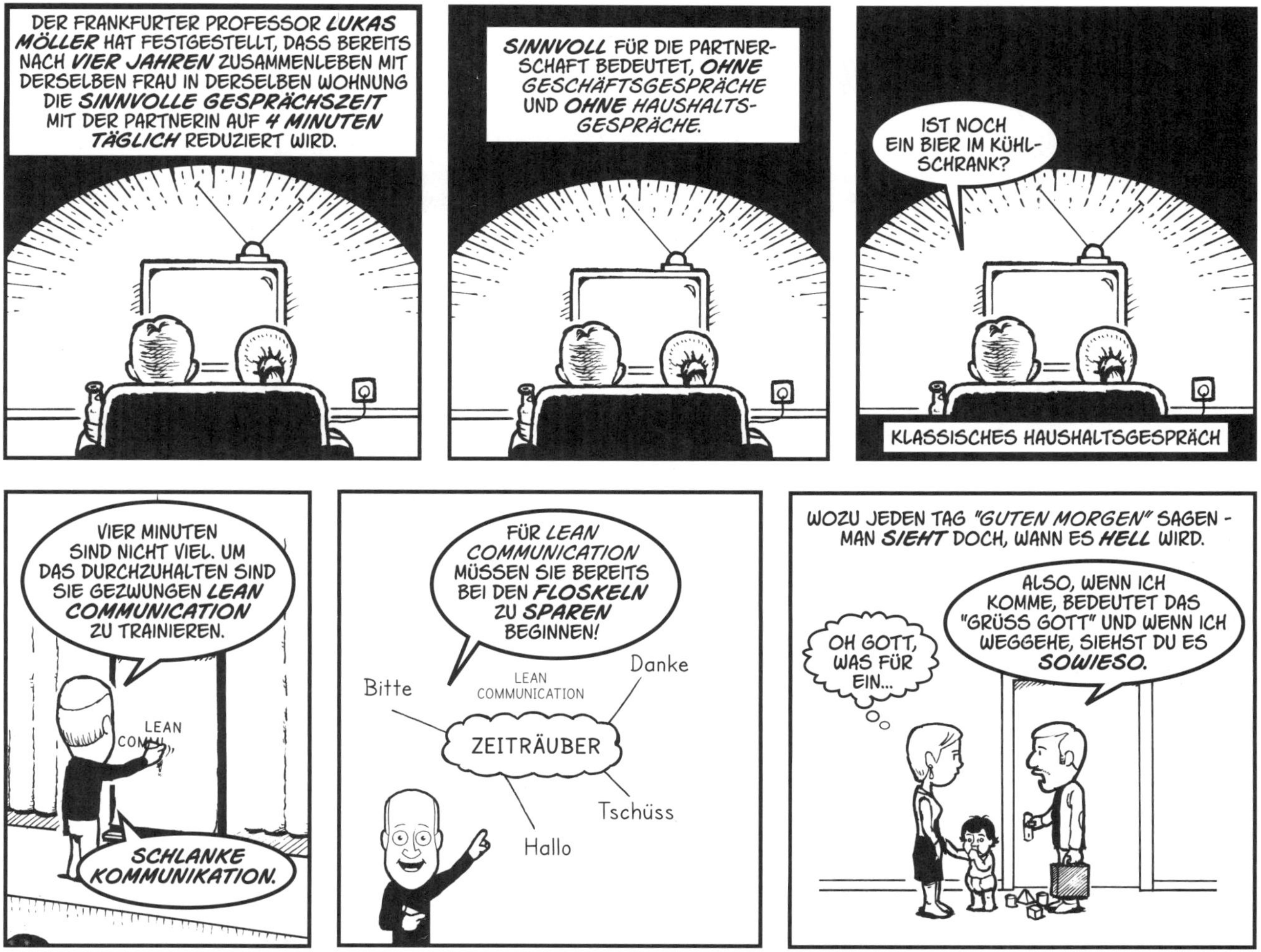
DER FRANKFURTER PROFESSOR LUKAS MÖLLER HAT FESTGESTELLT, DASS BEREITS NACH VIER JAHREN ZUSAMMENLEBEN MIT DERSELBEN FRAU IN DERSELBEN WOHNUNG DIE SINNVOLLE GESPRÄCHSZEIT MIT DER PARTNERIN AUF 4 MINUTEN TÄGLICH REDUZIERT WIRD.
SINNVOLL FÜR DIE PARTNERSCHAFT BEDEUTET, OHNE GESCHÄFTSGESPRÄCHE UND OHNE HAUSHALTSGESPRÄCHE.
IST NOCH EIN BIER IM KÜHLSCHRANK?
KLASSISCHES HAUSHALTSGESPRÄCH
VIER MINUTEN SIND NICHT VIEL. UM DAS DURCHZUHALTEN SIND SIE GEZWUNGEN LEAN COMMUNICATION ZU TRAINIEREN.
LEAN
SCHLANKE KOMMUNIKATION.
FÜR LEAN COMMUNICATION MÜSSEN SIE BEREITS BEI DEN FLOSKELN ZU SPAREN BEGINNEN!
LEAN COMMUNICATION
Bitte
Danke
ZEITRÄUBER
Tschüss
Hallo
WOZU JEDEN TAG "GUTEN MORGEN" SAGEN - MAN SIEHT DOCH, WANN ES HELL WIRD.
OH GOTT, WAS FÜR EIN...
ALSO, WENN ICH KOMME, BEDEUTET DAS "GRÜSS GOTT" UND WENN ICH WEGGEHE, SIEHST DU ES SOWIESO.

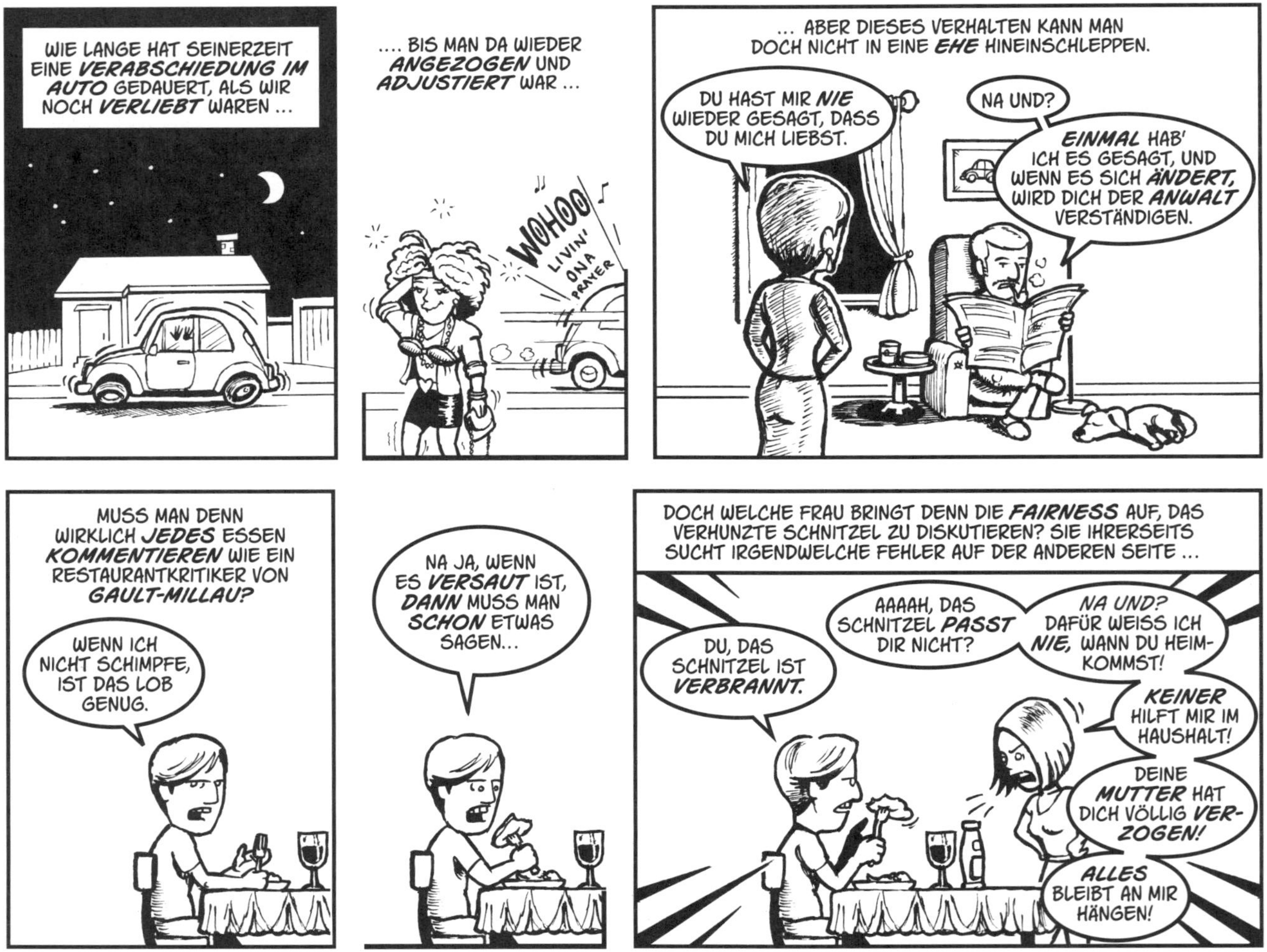

WIE LANGE HAT SEINERZEIT EINE VERABSCHIEDUNG IM AUTO GEDAUERT, ALS WIR NOCH VERLIEBT WAREN …
…. BIS MAN DA WIEDER ANGEZOGEN UND ADJUSTIERT WAR …
WOHOO
LIVIN' ON A PRAYER
… ABER DIESES VERHALTEN KANN MAN DOCH NICHT IN EINE EHE HINEINSCHLEPPEN.
DU HAST MIR NIE WIEDER GESAGT, DASS DU MICH LIEBST.
NA UND?
EINMAL HAB' ICH ES GESAGT, UND WENN ES SICH ÄNDERT, WIRD DICH DER ANWALT VERSTÄNDIGEN.
MUSS MAN DENN WIRKLICH JEDES ESSEN KOMMENTIEREN WIE EIN RESTAURANTKRITIKER VON GAULT-MILLAU?
WENN ICH NICHT SCHIMPFE, IST DAS LOB GENUG.
NA JA, WENN ES VERSAUT IST, DANN MUSS MAN SCHON ETWAS SAGEN…
DOCH WELCHE FRAU BRINGT DENN DIE FAIRNESS AUF, DAS VERHUNZTE SCHNITZEL ZU DISKUTIEREN? SIE IHRERSEITS SUCHT IRGENDWELCHE FEHLER AUF DER ANDEREN SEITE …
DU, DAS SCHNITZEL IST VERBRANNT.
AAAAH, DAS SCHNITZEL PASST DIR NICHT?
NA UND? DAFÜR WEISS ICH NIE, WANN DU HEIMKOMMST!
KEINER HILFT MIR IM HAUSHALT!
DEINE MUTTER HAT DICH VÖLLIG VERZOGEN!
ALLES BLEIBT AN MIR HÄNGEN!

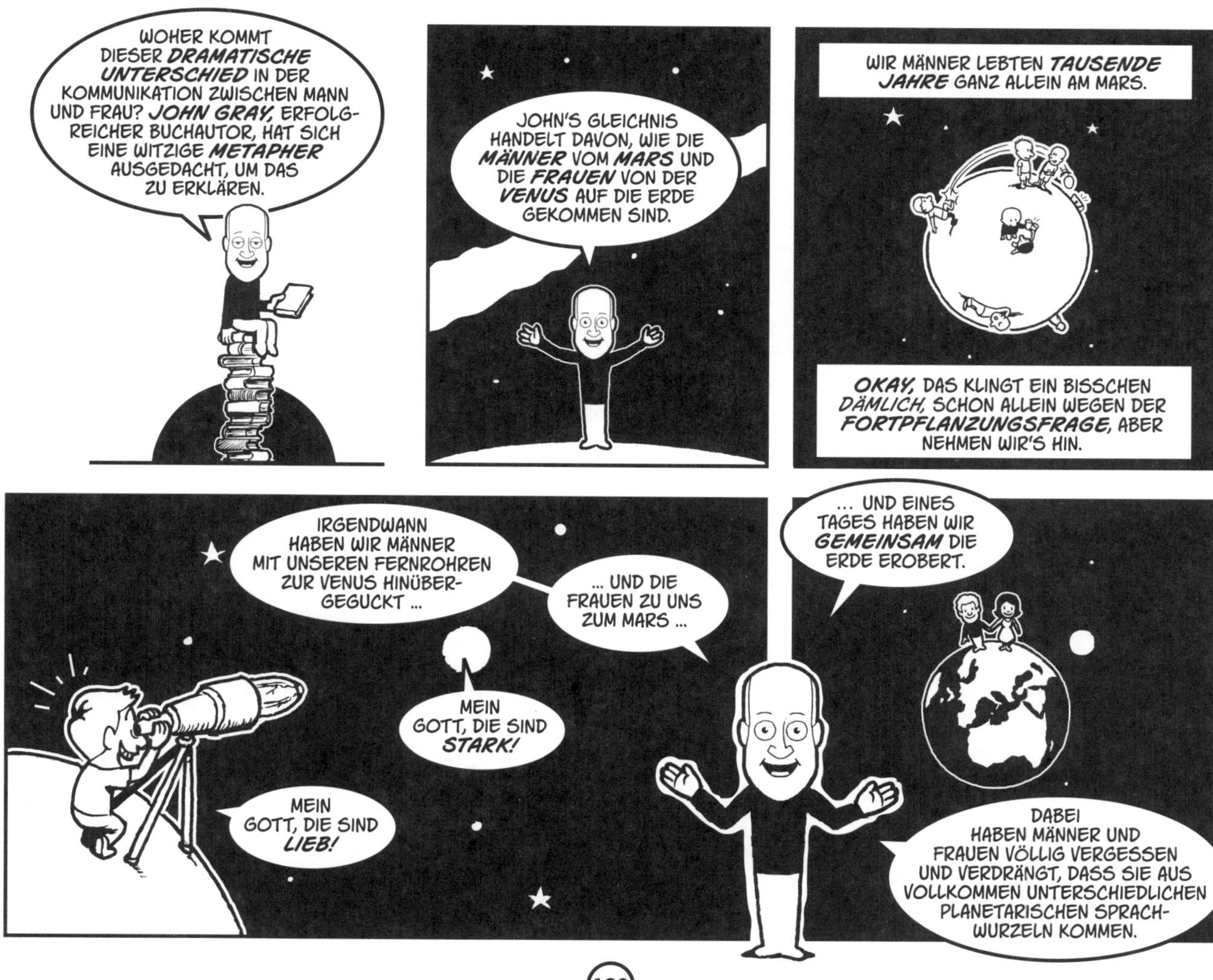
WOHER KOMMT DIESER DRAMATISCHE UNTERSCHIED IN DER KOMMUNIKATION ZWISCHEN MANN UND FRAU? JOHN GRAY, ERFOLG-REICHER BUCHAUTOR, HAT SICH EINE WITZIGE METAPHER AUSGEDACHT, UM DAS ZU ERKLÄREN.
JOHN'S GLEICHNIS HANDELT DAVON, WIE DIE MÄNNER VOM MARS UND DIE FRAUEN VON DER VENUS AUF DIE ERDE GEKOMMEN SIND.
WIR MÄNNER LEBTEN TAUSENDE JAHRE GANZ ALLEIN AM MARS.
OKAY, DAS KLINGT EIN BISSCHEN DÄMLICH, SCHON ALLEIN WEGEN DER FORTPFLANZUNGSFRAGE, ABER NEHMEN WIR'S HIN.
IRGENDWANN HABEN WIR MÄNNER MIT UNSEREN FERNROHREN ZUR VENUS HINÜBER-GEGUCKT ...
... UND DIE FRAUEN ZU UNS ZUM MARS ...
MEIN GOTT, DIE SIND STARK!
MEIN GOTT, DIE SIND LIEB!
... UND EINES TAGES HABEN WIR GEMEINSAM DIE ERDE EROBERT.
DABEI HABEN MÄNNER UND FRAUEN VÖLLIG VERGESSEN UND VERDRÄNGT, DASS SIE AUS VOLLKOMMEN UNTERSCHIEDLICHEN PLANETARISCHEN SPRACH-WURZELN KOMMEN.

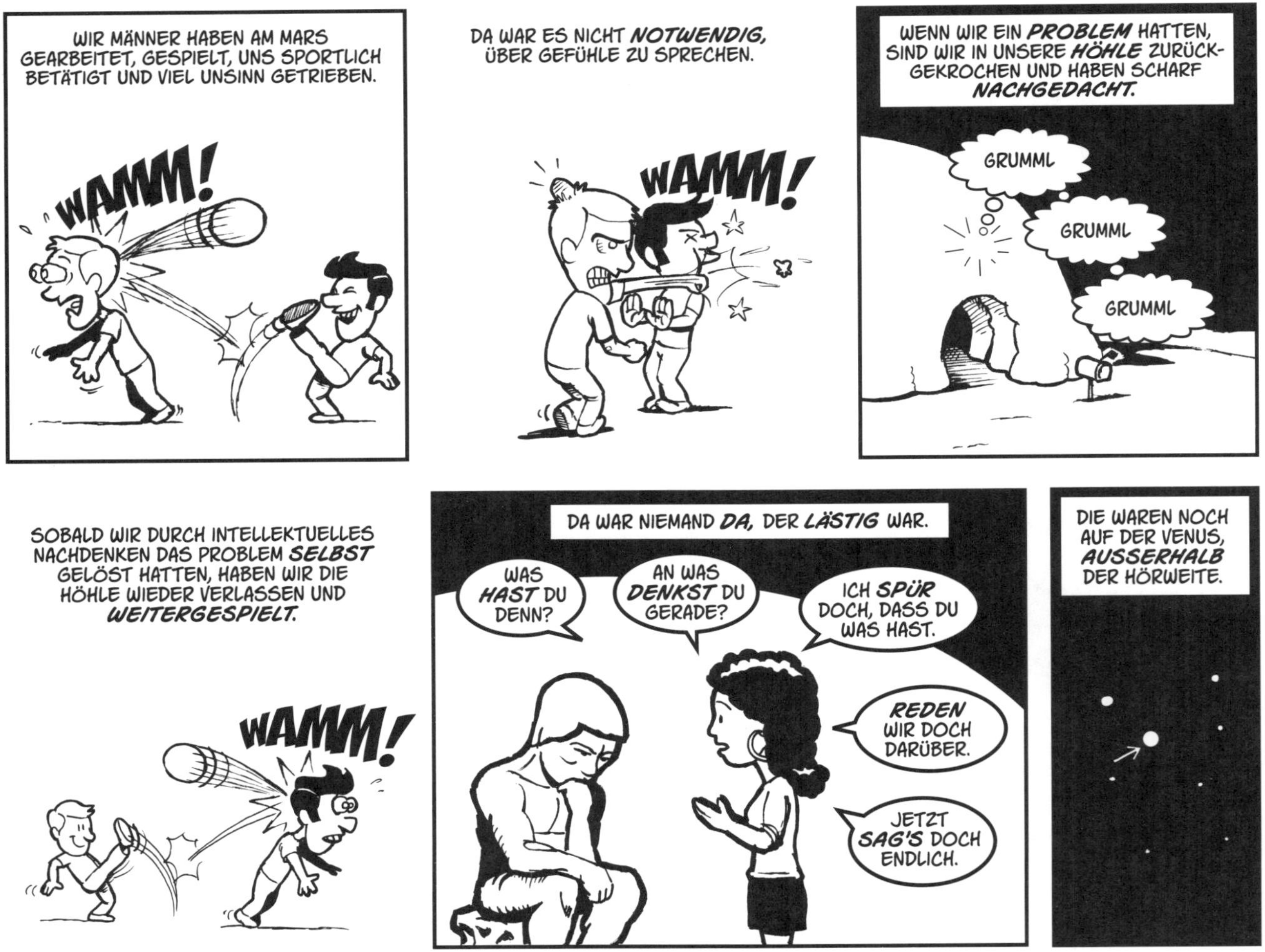
WIR MÄNNER HABEN AM MARS GEARBEITET, GESPIELT, UNS SPORTLICH BETÄTIGT UND VIEL UNSINN GETRIEBEN.
WAMM!
DA WAR ES NICHT NOTWENDIG, ÜBER GEFÜHLE ZU SPRECHEN.
WAMM!
WENN WIR EIN PROBLEM HATTEN, SIND WIR IN UNSERE HÖHLE ZURÜCKGEKROCHEN UND HABEN SCHARF NACHGEDACHT.
GRUMML
GRUMML
GRUMML
SOBALD WIR DURCH INTELLEKTUELLES NACHDENKEN DAS PROBLEM SELBST GELÖST HATTEN, HABEN WIR DIE HÖHLE WIEDER VERLASSEN UND WEITERGESPIELT.
WAMM!
DA WAR NIEMAND DA, DER LÄSTIG WAR.
WAS HAST DU DENN?
AN WAS DENKST DU GERADE?
ICH SPÜR DOCH, DASS DU WAS HAST.
REDEN WIR DOCH DARÜBER.
JETZT SAG'S DOCH ENDLICH.
DIE WAREN NOCH AUF DER VENUS, AUSSERHALB DER HÖRWEITE.

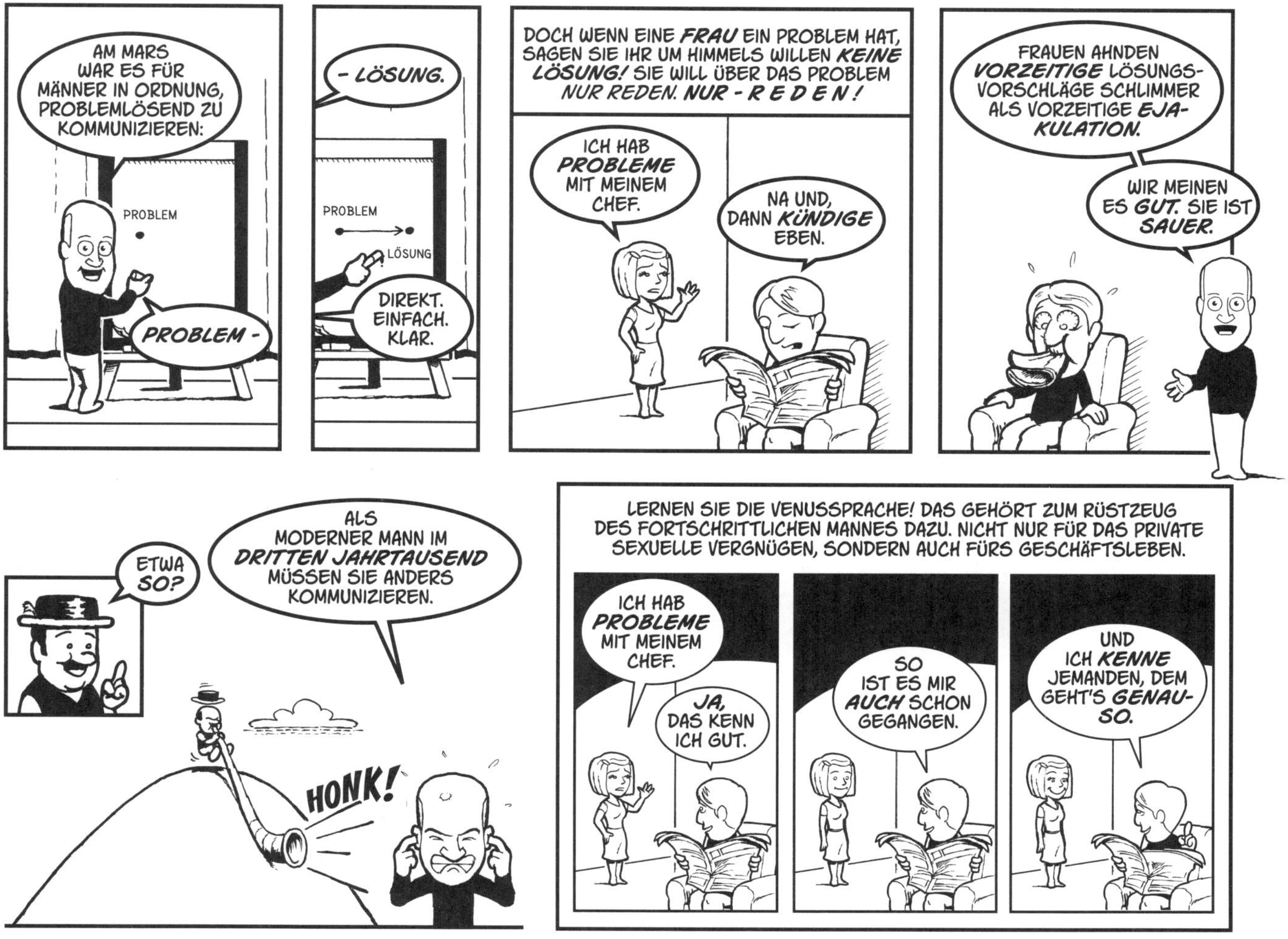
AM MARS WAR ES FÜR MÄNNER IN ORDNUNG, PROBLEMLÖSEND ZU KOMMUNIZIEREN:
PROBLEM
PROBLEM -
- LÖSUNG.
PROBLEM
LÖSUNG
DIREKT. EINFACH. KLAR.
DOCH WENN EINE FRAU EIN PROBLEM HAT, SAGEN SIE IHR UM HIMMELS WILLEN KEINE LÖSUNG! SIE WILL ÜBER DAS PROBLEM NUR REDEN. NUR - R E D E N !
ICH HAB PROBLEME MIT MEINEM CHEF.
NA UND, DANN KÜNDIGE EBEN.
FRAUEN AHNDEN VORZEITIGE LÖSUNGSVORSCHLÄGE SCHLIMMER ALS VORZEITIGE EJAKULATION.
WIR MEINEN ES GUT. SIE IST SAUER.
ETWA SO?
ALS MODERNER MANN IM DRITTEN JAHRTAUSEND MÜSSEN SIE ANDERS KOMMUNIZIEREN.
HONK!
LERNEN SIE DIE VENUSSPRACHE! DAS GEHÖRT ZUM RÜSTZEUG DES FORTSCHRITTLICHEN MANNES DAZU. NICHT NUR FÜR DAS PRIVATE SEXUELLE VERGNÜGEN, SONDERN AUCH FÜRS GESCHÄFTSLEBEN.
ICH HAB PROBLEME MIT MEINEM CHEF.
JA, DAS KENN ICH GUT.
SO IST ES MIR AUCH SCHON GEGANGEN.
UND ICH KENNE JEMANDEN, DEM GEHT'S GENAUSO.

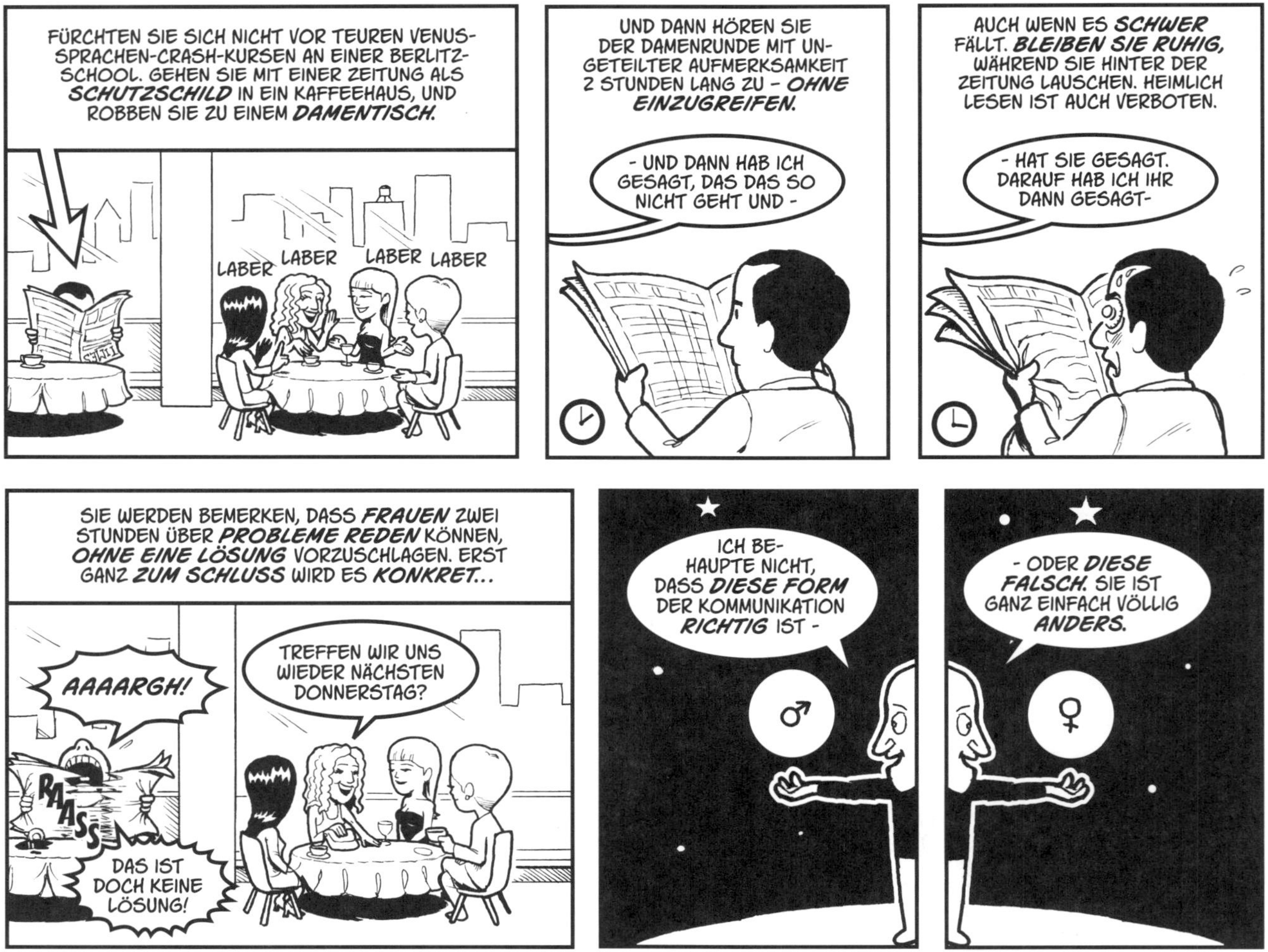
FÜRCHTEN SIE SICH NICHT VOR TEUREN VENUS-SPRACHEN-CRASH-KURSEN AN EINER BERLITZ-SCHOOL. GEHEN SIE MIT EINER ZEITUNG ALS SCHUTZSCHILD IN EIN KAFFEEHAUS, UND ROBBEN SIE ZU EINEM DAMENTISCH.
LABER LABER LABER LABER
UND DANN HÖREN SIE DER DAMENRUNDE MIT UNGETEILTER AUFMERKSAMKEIT 2 STUNDEN LANG ZU – OHNE EINZUGREIFEN.
- UND DANN HAB ICH GESAGT, DAS DAS SO NICHT GEHT UND -
AUCH WENN ES SCHWER FÄLLT. BLEIBEN SIE RUHIG, WÄHREND SIE HINTER DER ZEITUNG LAUSCHEN. HEIMLICH LESEN IST AUCH VERBOTEN.
- HAT SIE GESAGT. DARAUF HAB ICH IHR DANN GESAGT-
SIE WERDEN BEMERKEN, DASS FRAUEN ZWEI STUNDEN ÜBER PROBLEME REDEN KÖNNEN, OHNE EINE LÖSUNG VORZUSCHLAGEN. ERST GANZ ZUM SCHLUSS WIRD ES KONKRET...
AAAARGH!
RAAASS
DAS IST DOCH KEINE LÖSUNG!
TREFFEN WIR UNS WIEDER NÄCHSTEN DONNERSTAG?
ICH BEHAUPTE NICHT, DASS DIESE FORM DER KOMMUNIKATION RICHTIG IST -
♂
- ODER DIESE FALSCH. SIE IST GANZ EINFACH VÖLLIG ANDERS.
♀

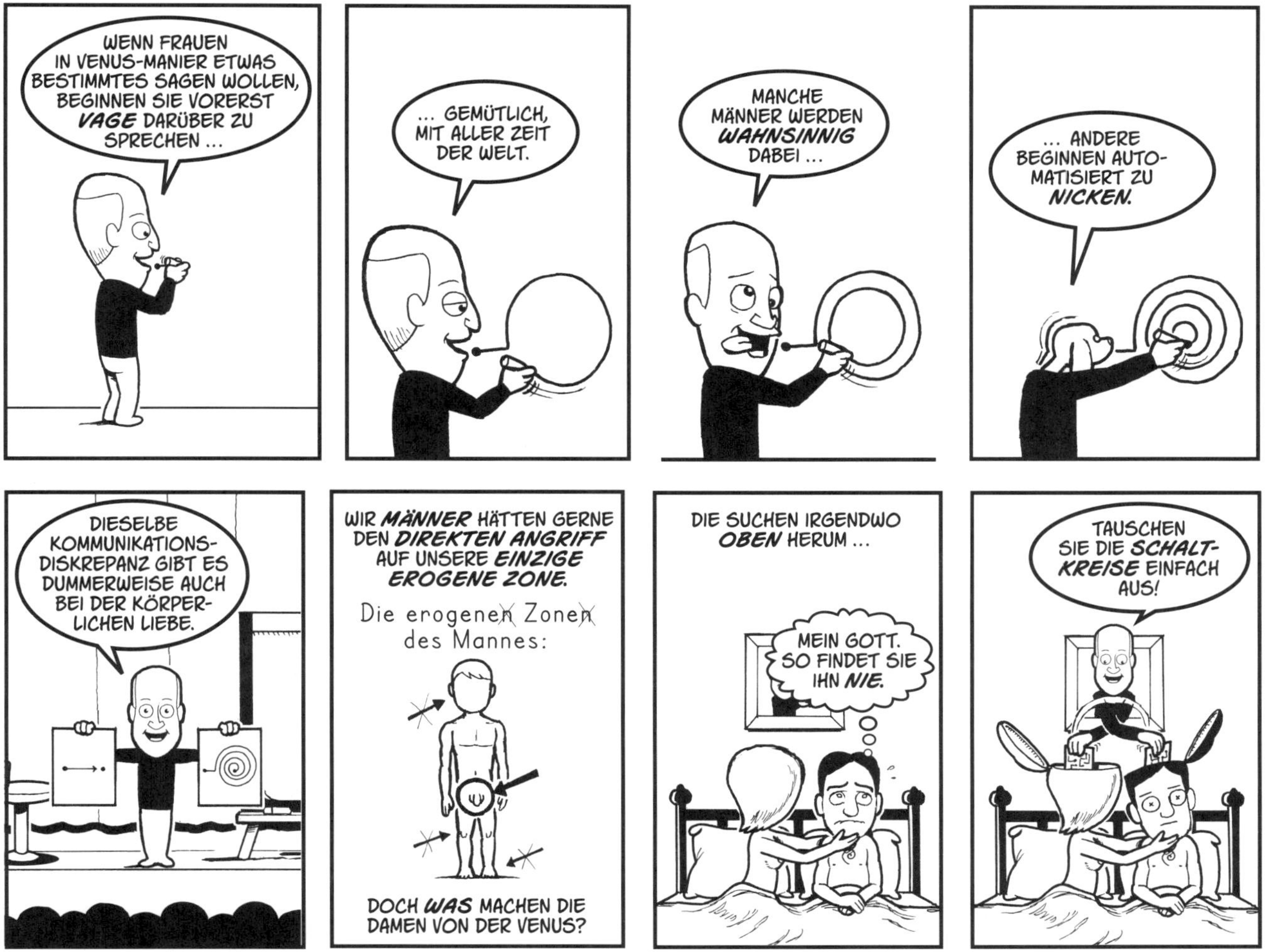
WENN FRAUEN IN VENUS-MANIER ETWAS BESTIMMTES SAGEN WOLLEN, BEGINNEN SIE VORERST VAGE DARÜBER ZU SPRECHEN …
… GEMÜTLICH, MIT ALLER ZEIT DER WELT.
MANCHE MÄNNER WERDEN WAHNSINNIG DABEI …
… ANDERE BEGINNEN AUTOMATISIERT ZU NICKEN.
DIESELBE KOMMUNIKATIONS-DISKREPANZ GIBT ES DUMMERWEISE AUCH BEI DER KÖRPERLICHEN LIEBE.
WIR MÄNNER HÄTTEN GERNE DEN DIREKTEN ANGRIFF AUF UNSERE EINZIGE EROGENE ZONE.
Die erogenen Zonen des Mannes:
DOCH WAS MACHEN DIE DAMEN VON DER VENUS?
DIE SUCHEN IRGENDWO OBEN HERUM …
MEIN GOTT. SO FINDET SIE IHN NIE.
TAUSCHEN SIE DIE SCHALTKREISE EINFACH AUS!

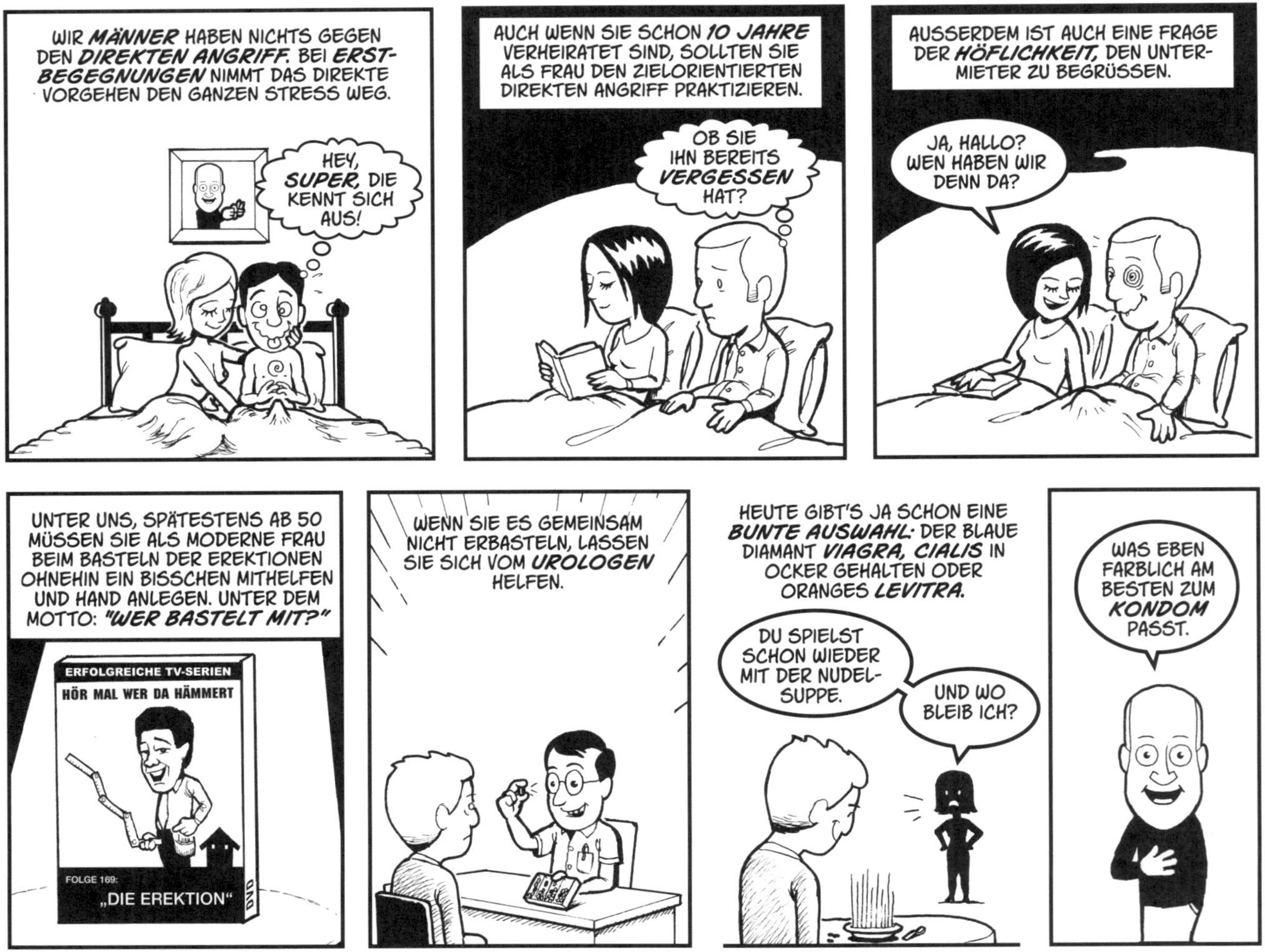
WIR *MÄNNER* HABEN NICHTS GEGEN DEN *DIREKTEN ANGRIFF*. BEI *ERST-BEGEGNUNGEN* NIMMT DAS DIREKTE VORGEHEN DEN GANZEN STRESS WEG.
HEY, *SUPER,* DIE KENNT SICH AUS!
AUCH WENN SIE SCHON *10 JAHRE* VERHEIRATET SIND, SOLLTEN SIE ALS FRAU DEN ZIELORIENTIERTEN DIREKTEN ANGRIFF PRAKTIZIEREN.
OB SIE IHN BEREITS *VERGESSEN* HAT?
AUSSERDEM IST AUCH EINE FRAGE DER *HÖFLICHKEIT,* DEN UNTER-MIETER ZU BEGRÜSSEN.
JA, HALLO? WEN HABEN WIR DENN DA?
UNTER UNS, SPÄTESTENS AB 50 MÜSSEN SIE ALS MODERNE FRAU BEIM BASTELN DER EREKTIONEN OHNEHIN EIN BISSCHEN MITHELFEN UND HAND ANLEGEN. UNTER DEM MOTTO: *"WER BASTELT MIT?"*
ERFOLGREICHE TV-SERIEN
HÖR MAL WER DA HÄMMERT
FOLGE 169:
„DIE EREKTION"
DVD
WENN SIE ES GEMEINSAM NICHT ERBASTELN, LASSEN SIE SICH VOM *UROLOGEN* HELFEN.
HEUTE GIBT'S JA SCHON EINE *BUNTE AUSWAHL:* DER BLAUE DIAMANT *VIAGRA, CIALIS* IN OCKER GEHALTEN ODER ORANGES *LEVITRA.*
DU SPIELST SCHON WIEDER MIT DER NUDEL-SUPPE.
UND WO BLEIB ICH?
WAS EBEN FARBLICH AM BESTEN ZUM *KONDOM* PASST.

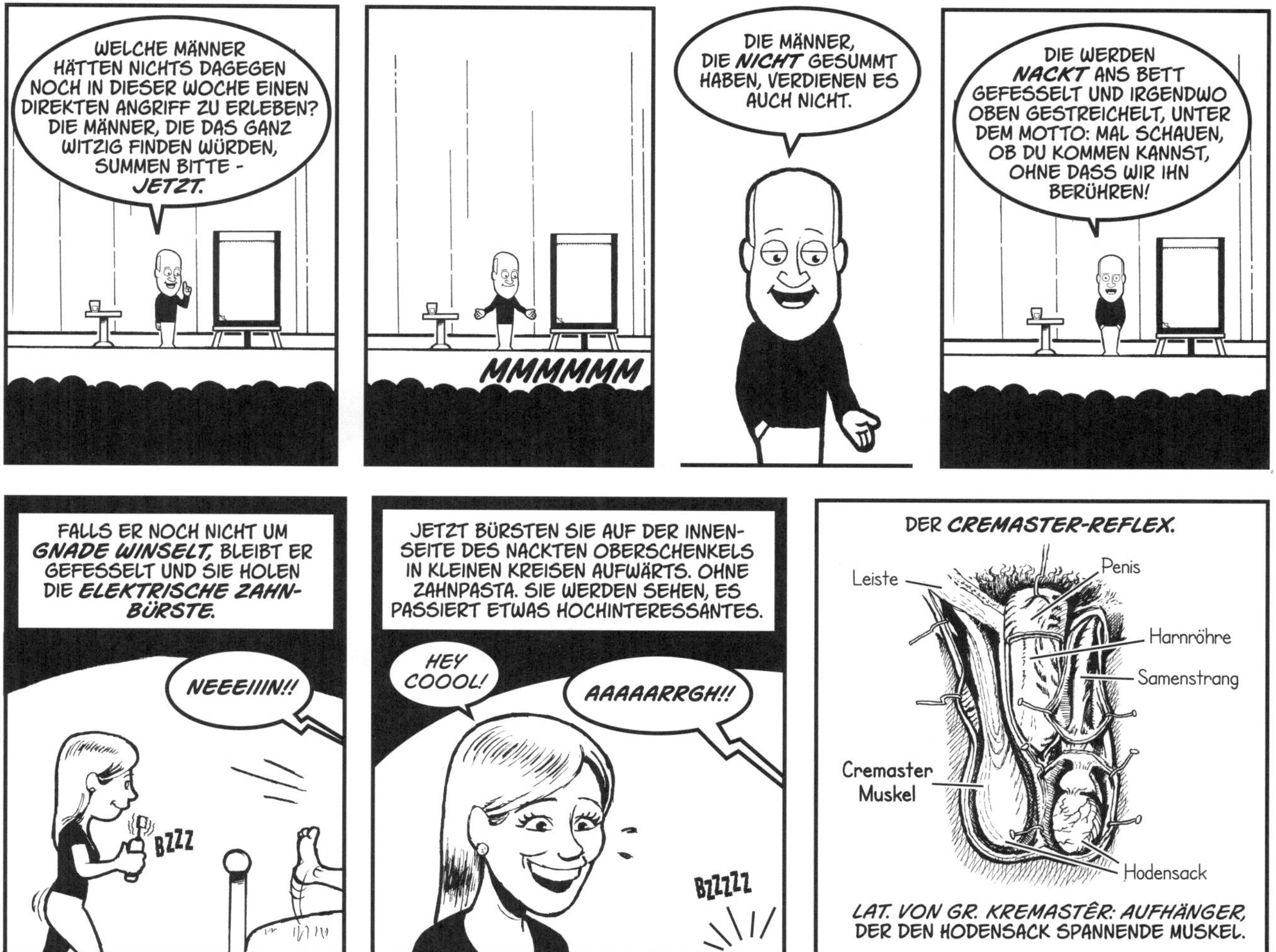
WELCHE MÄNNER HÄTTEN NICHTS DAGEGEN NOCH IN DIESER WOCHE EINEN DIREKTEN ANGRIFF ZU ERLEBEN? DIE MÄNNER, DIE DAS GANZ WITZIG FINDEN WÜRDEN, SUMMEN BITTE - JETZT.
MMMMMM
DIE MÄNNER, DIE NICHT GESUMMT HABEN, VERDIENEN ES AUCH NICHT.
DIE WERDEN NACKT ANS BETT GEFESSELT UND IRGENDWO OBEN GESTREICHELT, UNTER DEM MOTTO: MAL SCHAUEN, OB DU KOMMEN KANNST, OHNE DASS WIR IHN BERÜHREN!
FALLS ER NOCH NICHT UM GNADE WINSELT, BLEIBT ER GEFESSELT UND SIE HOLEN DIE ELEKTRISCHE ZAHNBÜRSTE.
NEEEIIIN!!
BZZZ
JETZT BÜRSTEN SIE AUF DER INNENSEITE DES NACKTEN OBERSCHENKELS IN KLEINEN KREISEN AUFWÄRTS. OHNE ZAHNPASTA. SIE WERDEN SEHEN, ES PASSIERT ETWAS HOCHINTERESSANTES.
HEY COOOL!
AAAAARRGH!!
BZZZZZ
DER CREMASTER-REFLEX.
Leiste
Penis
Harnröhre
Samenstrang
Cremaster Muskel
Hodensack
LAT. VON GR. KREMASTÊR: AUFHÄNGER, DER DEN HODENSACK SPANNENDE MUSKEL.

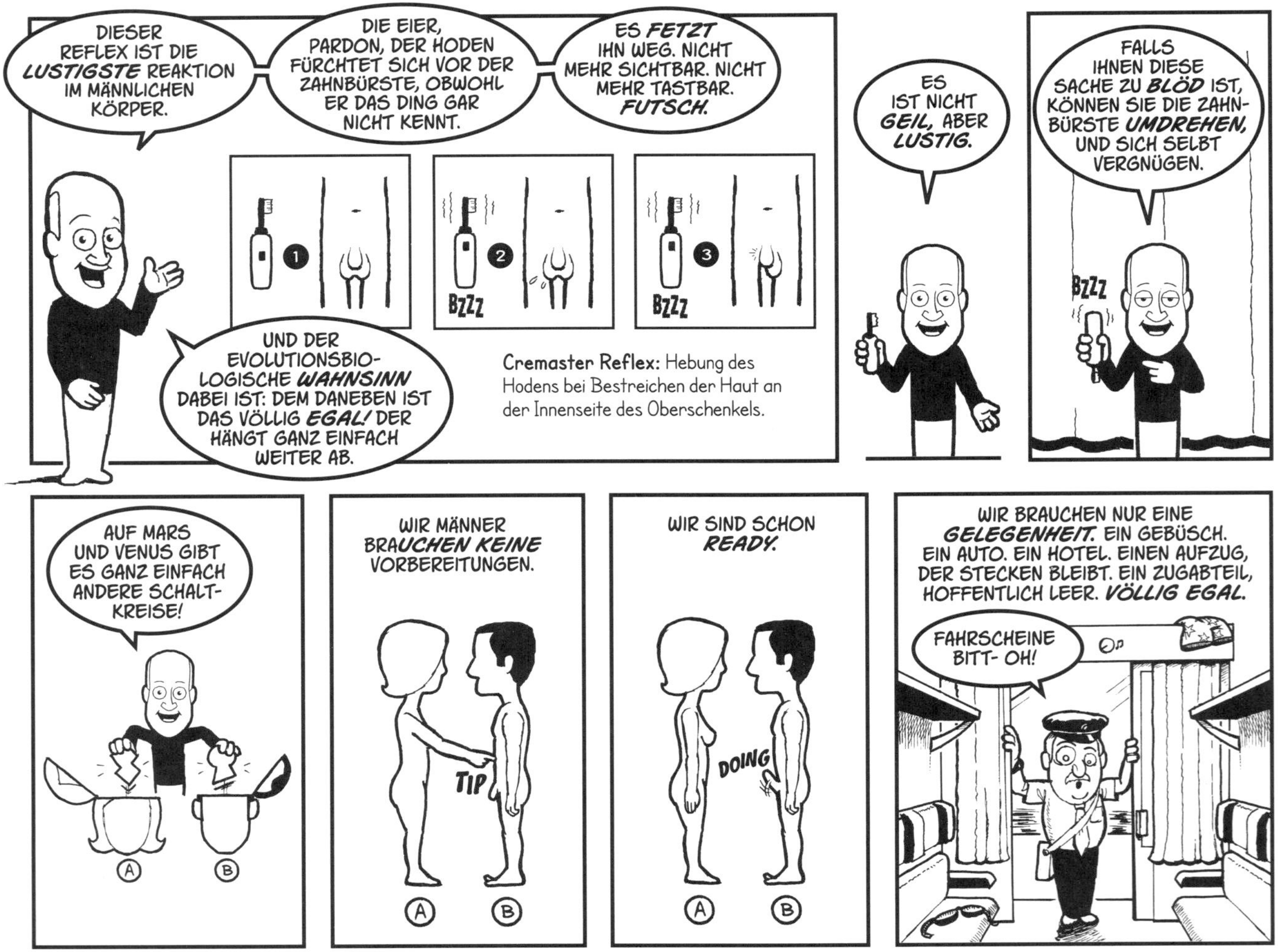
DIESER REFLEX IST DIE LUSTIGSTE REAKTION IM MÄNNLICHEN KÖRPER.
DIE EIER, PARDON, DER HODEN FÜRCHTET SICH VOR DER ZAHNBÜRSTE, OBWOHL ER DAS DING GAR NICHT KENNT.
ES FETZT IHN WEG. NICHT MEHR SICHTBAR. NICHT MEHR TASTBAR. FUTSCH.
1
2
BZZZ
3
BZZZ
UND DER EVOLUTIONSBIOLOGISCHE WAHNSINN DABEI IST: DEM DANEBEN IST DAS VÖLLIG EGAL! DER HÄNGT GANZ EINFACH WEITER AB.
Cremaster Reflex: Hebung des Hodens bei Bestreichen der Haut an der Innenseite des Oberschenkels.
ES IST NICHT GEIL, ABER LUSTIG.
FALLS IHNEN DIESE SACHE ZU BLÖD IST, KÖNNEN SIE DIE ZAHNBÜRSTE UMDREHEN, UND SICH SELBT VERGNÜGEN.
BZZZ
AUF MARS UND VENUS GIBT ES GANZ EINFACH ANDERE SCHALTKREISE!
A
B
WIR MÄNNER BRAUCHEN KEINE VORBEREITUNGEN.
TIP
A
B
WIR SIND SCHON READY.
DOING
A
B
WIR BRAUCHEN NUR EINE GELEGENHEIT. EIN GEBÜSCH. EIN AUTO. EIN HOTEL. EINEN AUFZUG, DER STECKEN BLEIBT. EIN ZUGABTEIL, HOFFENTLICH LEER. VÖLLIG EGAL.
FAHRSCHEINE BITT- OH!

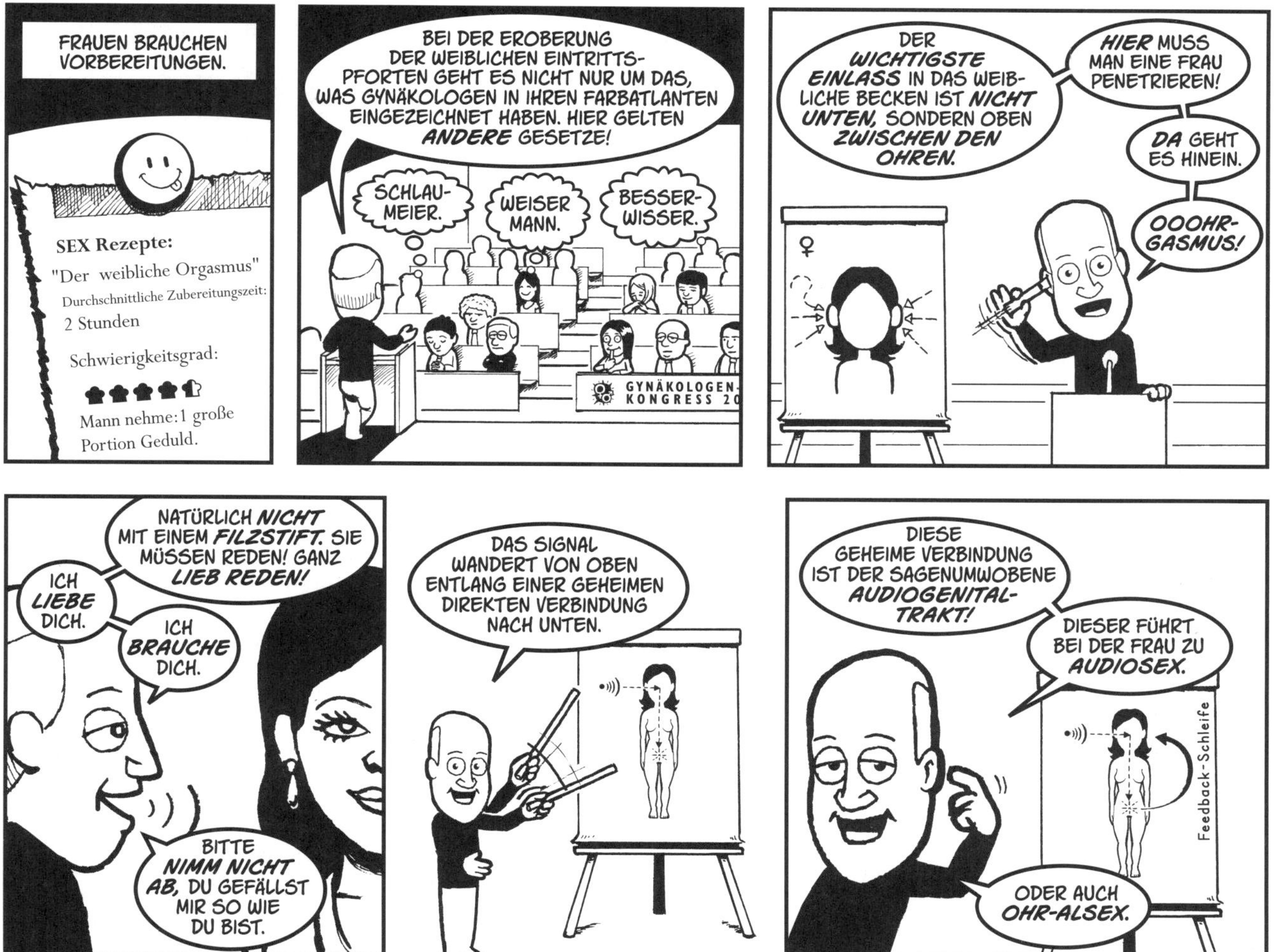

FRAUEN BRAUCHEN VORBEREITUNGEN.
SEX Rezepte:
"Der weibliche Orgasmus"
Durchschnittliche Zubereitungszeit:
2 Stunden
Schwierigkeitsgrad:
Mann nehme: 1 große Portion Geduld.
BEI DER EROBERUNG DER WEIBLICHEN EINTRITTS-PFORTEN GEHT ES NICHT NUR UM DAS, WAS GYNÄKOLOGEN IN IHREN FARBATLANTEN EINGEZEICHNET HABEN. HIER GELTEN ANDERE GESETZE!
SCHLAU-MEIER.
WEISER MANN.
BESSER-WISSER.
GYNÄKOLOGEN-KONGRESS 20
DER WICHTIGSTE EINLASS IN DAS WEIBLICHE BECKEN IST NICHT UNTEN, SONDERN OBEN ZWISCHEN DEN OHREN.
HIER MUSS MAN EINE FRAU PENETRIEREN!
DA GEHT ES HINEIN.
OOOHR-GASMUS!
NATÜRLICH NICHT MIT EINEM FILZSTIFT. SIE MÜSSEN REDEN! GANZ LIEB REDEN!
ICH LIEBE DICH.
ICH BRAUCHE DICH.
BITTE NIMM NICHT AB, DU GEFÄLLST MIR SO WIE DU BIST.
DAS SIGNAL WANDERT VON OBEN ENTLANG EINER GEHEIMEN DIREKTEN VERBINDUNG NACH UNTEN.
DIESE GEHEIME VERBINDUNG IST DER SAGENUMWOBENE AUDIOGENITAL-TRAKT!
DIESER FÜHRT BEI DER FRAU ZU AUDIOSEX.
Feedback-Schleife
ODER AUCH OHR-ALSEX.

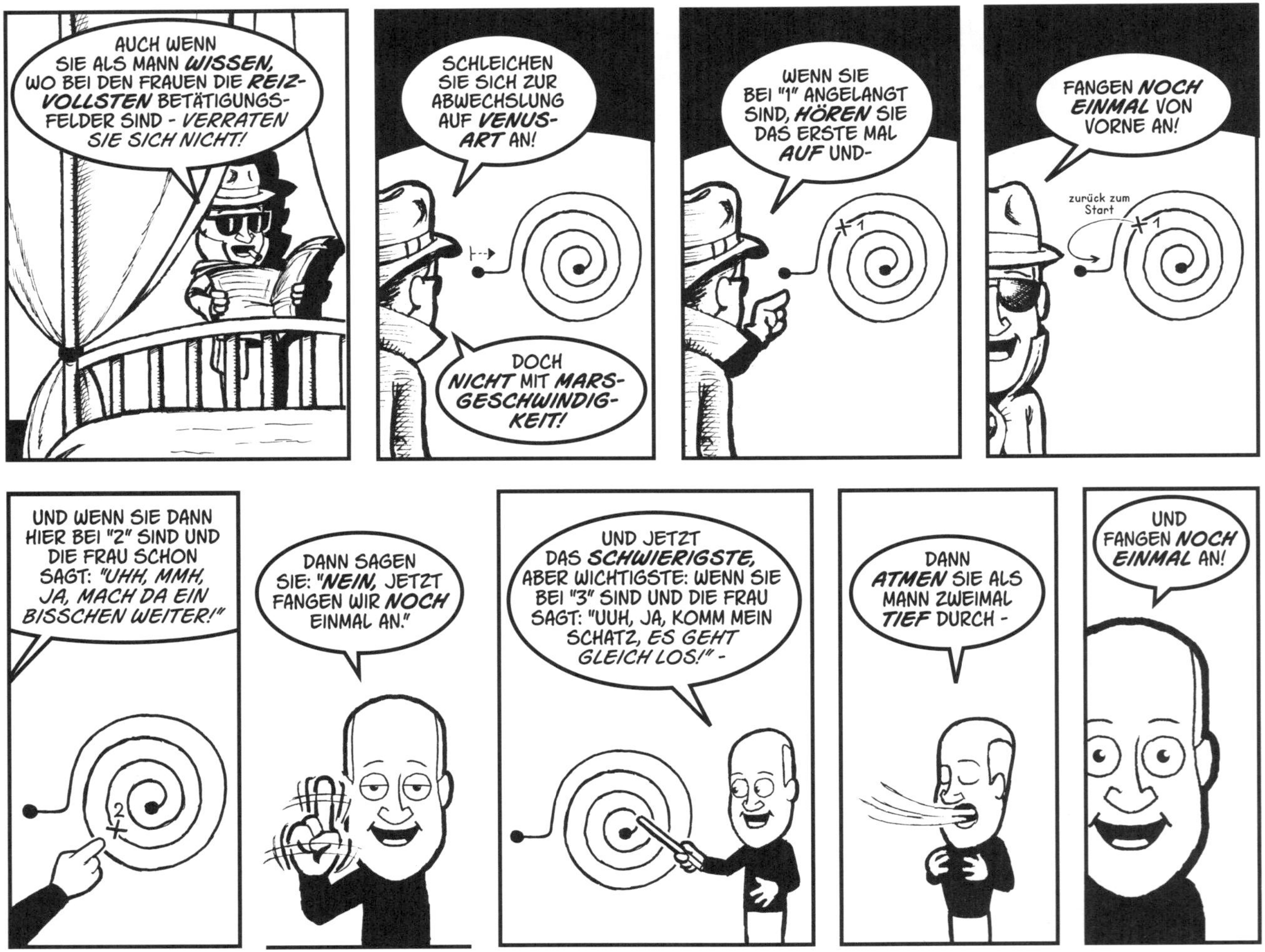
AUCH WENN SIE ALS MANN WISSEN, WO BEI DEN FRAUEN DIE REIZVOLLSTEN BETÄTIGUNGSFELDER SIND - VERRATEN SIE SICH NICHT!
SCHLEICHEN SIE SICH ZUR ABWECHSLUNG AUF VENUSART AN!
DOCH NICHT MIT MARSGESCHWINDIGKEIT!
WENN SIE BEI "1" ANGELANGT SIND, HÖREN SIE DAS ERSTE MAL AUF UND-
1
FANGEN NOCH EINMAL VON VORNE AN!
zurück zum Start
1
UND WENN SIE DANN HIER BEI "2" SIND UND DIE FRAU SCHON SAGT: "UHH, MMH, JA, MACH DA EIN BISSCHEN WEITER!"
2
DANN SAGEN SIE: "NEIN, JETZT FANGEN WIR NOCH EINMAL AN."
UND JETZT DAS SCHWIERIGSTE, ABER WICHTIGSTE: WENN SIE BEI "3" SIND UND DIE FRAU SAGT: "UUH, JA, KOMM MEIN SCHATZ, ES GEHT GLEICH LOS!" -
DANN ATMEN SIE ALS MANN ZWEIMAL TIEF DURCH -
UND FANGEN NOCH EINMAL AN!

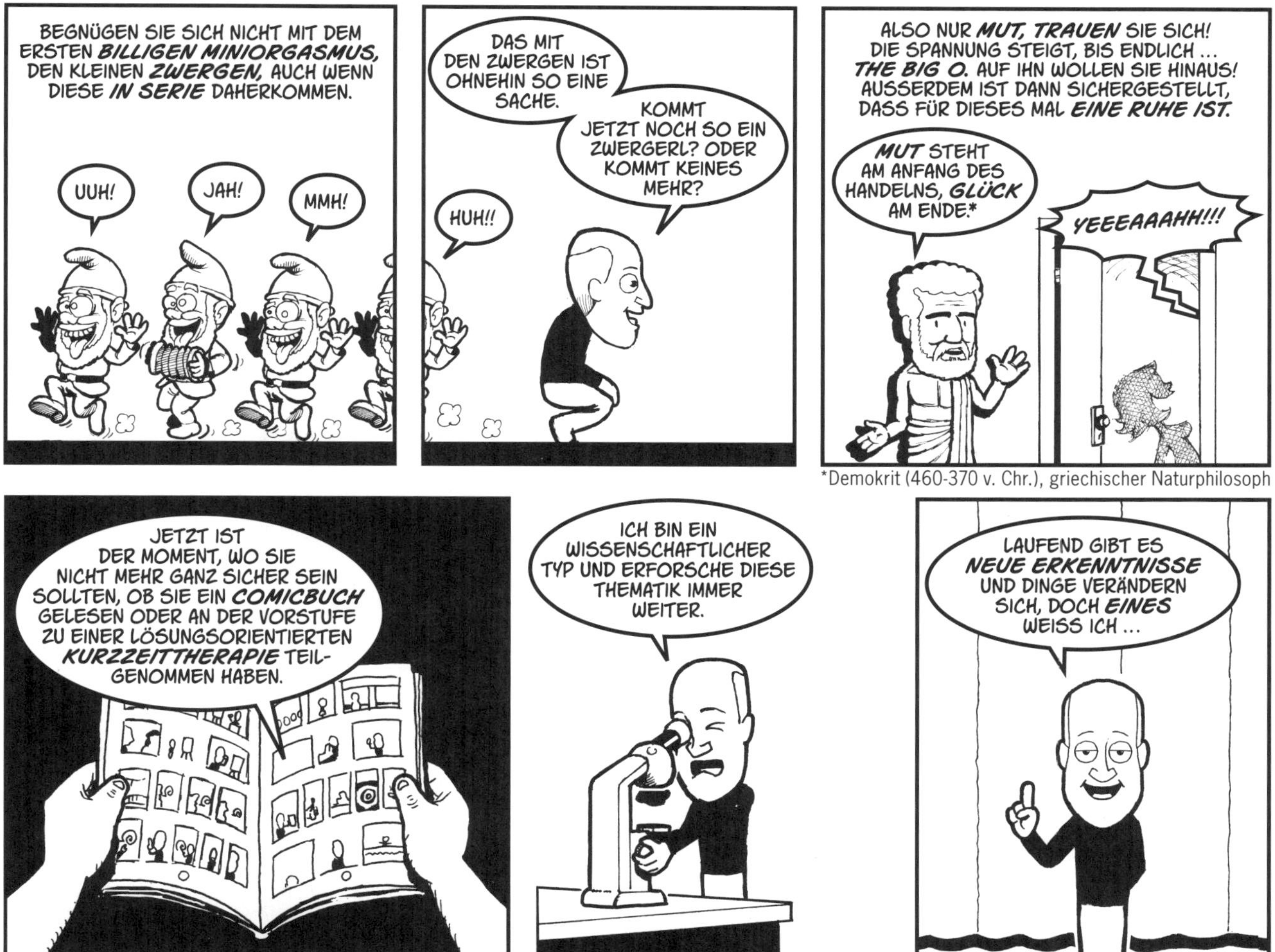
BEGNÜGEN SIE SICH NICHT MIT DEM ERSTEN BILLIGEN MINIORGASMUS, DEN KLEINEN ZWERGEN, AUCH WENN DIESE IN SERIE DAHERKOMMEN.
UUH!
JAH!
MMH!
DAS MIT DEN ZWERGEN IST OHNEHIN SO EINE SACHE.
KOMMT JETZT NOCH SO EIN ZWERGERL? ODER KOMMT KEINES MEHR?
HUH!!
ALSO NUR MUT, TRAUEN SIE SICH! DIE SPANNUNG STEIGT, BIS ENDLICH … THE BIG O. AUF IHN WOLLEN SIE HINAUS! AUSSERDEM IST DANN SICHERGESTELLT, DASS FÜR DIESES MAL EINE RUHE IST.
MUT STEHT AM ANFANG DES HANDELNS, GLÜCK AM ENDE.*
YEEEAAAHH!!!
JETZT IST DER MOMENT, WO SIE NICHT MEHR GANZ SICHER SEIN SOLLTEN, OB SIE EIN COMICBUCH GELESEN ODER AN DER VORSTUFE ZU EINER LÖSUNGSORIENTIERTEN KURZZEITTHERAPIE TEILGENOMMEN HABEN.
ICH BIN EIN WISSENSCHAFTLICHER TYP UND ERFORSCHE DIESE THEMATIK IMMER WEITER.
LAUFEND GIBT ES NEUE ERKENNTNISSE UND DINGE VERÄNDERN SICH, DOCH EINES WEISS ICH …

*Demokrit (460-370 v. Chr.), griechischer Naturphilosoph

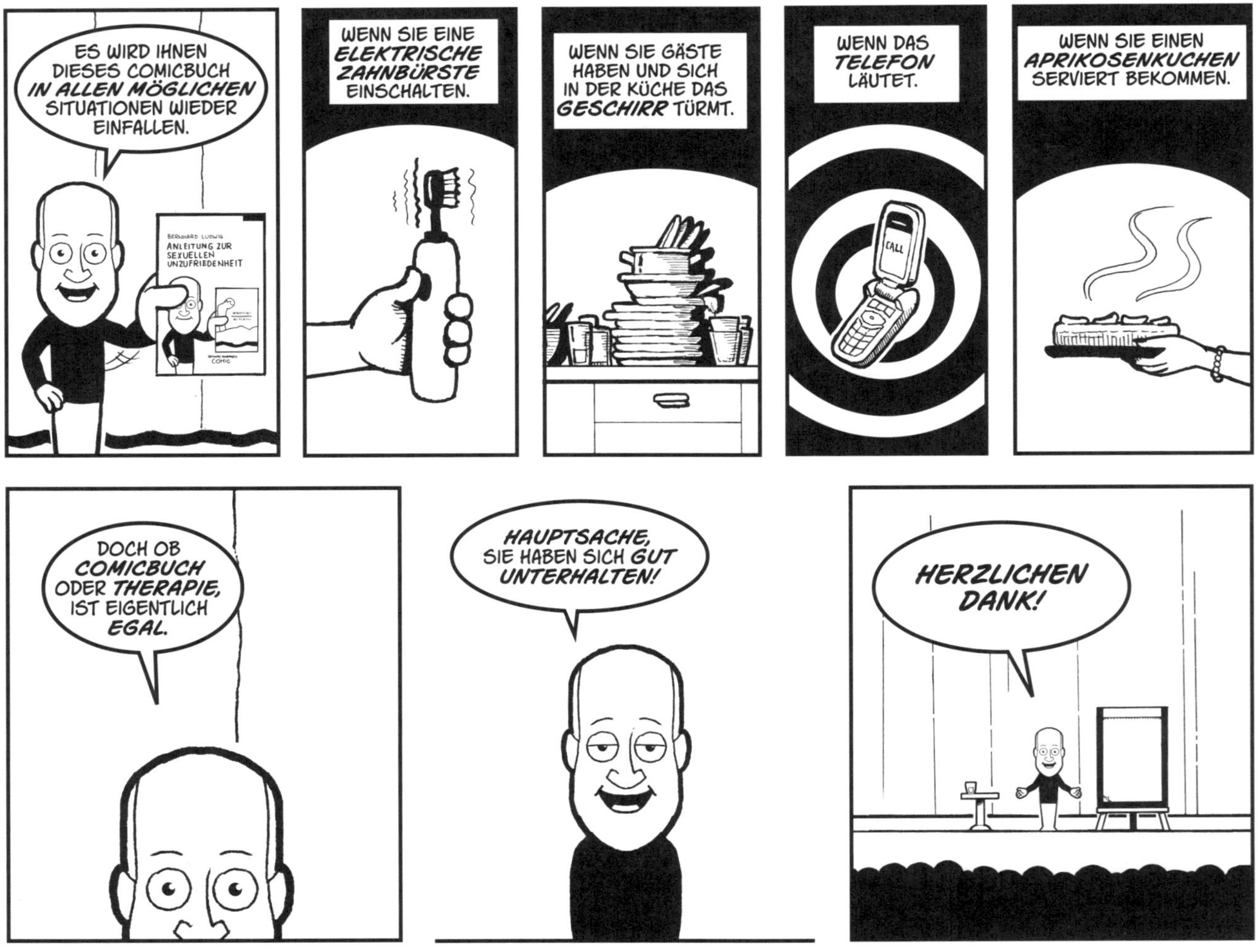
ES WIRD IHNEN DIESES COMICBUCH IN ALLEN MÖGLICHEN SITUATIONEN WIEDER EINFALLEN.
BERNHARD LUDWIG
ANLEITUNG ZUR SEXUELLEN UNZUFRIEDENHEIT
COMIC
WENN SIE EINE ELEKTRISCHE ZAHNBÜRSTE EINSCHALTEN.
WENN SIE GÄSTE HABEN UND SICH IN DER KÜCHE DAS GESCHIRR TÜRMT.
WENN DAS TELEFON LÄUTET.
CALL
WENN SIE EINEN APRIKOSENKUCHEN SERVIERT BEKOMMEN.
DOCH OB COMICBUCH ODER THERAPIE, IST EIGENTLICH EGAL.
HAUPTSACHE, SIE HABEN SICH GUT UNTERHALTEN!
HERZLICHEN DANK!

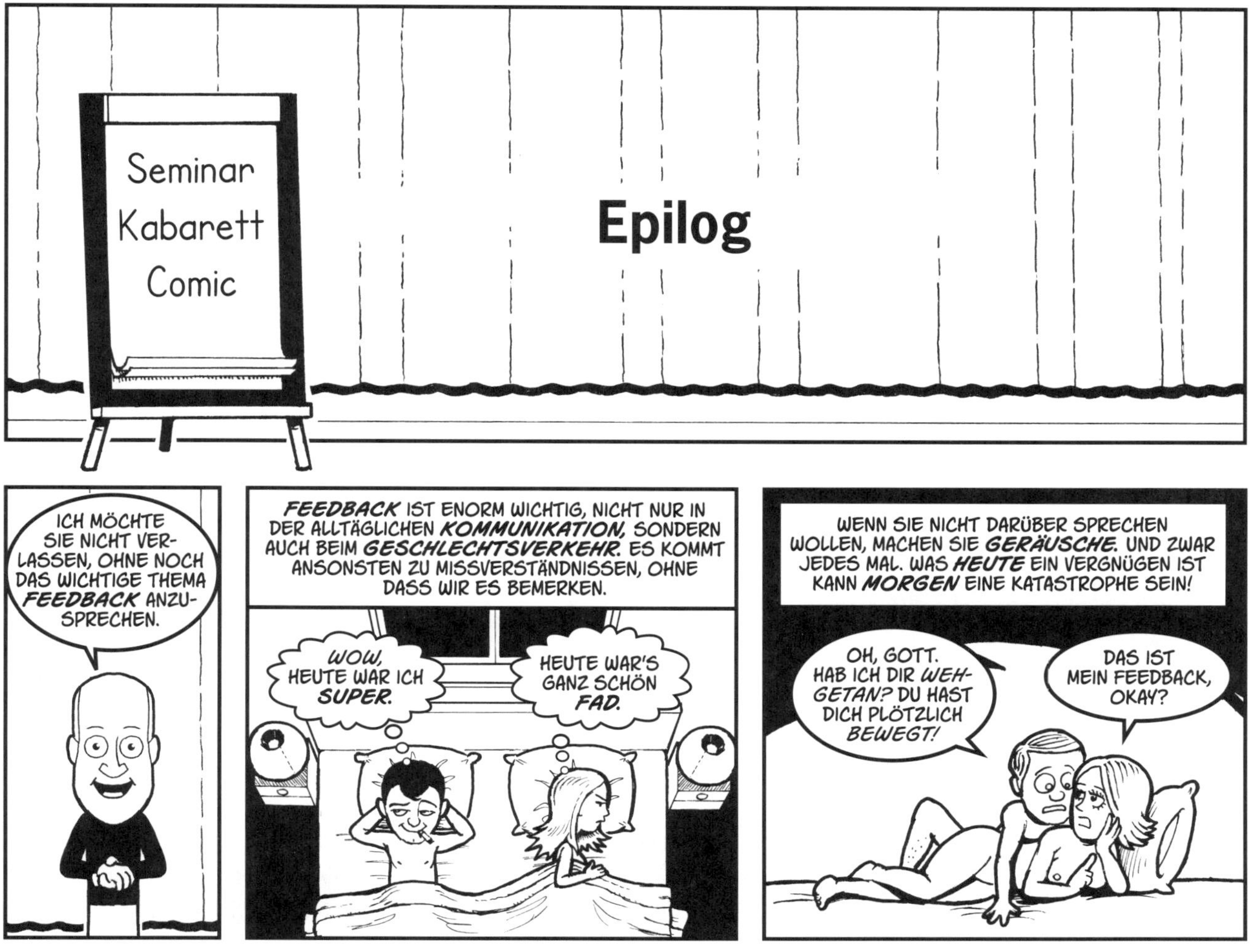
Seminar Kabarett Comic
Epilog
ICH MÖCHTE SIE NICHT VERLASSEN, OHNE NOCH DAS WICHTIGE THEMA FEEDBACK ANZUSPRECHEN.
FEEDBACK IST ENORM WICHTIG, NICHT NUR IN DER ALLTÄGLICHEN KOMMUNIKATION, SONDERN AUCH BEIM GESCHLECHTSVERKEHR. ES KOMMT ANSONSTEN ZU MISSVERSTÄNDNISSEN, OHNE DASS WIR ES BEMERKEN.
WOW, HEUTE WAR ICH SUPER.
HEUTE WAR'S GANZ SCHÖN FAD.
WENN SIE NICHT DARÜBER SPRECHEN WOLLEN, MACHEN SIE GERÄUSCHE. UND ZWAR JEDES MAL. WAS HEUTE EIN VERGNÜGEN IST KANN MORGEN EINE KATASTROPHE SEIN!
OH, GOTT. HAB ICH DIR WEHGETAN? DU HAST DICH PLÖTZLICH BEWEGT!
DAS IST MEIN FEEDBACK, OKAY?

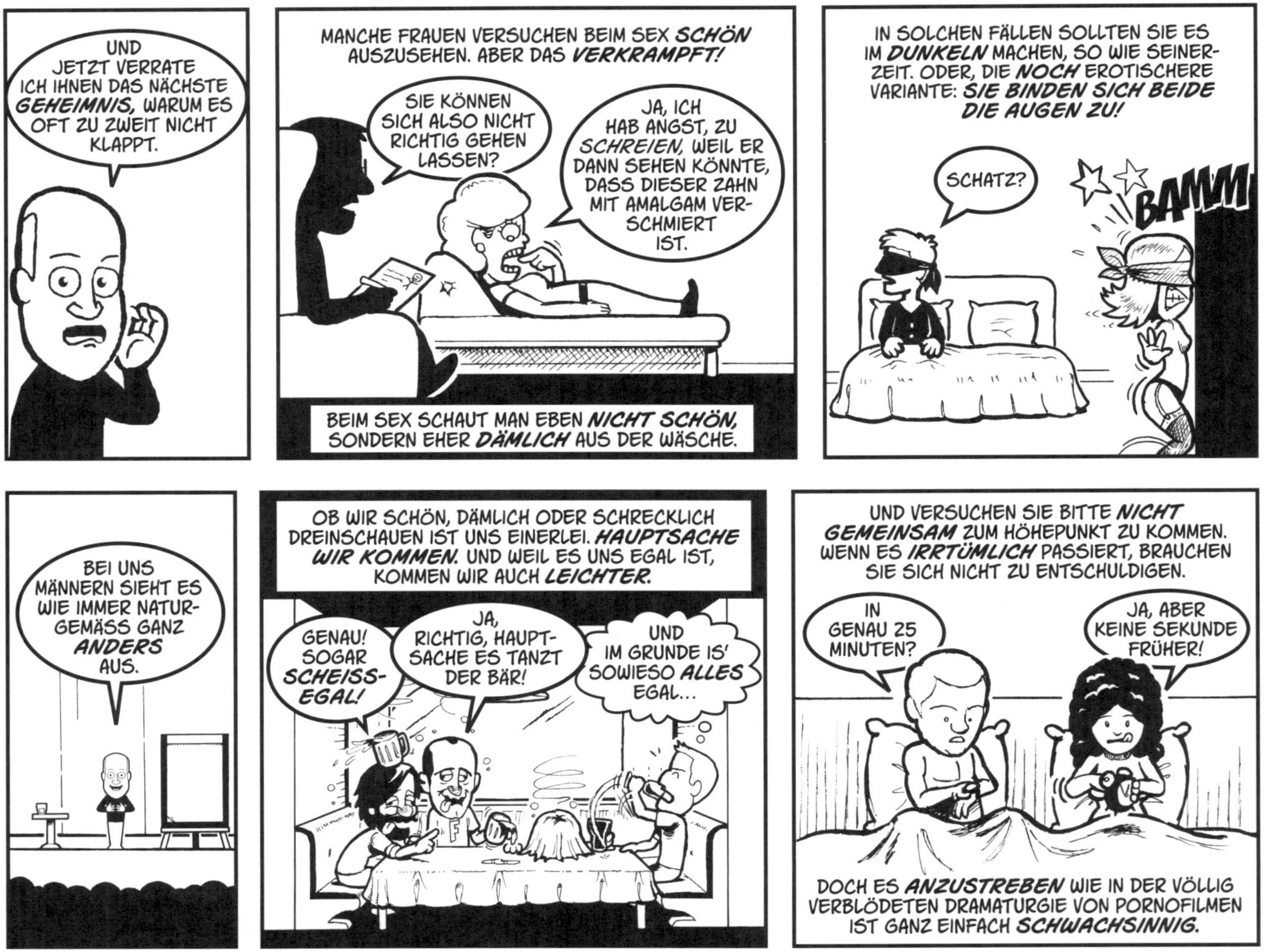
UND JETZT VERRATE ICH IHNEN DAS NÄCHSTE GEHEIMNIS, WARUM ES OFT ZU ZWEIT NICHT KLAPPT.
MANCHE FRAUEN VERSUCHEN BEIM SEX SCHÖN AUSZUSEHEN. ABER DAS VERKRAMPFT!
SIE KÖNNEN SICH ALSO NICHT RICHTIG GEHEN LASSEN?
JA, ICH HAB ANGST, ZU SCHREIEN, WEIL ER DANN SEHEN KÖNNTE, DASS DIESER ZAHN MIT AMALGAM VERSCHMIERT IST.
BEIM SEX SCHAUT MAN EBEN NICHT SCHÖN, SONDERN EHER DÄMLICH AUS DER WÄSCHE.
IN SOLCHEN FÄLLEN SOLLTEN SIE ES IM DUNKELN MACHEN, SO WIE SEINERZEIT. ODER, DIE NOCH EROTISCHERE VARIANTE: SIE BINDEN SICH BEIDE DIE AUGEN ZU!
SCHATZ?
BAMM
BEI UNS MÄNNERN SIEHT ES WIE IMMER NATURGEMÄSS GANZ ANDERS AUS.
OB WIR SCHÖN, DÄMLICH ODER SCHRECKLICH DREINSCHAUEN IST UNS EINERLEI. HAUPTSACHE WIR KOMMEN. UND WEIL ES UNS EGAL IST, KOMMEN WIR AUCH LEICHTER.
GENAU! SOGAR SCHEISS-EGAL!
JA, RICHTIG, HAUPTSACHE ES TANZT DER BÄR!
UND IM GRUNDE IS' SOWIESO ALLES EGAL…
UND VERSUCHEN SIE BITTE NICHT GEMEINSAM ZUM HÖHEPUNKT ZU KOMMEN. WENN ES IRRTÜMLICH PASSIERT, BRAUCHEN SIE SICH NICHT ZU ENTSCHULDIGEN.
IN GENAU 25 MINUTEN?
JA, ABER KEINE SEKUNDE FRÜHER!
DOCH ES ANZUSTREBEN WIE IN DER VÖLLIG VERBLÖDETEN DRAMATURGIE VON PORNOFILMEN IST GANZ EINFACH SCHWACHSINNIG.

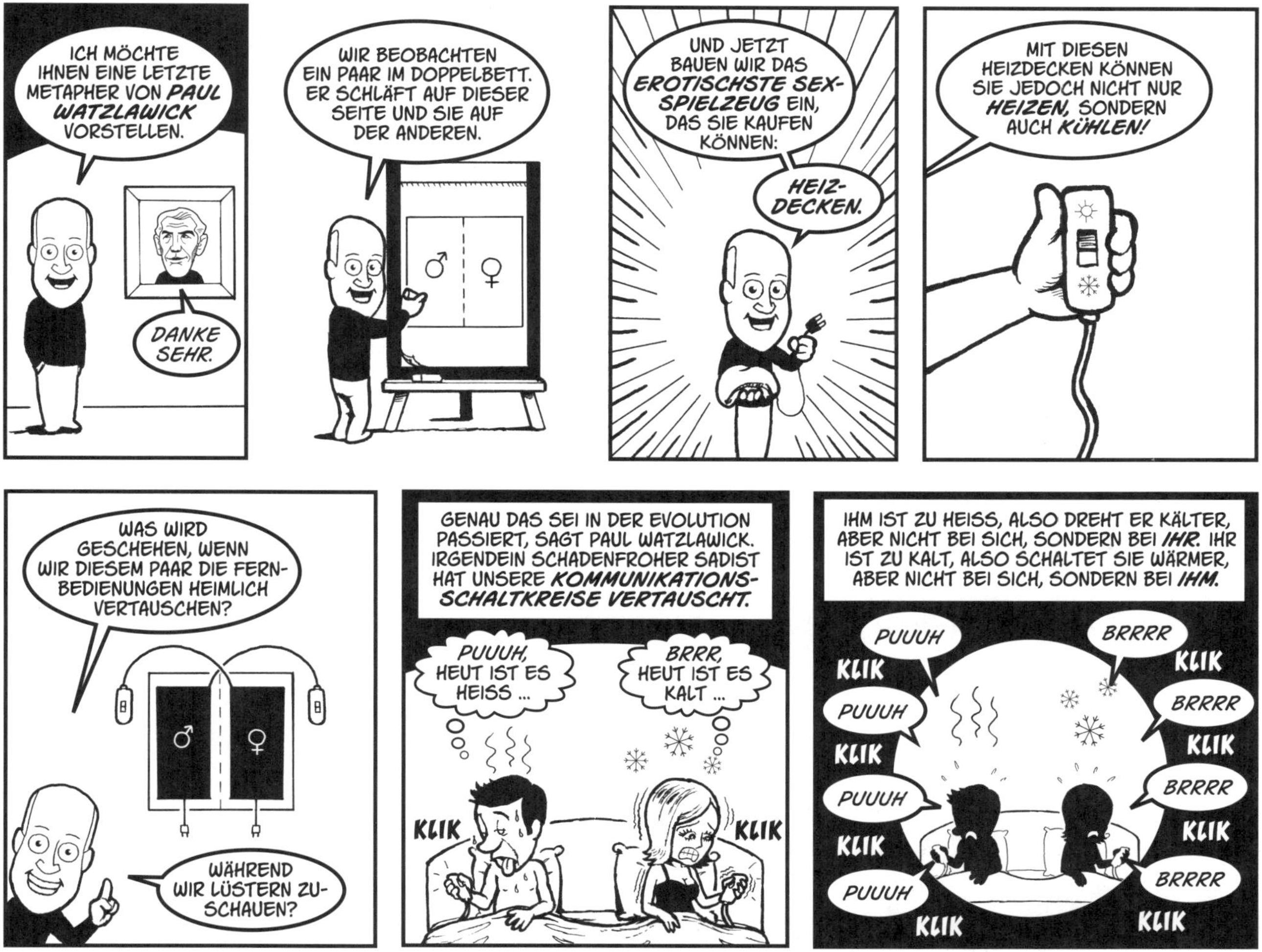
ICH MÖCHTE IHNEN EINE LETZTE METAPHER VON PAUL WATZLAWICK VORSTELLEN.
DANKE SEHR.
WIR BEOBACHTEN EIN PAAR IM DOPPELBETT. ER SCHLÄFT AUF DIESER SEITE UND SIE AUF DER ANDEREN.
UND JETZT BAUEN WIR DAS EROTISCHSTE SEX-SPIELZEUG EIN, DAS SIE KAUFEN KÖNNEN:
HEIZ-DECKEN.
MIT DIESEN HEIZDECKEN KÖNNEN SIE JEDOCH NICHT NUR HEIZEN, SONDERN AUCH KÜHLEN!
WAS WIRD GESCHEHEN, WENN WIR DIESEM PAAR DIE FERN-BEDIENUNGEN HEIMLICH VERTAUSCHEN?
WÄHREND WIR LÜSTERN ZU-SCHAUEN?
GENAU DAS SEI IN DER EVOLUTION PASSIERT, SAGT PAUL WATZLAWICK. IRGENDEIN SCHADENFROHER SADIST HAT UNSERE KOMMUNIKATIONS-SCHALTKREISE VERTAUSCHT.
PUUUH, HEUT IST ES HEISS ...
BRRR, HEUT IST ES KALT ...
KLIK
KLIK
IHM IST ZU HEISS, ALSO DREHT ER KÄLTER, ABER NICHT BEI SICH, SONDERN BEI IHR. IHR IST ZU KALT, ALSO SCHALTET SIE WÄRMER, ABER NICHT BEI SICH, SONDERN BEI IHM.
PUUUH
BRRRR
KLIK
KLIK
PUUUH
BRRRR
KLIK
KLIK
PUUUH
BRRRR
KLIK
KLIK
PUUUH
BRRRR
KLIK
KLIK

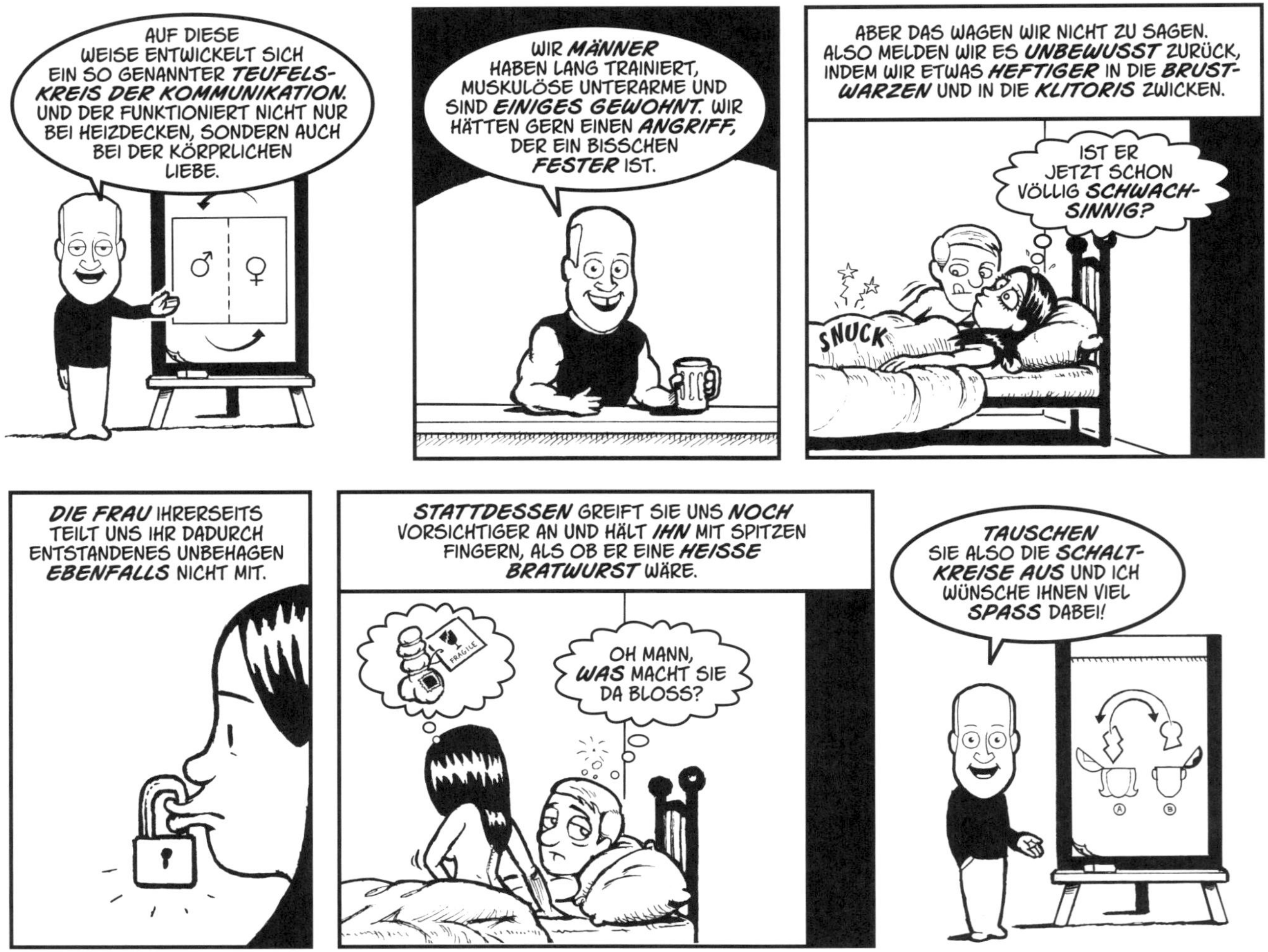
AUF DIESE WEISE ENTWICKELT SICH EIN SO GENANNTER TEUFELSKREIS DER KOMMUNIKATION. UND DER FUNKTIONIERT NICHT NUR BEI HEIZDECKEN, SONDERN AUCH BEI DER KÖRPRLICHEN LIEBE.
♂ ♀
WIR MÄNNER HABEN LANG TRAINIERT, MUSKULÖSE UNTERARME UND SIND EINIGES GEWOHNT. WIR HÄTTEN GERN EINEN ANGRIFF, DER EIN BISSCHEN FESTER IST.
ABER DAS WAGEN WIR NICHT ZU SAGEN. ALSO MELDEN WIR ES UNBEWUSST ZURÜCK, INDEM WIR ETWAS HEFTIGER IN DIE BRUSTWARZEN UND IN DIE KLITORIS ZWICKEN.
IST ER JETZT SCHON VÖLLIG SCHWACHSINNIG?
SNUCK
DIE FRAU IHRERSEITS TEILT UNS IHR DADURCH ENTSTANDENES UNBEHAGEN EBENFALLS NICHT MIT.
STATTDESSEN GREIFT SIE UNS NOCH VORSICHTIGER AN UND HÄLT IHN MIT SPITZEN FINGERN, ALS OB ER EINE HEISSE BRATWURST WÄRE.
FRAGILE
OH MANN, WAS MACHT SIE DA BLOSS?
TAUSCHEN SIE ALSO DIE SCHALTKREISE AUS UND ICH WÜNSCHE IHNEN VIEL SPASS DABEI!
A
B

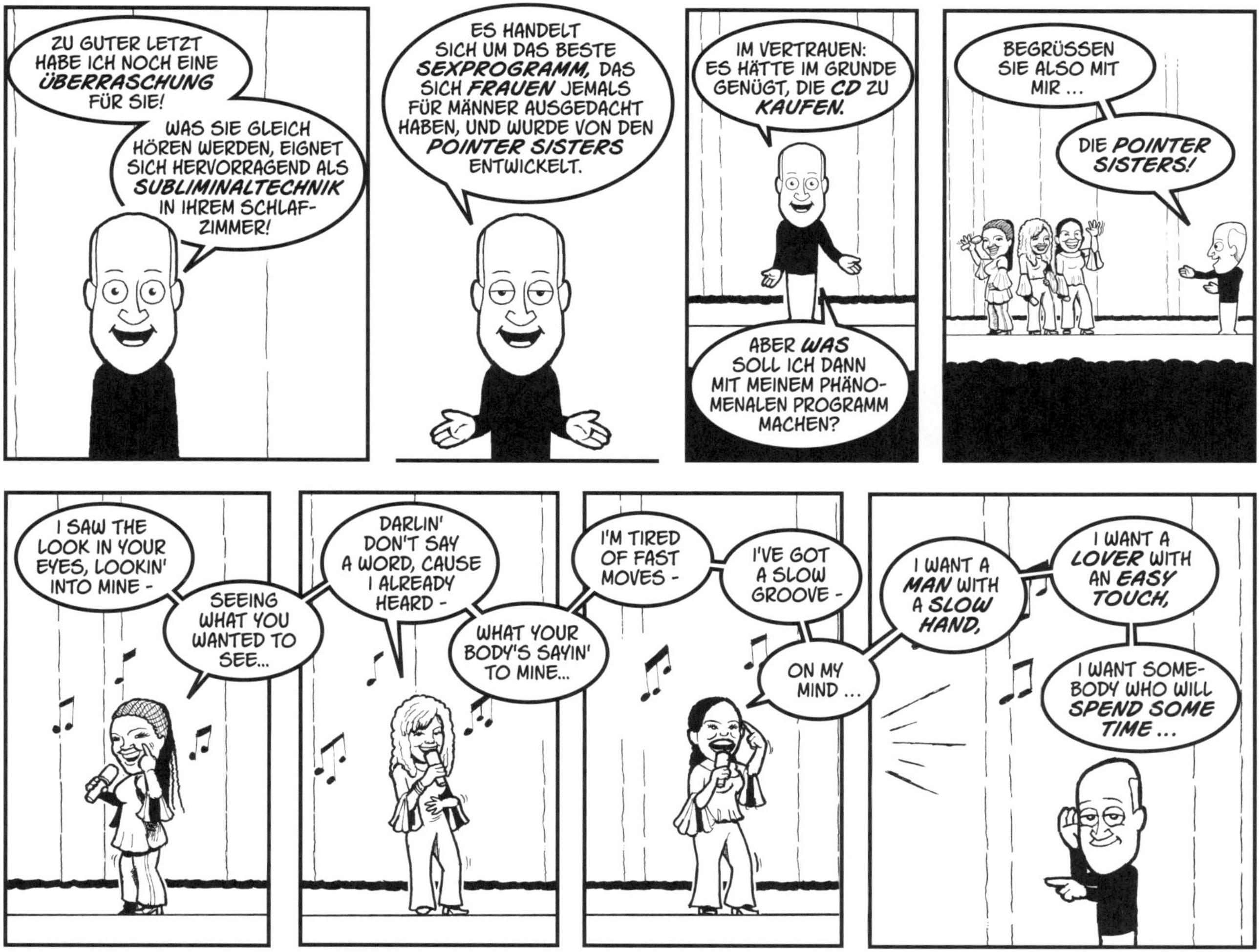
ZU GUTER LETZT HABE ICH NOCH EINE ÜBERRASCHUNG FÜR SIE!
WAS SIE GLEICH HÖREN WERDEN, EIGNET SICH HERVORRAGEND ALS SUBLIMINALTECHNIK IN IHREM SCHLAF-ZIMMER!
ES HANDELT SICH UM DAS BESTE SEXPROGRAMM, DAS SICH FRAUEN JEMALS FÜR MÄNNER AUSGEDACHT HABEN, UND WURDE VON DEN POINTER SISTERS ENTWICKELT.
IM VERTRAUEN: ES HÄTTE IM GRUNDE GENÜGT, DIE CD ZU KAUFEN.
ABER WAS SOLL ICH DANN MIT MEINEM PHÄNO-MENALEN PROGRAMM MACHEN?
BEGRÜSSEN SIE ALSO MIT MIR …
DIE POINTER SISTERS!
I SAW THE LOOK IN YOUR EYES, LOOKIN' INTO MINE -
SEEING WHAT YOU WANTED TO SEE...
DARLIN' DON'T SAY A WORD, CAUSE I ALREADY HEARD -
WHAT YOUR BODY'S SAYIN' TO MINE...
I'M TIRED OF FAST MOVES -
I'VE GOT A SLOW GROOVE -
ON MY MIND …
I WANT A MAN WITH A SLOW HAND,
I WANT A LOVER WITH AN EASY TOUCH,
I WANT SOME-BODY WHO WILL SPEND SOME TIME …

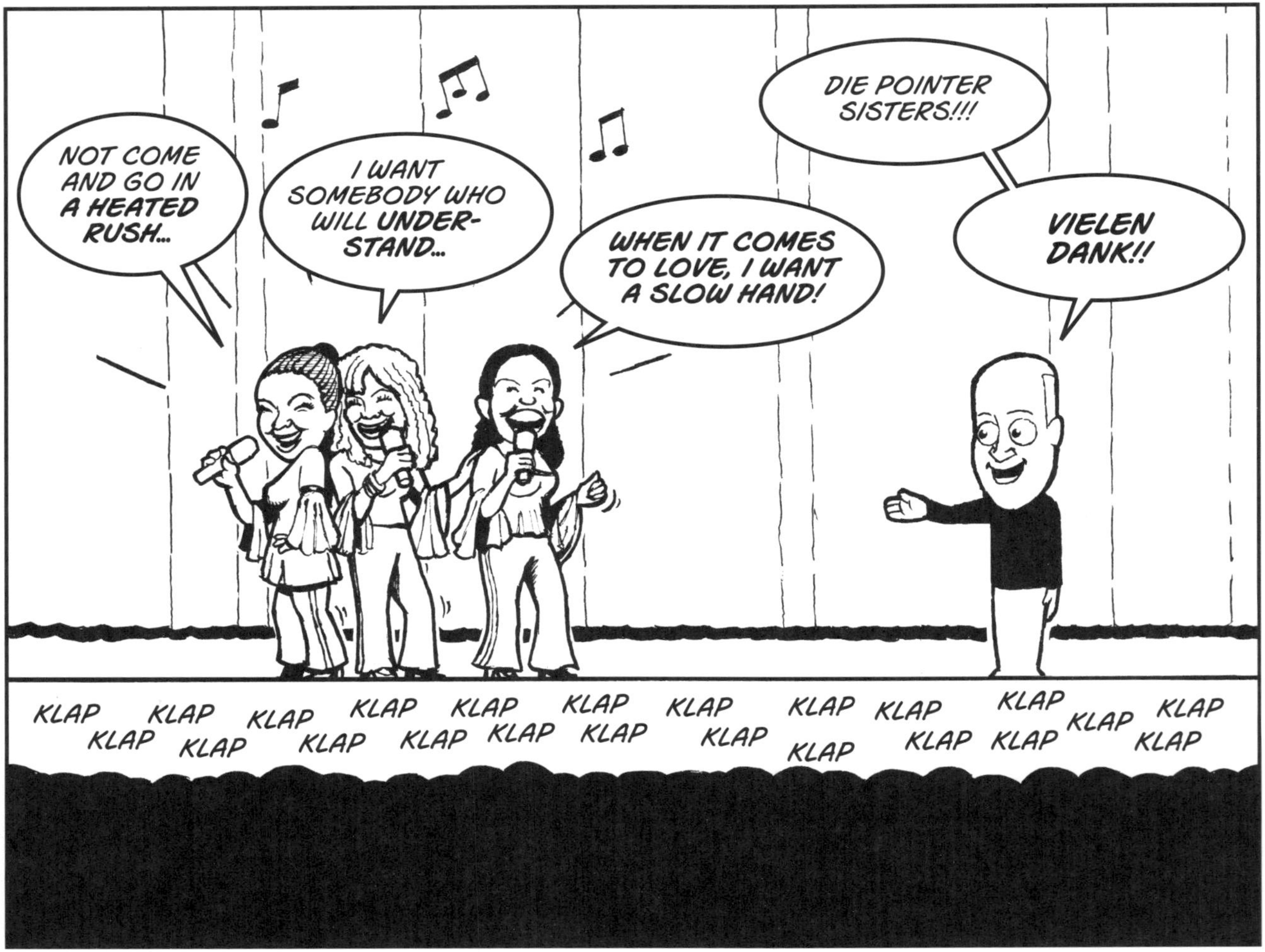
NOT COME AND GO IN **A HEATED RUSH...**
I WANT SOMEBODY WHO WILL **UNDER-STAND...**
WHEN IT COMES TO LOVE, I WANT A SLOW HAND!
DIE POINTER SISTERS!!!
VIELEN DANK!!
KLAP KLAP KLAP KLAP KLAP KLAP KLAP KLAP KLAP KLAP KLAP KLAP KLAP KLAP KLAP KLAP KLAP KLAP KLAP KLAP KLAP KLAP KLAP

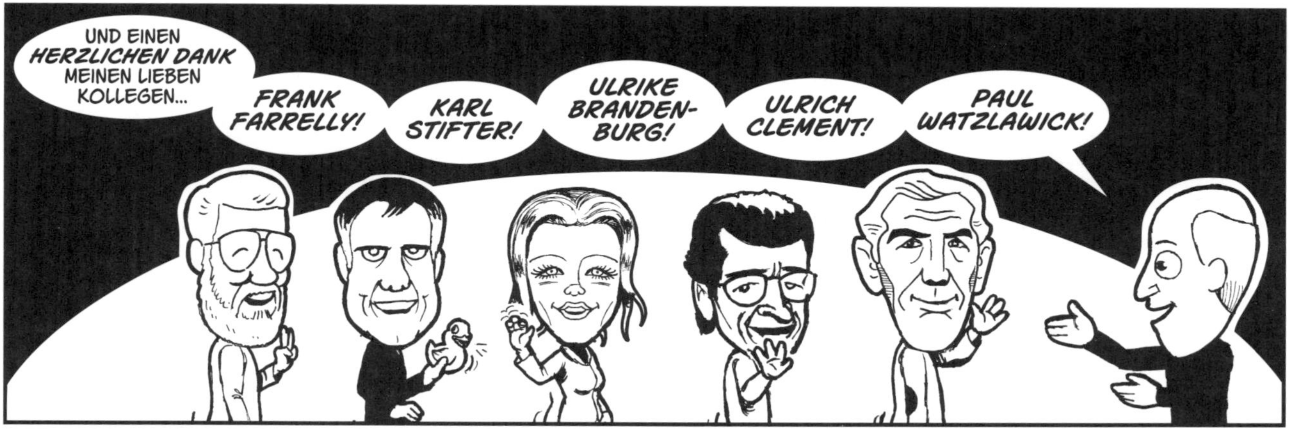
UND EINEN *HERZLICHEN DANK* MEINEN LIEBEN KOLLEGEN...
FRANK FARRELLY!
KARL STIFTER!
ULRIKE BRANDEN-BURG!
ULRICH CLEMENT!
PAUL WATZLAWICK!

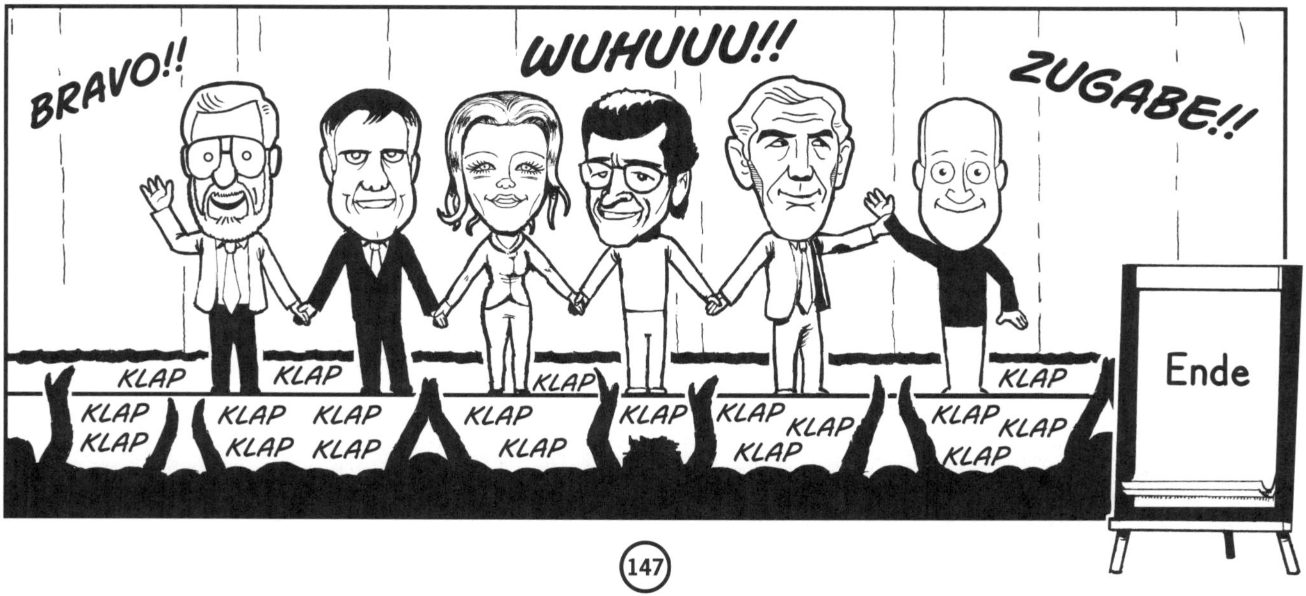
BRAVO!!
WUHUUU!!
ZUGABE!!
KLAP KLAP KLAP KLAP KLAP KLAP KLAP KLAP KLAP KLAP KLAP KLAP KLAP KLAP KLAP KLAP KLAP KLAP KLAP
Ende

Wir bedanken uns bei folgenden Personen
für ihre Unterstützung und Inspiration:

David Legg, David Seycek, Christina Stummer,
Thomas Nasswetter, Michaela Vadasz,
Ludwig Ruderstaller, Werner Müller
und vor allem bei allen sexuell unzufriedenen Menschen.

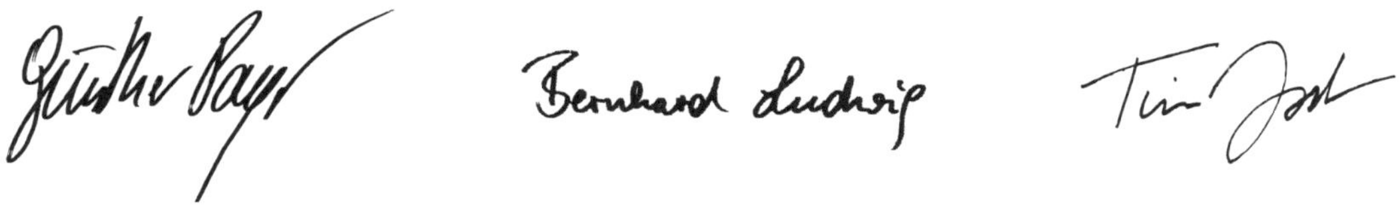

ARIADNE VON SCHIRACH

Der Tanz um die LUST

Jugend und Schönheit sind das Maß aller Dinge in unserer Gesellschaft.
Alles scheint käuflich, alles wird mit Sex verkauft.
Wie sind Erotik und (romantische) Liebe noch möglich in dieser entfremdeten Welt?
Wie inszenieren wir uns selbst als begehrenswert, und wie können wir selbst begehren?
Ein grandioser Streifzug durch den erotischen Großstadtdschungel –
klug, überraschend und provozierend.

»Ariadne von Schirach hat einen wundervollen Text
über die Sexualisierung des Alltags geschrieben.«

Matthias Matussek, DER SPIEGEL

ABBY LEE

Immer nur das eine

Das intime Tagebuch einer charmanten Naschkatze und ihrer erotischen Streifzüge

Sie ist smart, sie ist Single und sie ist scharf auf Sex.

Unzufrieden mit ihrem mittelmäßigen Liebesleben begibt Abby Lee sich auf die Suche nach der erotischen Erfüllung, die sie sich immer gewünscht hat. Ihr intimes Tagebuch führt in die Welt der geheimen Leidenschaften einer selbstbewussten, jungen Frau. Ob Swingerclub, One-Night-Stand oder Sex mit dem Ex – Abby Lee lässt keine Gelegenheit aus, ihren Erfahrungsschatz zu bereichern.

Witzig, ehrlich und erfrischend direkt.

»Es heißt, Männer denken alle acht Sekunden an Sex – woran denken sie bloß in den anderen sieben Sekunden?«

Abby Lee

GOLDMANN

LISA MOOS

Das erste Mal und immer wieder

Autobiografische Schilderungen einer Prostituierten

»In meinem Leben habe ich circa sechstausendmal sexuelle Handlungen jeder Art mit Männern vorgenommen. Fünfmal wurde mir Gewalt angetan, davon zweimal in meiner eigenen Familie«, so die Bilanz der ehemaligen Prostituierten Lisa Moos, die alle Höhen und Tiefen des Hurenlebens kennenlernte.

»Eine tabulose Beichte«

Express

»Es ist kein Traumjob eine Hure zu sein, aber ich bereue nichts. Ich war eine gute Hure.«

Lisa Moos in der Abendzeitung

GOLDMANN